国家卫生和计划生育委员会"十三五"规划教材

全国高等学校教材

供康复治疗学专业用

人体发育学

HUMAN DEVELOPMENT SCIENCE

U0292521

第3版

主　审　李晓捷

主　编　李　林　武丽杰

副主编　陈　翔　曹建国

编　委　（以姓氏笔画为序）

马太芳（山西医科大学汾阳学院）

孙　颖（海南医学院）

李　林（南方医科大学）

陈　翔（温州医科大学）

武丽杰（哈尔滨医科大学）

金翊思（哈尔滨医科大学）

高　晶（扬州大学医学院）

郭岚敏（佳木斯大学康复医学院）

曹建国（汕头大学深圳儿科临床学院）

编写秘书　郭岚敏（兼）

孙彩虹（哈尔滨医科大学）

人民卫生出版社

图书在版编目（CIP）数据

人体发育学 / 李林，武丽杰主编 . —3 版 . —北京：人民卫生
出版社，2018

全国高等学校康复治疗专业第三轮规划教材

ISBN 978–7–117–26123–4

Ⅰ.①人… Ⅱ.①李…②武… Ⅲ.①发育–人体生理学–高等
学校–教材 Ⅳ.①R339.3

中国版本图书馆 CIP 数据核字（2018）第 040238 号

人卫智网	www.ipmph.com	医学教育、学术、考试、健康， 购书智慧智能综合服务平台
人卫官网	www.pmph.com	人卫官方资讯发布平台

人体发育学
第 3 版

主　　编：李　林　武丽杰
出版发行：人民卫生出版社（中继线 010-59780011）
地　　址：北京市朝阳区潘家园南里 19 号
邮　　编：100021
E - mail：pmph @ pmph.com
购书热线：010-59787592　010-59787584　010-65264830
印　　刷：保定市中画美凯印刷有限公司
经　　销：新华书店
开　　本：850 × 1168　1/16　印张：15
字　　数：422 千字
版　　次：2008 年 1 月第 1 版　2018 年 3 月第 3 版
　　　　　2024 年 10 月第 3 版第 15 次印刷（总第 32 次印刷）
标准书号：ISBN 978-7-117-26123-4/R · 26124
定　　价：48.00 元

全国高等学校康复治疗学专业第三轮规划教材修订说明

全国高等学校康复治疗学专业第二轮规划教材于 2013 年出版，共 17 个品种，通过全国院校的广泛使用，在促进学科发展、规范专业教学及保证人才培养质量等方面，都起到了重要作用。

为深入贯彻教育部《国家中长期教育改革和发展规划纲要（2010—2020 年）》和国家卫生和计划生育委员会《国家医药卫生中长期人才发展规划（2011—2020年）》文件精神，适应我国高等学校康复治疗学专业教育、教学改革与发展的需求，通过对康复治疗学专业第二轮规划教材使用情况和反馈意见的收集整理，经人民卫生出版社与全国高等学校康复治疗学专业第三届教材评审委员会研究决定，于 2017 年启动康复治疗学专业第三轮规划教材的修订工作。

经调研和论证，本轮教材新增《儿童康复学》和《老年康复学》。

康复治疗学专业第三轮规划教材的修订原则如下：

1. **坚持科学、统一的编写原则** 根据教育部培养目标、卫生计生部门行业要求、社会用人需求，在全国进行科学调研的基础上，充分论证本专业人才素质要求、学科体系构成、课程体系设计和教材体系规划后，制定科学、统一的编写原则。

2. **坚持必需、够用的原则** 根据专业培养目标，始终强调本科教材"三基""五性""三特定"的编写要求，进一步调整结构、精炼内容，满足培养康复治疗师的最基本需要。

3. **坚持紧密联系临床的原则** 强调康复理论体系和临床康复技能的培养，使学生毕业后能独立、正确处理与专业相关的康复常见实际问题。

4. **坚持教材创新发展的原则** 本轮教材采用了"融合教材"的编写模式，将纸质教材内容与数字资源内容相结合，教材使用者可以通过移动设备扫描纸质教材中的"二维码"获取更多的教材相关富媒体资源，包括教学课件、自测题、教学案例等。

5. **坚持教材立体化建设的原则** 从第二轮修订开始，尝试编写了服务于教学和考核的配套教材，本轮 19 种理论教材全部编写了配套《学习指导及习题集》，其中 13 种同时编写了配套《实训指导》，供教师授课、学生学习和复习参考。

第三轮康复治疗学专业规划教材适用于本科康复治疗学专业使用，理论教材共19 种，计划于 2018 年秋季出版发行，全部数字资源内容也将同步上线。

希望全国广大院校在使用过程中提供宝贵意见，为完善教材体系、提高教材质量及第四轮规划教材的修订工作建言献策。

全国高等学校康复治疗学专业第三轮规划教材目录

1. 功能解剖学（第3版）
   主编 汪华侨　　副主编 臧卫东 倪秀芹

2. 康复生理学（第3版）
   主编 王瑞元　　副主编 朱进霞 倪月秋

3. 人体发育学（第3版）
   主审 李晓捷　　主编 李 林 武丽杰　　副主编 陈 翔 曹建国

4. 人体运动学（第3版）
   主编 黄晓琳 敖丽娟　　副主编 潘燕霞 许 涛

5. 康复医学概论（第3版）
   主编 王宁华　　副主编 陈 伟 郭 琪

6. 康复功能评定学（第3版）
   主编 王玉龙　　副主编 高晓平 李雪萍 白玉龙

7. 物理治疗学（第3版）
   主编 燕铁斌　　副主编 姜贵云 吴 军 许建文

8. 作业治疗学（第3版）
   主编 窦祖林　　副主编 姜志梅 李奎成

9. 语言治疗学（第3版）
   主审 李胜利　　主编 陈卓铭　　副主编 王丽梅 张庆苏

10. 传统康复方法学（第3版）
    主编 陈立典　　副主编 唐 强 胡志俊 王瑞辉

11. 临床疾病概要（第 3 版）

主编 周 蕾　　副主编 许军英 范慧敏 王 嵘

12. 肌肉骨骼康复学（第 3 版）

主编 岳寿伟　　副主编 周谋望 马 超

13. 神经康复学（第 3 版）

主编 倪朝民　　副主编 胡昔权 梁庆成

14. 内外科疾病康复学（第 3 版）

主编 何成奇 吴 毅　　副主编 吴建贤 刘忠良 张锦明

15. 社区康复学（第 2 版）

主编 王 刚　　副主编 陈文华 黄国志 巩尊科

16. 临床康复工程学（第 2 版）

主编 舒 彬

17. 康复心理学（第 2 版）

主编 李 静 宋为群

18. 儿童康复学

主编 李晓捷　　副主编 唐久来 杜 青

19. 老年康复学

主编 郑洁皎　　副主编 桑德春 孙强三

全国高等学校康复治疗学专业第三届教材评审委员会名单

主任委员　　燕铁斌（中山大学）

副主任委员　岳寿伟（山东大学）
　　　　　　李晓捷（佳木斯大学）
　　　　　　宋为群（首都医科大学）
　　　　　　吴　毅（复旦大学）

委员（按姓氏笔画排序）

王　红（上海健康医学院）	陈立典（福建中医药大学）
王　磊（南京中医药大学）	武丽杰（哈尔滨医科大学）
王玉龙（深圳大学）	欧海宁（广州医科大学）
王宁华（北京大学）	胡文清（河北医科大学）
许建文（广西医科大学）	胡志俊（上海中医药大学）
刘忠良（吉林大学）	姜贵云（承德医学院）
杜　青（上海交通大学）	敖丽娟（昆明医科大学）
李雪萍（南京医科大学）	高晓平（安徽医科大学）
吴　军（大连医科大学）	郭　琪（天津医科大学）
吴　霜（贵州医科大学）	唐　强（黑龙江中医药大学）
何成奇（四川大学）	黄国志（南方医科大学）
张志强（中国医科大学）	黄晓琳（华中科技大学）
陈　伟（徐州医科大学）	舒　彬（重庆医科大学）
陈　颖（海南医学院）	潘燕霞（福建医科大学）

秘书　　　　金冬梅（中山大学）

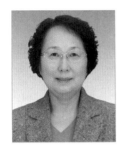

李晓捷

教授，一级主任医师，博士生导师，佳木斯大学康复医学院名誉院长，佳木斯大学小儿神经疾病研究所所长，国家卫生计生委康复医学人才培训基地负责人，佳木斯大学康复医学与理疗学学科带头人。兼任国际物理医学与康复学会理事，中国残疾人康复协会副理事长，中国康复医学会常务理事，中国康复医学会儿童康复专业委员会主任委员，中国残疾人康复协会小儿脑瘫康复专业委员会主任委员，黑龙江省康复医学会副会长，国家卫生计生委"十三五"康复治疗学专业规划教材评审委员会副主委，国家卫计委能力建设和继续教育康复医学专家委员会委员、儿童康复学组组长，《中华物理医学与康复》《中国康复医学》《中国康复理论与实践》《中国康复》《中国中西医结合儿科杂志》编委。

从事儿科学本科教育 15 年，从事康复医学与理疗学研究生教育 24 年，从事康复治疗学教育 16 年。主要研究方向为小儿脑损伤发病机制及早期防治，主要临床工作为儿童发育及小儿脑损伤防治与康复。近年来主持国家科技支撑计划项目、国家卫生行业科研专项、国家教育部重点课题等项目共计 40 项。获黑龙江省教育成果一等奖 1 项，黑龙江省科技进步二等奖 2 项、三等奖 3 项，中残联科技成果二等奖 1 项等各类奖项 20 余项。主编国家卫生计生委规划教材 2 部，参编教材 12 部。主编著作 6 部，参编 13 部。以第一作者或通讯作者发表国家核心期刊或国际期刊学术论文 150 余篇。

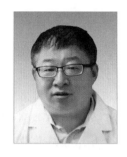

李　林

主任医师，儿科硕士学位，教授，硕士研究生导师。多次出国研修学习，1998 年、2002 年、2005 年三度赴日研修，2006 年初赴捷克和匈牙利学习考察。研究方向为中西医结合治疗小儿脑瘫和小儿脑瘫的作业治疗，擅长儿童脑性瘫痪相关病症的诊治。现任罗湖区妇幼保健院儿童神经康复科主任；任中国康复协会小儿脑性瘫痪康复专业委员会副主任委员、中国康复医学会儿童康复专业委员会常务委员，中国医师协会康复医师分会儿童康复专业委员会常务委员，广东省康复医学会常务理事及儿童发育与康复分会顾问；《中国康复理论与实践》杂志编委和《中国临床康复》杂志常务编委。

主持多项科研课题，获得省级科研成果，曾撰写十三部著作及 70 余篇学术论文。

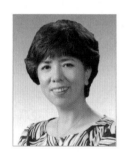

武丽杰

二级教授，博士生导师。现任哈尔滨医科大学公共卫生学院儿少卫生与妇幼保健学教研室主任、儿童发育行为研究中心主任、黑龙江省省级领军人才梯队带头人、黑龙江省重点建设学科——儿少卫生与妇幼保健学学科带头人。兼任中华预防医学会儿少卫生分会副主任委员、中国医师协会儿科分会儿童保健专业委员会副主任委员、全国高等学校本科预防医学专业、康复治疗专业教材评审委员会委员、黑龙江省预防医学会儿少卫生分会主任委员、黑龙江省孤独症儿童康复协会会长等 30 余项社会学术兼职。

长期致力于儿童发育障碍及行为问题研究。主持国家自然科学基金、教育部高校博士学科点专项科研基金、"973 项目"子课题以及国家卫计委公益行业专项子课题等 13 项，发表学术论文百余篇，SCI 收录 28 篇；获省部级二等奖 2 项、三等奖 3 项；主编、副主编全国规划教材 6 部、参编教材、专著 11 部。培养博、硕士研究生 50 余人。

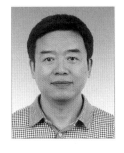

陈　翔

温州市人，医学博士，教授，主任医师，硕士生导师，访（留）美学者，温州医科大学康复医学系主任兼儿童康复科主任。中国医师协会儿童康复医师专业委员会副主任委员，中国残疾人康复协会脑瘫康复专业委员会副主任委员，中国残疾人康复协会应用行为分析专业委员会副主任委员，中国康复医学会儿童康复专业委员会常务委员兼高危儿组副组长，中国康复医学会教育专业委员会常务委员，中华医学会物理医学与康复医学分会心肺康复组委员，中国康复医学会运动疗法专业委员会委员，全国卫生职业教育教学指导委员会康复治疗技术专业分委会委员，浙江省康复医学会儿童康复专业委员会主任委员，宁波卫生职业技术学院康复治疗技术指导委员会主任委员，温州市儿童康复专业委员会主任委员，浙江省首批国家卫生计生委康复专科医师培训基地学科带头人，《中华物理医学与康复杂志》特约通讯编委，《中国康复医学杂志》编委，《温州医科大学学报》编委。

迄今共发表论文近 150 余篇（中华级一级杂志约 40 篇，SCI 收录 20 篇）；主编著作 8 部，参加编写 19 部。培养硕士研究生 65 名。

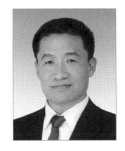

曹建国

主任医师，硕士生导师，汕头大学深圳儿科临床学院（深圳市儿童医院）康复科主任。兼任中华医学会儿科学分会康复学组委员、中国康复医学会儿童康复专委会委员、中国医师协会康复医师分会儿童康复专委会委员、中国残疾人康复协会小儿脑瘫康复专委会常委、广东省医学会物理医学与康复学分会委员、广东省康复医学会儿童发育与康复分会副主委、深圳市康复医学会副会长等。

1990 年起从事儿科临床、教学、科研工作，在儿童康复领域有丰富的临床经验，擅长小儿脑瘫、发育迟缓、高危儿的评估与康复等；2000 年获山西医科大学"中青年教学能手"称号；主持、参与省市级科研 15 项，曾获省级科技进步一等奖 1 项、厅级二等奖 2 项，发表论文 40 余篇，参编教材、专著9 部。

　　《人体发育学》（第 3 版）是国家卫生和计划生育委员会"十三五"规划教材。本教材继续坚持"三基"（基础理论、基本知识、基本技能）、"五性"（思想性、科学性、先进性、启发性、适用性）、"三特定"（特定的对象、特定的要求、特定的限制）的原则。在充分采纳广大任课教师以及各方意见和建议的基础上，根据我国康复治疗学本科专业教学发展的实际，进行修订和再版。

　　《人体发育学》作为康复治疗学本科专业基础课教材，以人体发育规律为理论基础，从各类发育异常与疾病防治的角度理解康复治疗的内涵和外延，意义重大。第 3 版教材保持了前两版教材十章的基本格局和特色，对原教材中的知识点进行了完善和更新，力求达到概念准确、叙述清晰、言简意赅。修订中注意了前后各章节间内容的衔接与权重，以及与其他教材，尤其是儿童康复学相关知识的重叠等问题，尽量避免概念不一，内容重复。

　　本版教材按照体现教改成果，明确教材定位，注意博采众长强调整体优化以适应医学院校康复治疗学专业学生特点的总体要求，在加强基础知识，注重素质教育的目标指引下，教材各章撰写者力求形式上一致，仍以婴幼儿期发育为重点，分五章详细地阐述了婴幼儿粗大运动、精细运动、言语语言、认知功能及情感情绪发育，每章均围绕发育规律、影响因素与异常发育、发育评定三个部分进行撰写。第二章胎儿期发育的最后一节为胎儿发育监测，第八章、第九章的第一节为生理与心理发育特征，第十章按成人期的各个时期撰写。本教材作为融合教材还增加了部分数字资源，正文后附有部分章节的实训指导。

　　总之，《人体发育学》（第 3 版）能够进一步适应康复治疗学本科专业基础课的教学需求，学生通过本教材学习，不仅可以了解生命全周期的发展变化规律，而且还可以结合临床实际来认识、分析、解决问题，深刻理解发育异常及疾病所导致的功能障碍、康复治疗技术，为正确实施功能障碍的预防、评定和处理奠定理论基础。

　　再版后仍会有不足或错误之处，恳请康复学界同仁及使用本教材的院校发现问题、指出问题，提出修改意见与建议，以作日后修订的依据。

李　林　武丽杰

2018 年 1 月

目录

第一章
人体发育学概论

人体发育学是研究个体生命全过程的科学，它研究的历史悠久，内容丰富，以达尔文的多基因表达理论、格塞尔为代表的成熟理论等为基本理论，以多学科交叉为特点，精确总结人类，尤其是婴幼儿生长发育规律与轨迹，为学习其他专业课奠定了重要基础。

第一节 概　述

一、概念

（一）人体发育学

人体发育学（human development science）属于发育科学的分支领域，是一门新的学科，是研究人体发生、发育全过程及其变化规律的科学，包括对人生各个阶段的生理功能、心理功能、社会功能等方面的研究。

人体发育涉及从生命开始到生命结束的过程，是人体结构和功能按着一定规律分化、发育、统合、多样化、复杂化的过程。从胎儿期到青春期是人体生长发育过程中功能逐渐成熟的阶段，是人体发育学研究的重点。成人期后直至老年期出现了人体功能的衰退，虽然难以用人体发育的术语理解，但仍属于人生过程中的一部分。因此，人体发育学的研究应包括人体的发生、发育、成熟及衰退这一人生轨迹的全过程。

（二）生长发育

1. **生长发育**　人的生长发育是指从受精卵到成人的成熟过程，生长和发育是儿童不同于成人的重要特点。生长发育包括生长、发育、成熟三个概念：

① 生长（growth）：是指儿童身体器官、系统和身体形态上的变化，以身高（身长）、体重、头围、胸围等体格测量表示，是量的增加。

② 发育（development）：是指细胞、组织和器官的分化与功能成熟，主要指一系列生理、心理和社会功能发育，重点涉及儿童的感知发育、思维发育、语言发育、运动功能发育、人格发育和学习能力发育等，是质的改变。生长和发育两者紧密相关，生长是发育的物质基础，生长的量变可在一定程度上反映身体器官、系统的成熟状况，生长和发育两者共同表示机体量和质的动态变化过程。

③ 成熟（maturation）：是指生命体结构和功能的稳定、完全发育的状态，心理学的成熟是指内在自我调节机制的完成和完善状态。自我调节机制决定了个体发育方向、顺序、显露时间等一系列过

程。因此，成熟与遗传基因关系密切。

2. **发育与行为** 伴随儿童的生长发育，其行为具有规律性，也可表现出异常模式，如孤独症谱系障碍、注意缺陷多动障碍、阅读障碍等。促进儿童的身心发育，不仅是儿科学的重要内容，而且是康复医学的重要内容。步入现代社会以来，随着工业化和城市化的进程加快，人们的生活方式正在发生着明显的变化，学习压力、快节奏的生活方式、激烈的社会竞争所造成的压力，使得越来越多的儿童处于心理应激状态之下。与此同时，随着医学水平的提高，既往严重影响儿童健康的感染性疾病和营养性疾病的发病率明显下降，儿童的心理行为问题相对更为突出。在这样的背景下，发育与行为研究备受关注。

3. **生长发育障碍** 在个体生长发育时期，由于内在因素或环境因素，影响正常的生长发育过程，称为生长发育障碍。生长发育障碍既可表现为形态结构的生长障碍，也可表现为功能障碍。在个体生长发育期间所发生的疾病、外伤或其他现象，如果不影响儿童的正常身心发育，均不属于生长发育障碍。

4. **生长发育监测** 为使生长发育最佳化，应熟悉生长发育理论和循证策略并加强观察，研究生长发育中诸如身体生长与运动功能、认知与语言功能、情感发育与社会功能、生物因素与社会因素等之间的关系，监测生长发育过程和变化，从中找出决定和影响生长发育的诸多因素，探索促进正常生长发育、抑制异常生长发育的理论依据和实践方法。

二、 研究范围

人体发育学与组织胚胎学、解剖学、儿童精神医学、儿童行为医学、儿童心理学、儿童神经病学以及儿童保健医学等学科具有不同程度的重叠性和相关性，但与上述学科不同。组织胚胎学与解剖学主要研究人体形态结构的特征及发生发展过程；精神医学、行为医学和心理学主要关注较严重的情绪、行为和心理问题；神经病学主要关注神经系统的异常。人体发育学的特点是全面、综合地研究人生发育全过程中所涉及的生物、心理和社会等各种相关要素及其发展变化的规律。因此，人体发育学的重点是研究人体发生、发育、成熟直至衰亡过程中从量变到质变的现象、规律、影响因素以及相关的发育评定，为正确理解各类异常和疾病，制定正确的预防、保健、治疗及康复措施奠定理论基础。

人体发育学所涉及的研究范围有以下特点：①时间跨度大：研究涉及整个生命的各个阶段；②内容丰富：研究不仅是个体的生理功能，还涉及心理社会功能；③交叉学科多：研究不仅限于生理学范畴，还包括心理学、社会学及其他人文科学的范畴。人体发育学研究应涵盖如下几方面。

（一）正常生长发育规律

1. **生理功能发育** 研究人体发育的生物学因素，包括遗传因素、各种生理功能的建立和发展过程。如运动功能是如何伴随人体的成长不断分化、多样化、复杂化的过程，不同年龄阶段运动功能的特点，中枢神经系统发育对运动功能的影响等。

2. **心理功能发育** 主要研究人类的行为、注意、记忆、思维、想象、分析、判断、言语、操作能力、人格特征以及情绪和情感的形成、稳定、衰退过程与特点。除了生物学意义上的发育与成熟以外，行为变化贯穿于生命的全过程。不同年龄、不同个体具有不同的行为特征。

3. **社会功能发育** 主要指社会知觉、人际吸引、人际沟通、人际相互作用的发育水平。随着年龄的增长，小儿在社会交往过程中，逐渐建立了对自己、对他人和对群体的认识，产生了人际关系。不仅可以相互知觉和认识，而且形成一定的情感联系、信息交流、观点和思想感情，通过言语表达及非言语表达等方式进行社交互动。社会功能的健康发育，对于积极健康的人生十分重要。

（二）异常发育及其影响因素

人体发育学关注人体正常发育过程及其发育规律，也重视研究异常发育和影响因素，包括先天因素与后天因素、内在因素与环境因素等对生长发育的影响及其特征、各种影响因素的作用机制及后果。重点研究运动功能障碍、视、听觉发育异常、心理行为障碍、言语和语言障碍、智力发育障碍、特定学习障碍等功能障碍的评定和防治。

（三）发育评定

发育评定是通过不同方法和手段，对生长发育的水平、趋势、速度、过程、规律和特点等进行观察与研究并作出评定。重点评定儿童的体格、智力、适应行为、言语、人格、运动功能等。通过评定，不仅可以了解个体与群体生长发育状况，而且可以发现功能障碍，为制订康复治疗目标和方案，正确实施康复治疗技术，判定康复治疗效果提供科学依据。

三、发展简史

人体发育学是在发育心理学与发育行为学的基础上发展而来，追溯人体发育学的历史，必然要涉及发育心理学与发育行为学的历史。

（一）西方社会

1. 形成初期（19世纪前） 回顾人体发育学的研究历史，最早的古希腊时代 Aristoteles（公元前 384-322）就提出了生命体具有实现自我潜能（entelechy）的观点，这种实现过程就是成长过程。到了17、18世纪，当时社会还不认为儿童有其独自发育阶段，只把儿童看成是"小大人"。

英国 Locke（1632—1704）提出人出生时是一张"白纸"，孩子出生时不存在善良和邪恶，如何培养儿童的知识和习惯，需要依靠教育的力量，学习和经验促进精神的发育。Locke 的发育理论对现代学习理论产生了重要的影响。

法国 Rousseau（1712—1778）的某些思想类同于 Locke，认为孩子和成人有所不同，出生时就具备了自生的感性，并将人体的发育分为5个阶段，即幼儿期、儿童期、少年期、青年前期、青年后期，并由感觉判断发育到情绪判断，最后上升到理性判断。Rousseau 的理论随着时间的推移逐渐显露出矛盾，但为近代的自由教育开辟了途径。

2. 形成期（19世纪至20世纪80年代） 真正意义上的儿童发育和行为研究始于19世纪70年代，查尔斯·罗伯特·达尔文（Charles Robert Darwin）的进化论思想直接推动了儿童发育的研究。达尔文被认为是发育和行为儿科学的奠基人。

19世纪后半期，德国生理学家和实验心理学家普莱尔（W.Preyer）的著作《儿童心理》，于1882年出版，被公认是第一部科学的、系统的儿童心理学著作。美国的斯坦利·霍尔（Granville Stanley Hall）采用问卷法对儿童心理进行了大量研究，将实验法引入儿童心理学领域，进行了儿童情绪条件反射实验研究，他采用的研究方法以及提出的发育理论，对推动儿童心理学的发展作出了重要贡献。

20世纪以来出现了许多有关心理或心理社会发育的研究，出现了各类学派，如精神分析学派、行为主义学派、人格主义学派、格式塔心理学派等。第二次世界大战以后，大量的测验、各类量表越来越多，研究不断进展，不断创新，不仅深入研究儿童早期的发育，而且广泛探讨人生的全过程。这些研究大致包括以下五个方面：①动物研究；②儿童学习的研究；③儿童智力测试研究；④儿童精神分析的研究；⑤儿童认知的研究。

20世纪的20~30年代，儿童发育和行为的研究属于精神科学的范畴，但儿科医师已经认识到应将这些知识和技能整合到儿科学中。从20世纪60年代开始，儿科与儿童精神科的团队服务得以快速发展。20世纪70年代以后，美国儿科住院医师的继续教育中增加了儿童发育与行为的培训，培训方案中设置了发育与行为课程。

3. 发展期（20世纪80年代至今） 20世纪80年代以后，人体发育学的研究更为深入和广泛。美国成立了行为和发育儿科学会，发行了《发育与行为儿科学杂志》，出版了《发育与行为儿科学》著作。世界范围内越来越多的人关注和研究人体发育学，从不同角度出版有关儿童发育、心理发育、发育与行为等著作。将儿童发育学科与相关学科进行融合，出现了一些诸如：发育的"编程"理论、成人疾病的胎儿起源理论、脑发育的关键期理论、脑组织结构和功能的可塑性理论等，进一步发展和丰富了人体发育学的理论与研究。

（二）中国

1. 形成初期（19世纪前） 中国古代教育家在教育理论和实践上已经涉及很多儿童心理发育方面的问题，但尚未形成一门独立学科。

2. 形成期（19世纪至20世纪80年代） 20世纪以来越来越多的学者开始关注并逐渐深入研究儿童的发育与行为。20世纪初期，国内学者开始翻译介绍西方儿童心理学著作，如陈鹤琴的《儿童心理之研究》，艾华编译的《儿童心理学纲要》，陈大齐翻译的《儿童心理学》等。到20世纪30年代，黄翼重复了皮亚杰的实验，并提出自己的看法，他著有《儿童心理学》《神仙故事与儿童心理》《儿童绘画之心理》等著作，还进行了儿童语言发育及儿童性格评定等研究。到20世纪50年代，在前苏联儿童心理学的影响下，我国学者着重探讨了儿童心理学研究的理论方向问题。至20世纪60年代，朱智贤编写的《儿童心理学》一书问世，对中国儿童心理学的研究和教学起到了积极作用。此期间我国的实验研究工作广泛开展，实验对象大多集中在幼儿期和童年期的儿童。研究课题以认知发育为多，如学前儿童方向知觉的特点、6~7岁儿童的时间知觉、儿童颜色与图形抽象能力的发育、学前儿童因果思维的发育、儿童左右概念的发育、4~12岁儿童图画认识能力的发育等。还进行了关于6岁儿童入学问题、儿童道德品质形成问题以及儿童脑电等研究。到20世纪70年代，一些学者开始重视方法学的研究，并在研究的课题、类型、设计、变量、被试、标准化及具体实验研究方法等方面做了有益的探索。

3. 发展期（20世纪80年代至今） 20世纪80~90年代，我国开展了儿童发育量表的研究，成立了发育与行为研究会，举办各类培训班和全国性学术会议，推动对儿童发育与行为的研究。儿童保健医学、儿童心理学、儿童精神病学、儿童康复医学、教育工作者等各领域的专业人员，共同关心、关注和研究儿童的生长发育与行为，形成了积极活跃的早期发现生长发育异常与障碍、早期干预的临床研究，建立了相关学术团体，发表了众多的学术论文，出版了较多的著作。1992年，我国成立了中国残疾人康复协会小儿脑瘫康复专业委员会，开展了积极活跃的针对儿童运动功能障碍，特别是小儿脑瘫的研究、防治和康复工作。

进入21世纪以来，人体发育学的研究进入了一个新的阶段。不仅在发育儿科学领域、儿童心理学领域，而且在康复医学领域中，积极开展对于儿童正常生长发育、异常生长发育以及发育障碍儿童的早期干预研究。2004年，我国成立了中国康复医学会儿童康复专业委员会，从更广泛的角度关注各类生长发育障碍儿童，组织协调全国儿童康复医学工作者以及其他相关学科领域的专业工作者，共同开展对于发育障碍及各种原因所致残疾的早期发现、早期干预的研究和康复治疗工作，出现了前所未有的崭新局面。

四、基本理论

古往今来，众多学者对生长发育进行了探索和研究，已形成了多学派的发育理论，主要理论如下。

（一）达尔文的多基因表达理论

该理论从生物学的角度，提出发育是由"斗争"的结果决定的这一观点。达尔文经过长时间的科学实践发现：①各种生物都有很高的繁殖率；②自然界各种生物的数量，一般而言在一定时期内保持相对稳定；③生物普遍存在着变异。由此得出了两个推论：一是自然界物种的巨大繁殖潜力之所以未能实现，是由于生存斗争所致；二是在生存斗争中，具有有利变异的个体得到最好的机会保存自己和生育后代，具有不利变异的个体在生存斗争中就会遭到淘汰。达尔文把生存斗争所引起的这个过程称为"自然选择"（natural selection），或"适者生存"。通过长期的、一代又一代的自然选择，物种的变异被定向地积累下来，逐渐形成了新的物种，推动着生物的进化。

（二）以格塞尔为代表的成熟理论

以格塞尔（Gesell）为代表，提出遗传学的程序可能决定了生长发育的整体顺序，首先使用成熟一词描述这种方式。成熟论认为，从受孕到死亡的过程中，不论是形态结构、激素水平还是神经系统的变化，都具有相应的发育程序。虽然个体的生长发育时间有先后，但发育的顺序都一样，不可超越也不可相互调换。人类的行为与其生理功能一样具有随年龄而变化的法则，如：发育的方向性、互为交织性、功能的不对称性和自我调控的波动性。格塞尔提出年龄是成熟理论中衡量人类发育成熟度的一个核心变量。

在大量的观察和资料分析的基础上，格塞尔提出儿童行为发育的 5 个方面：①适应性行为：主要包括知觉、定向行动、手指操作能力、注意、智力等发育；②大肌群运动行为：主要包括姿势、移动运动等；③小肌群运动行为：主要包括抓握与放开、手指精细操作、手眼协调运动等；④言语行为：包括模仿能力、人与人之间的交流能力、相互理解沟通能力；⑤个体和社会行为：包括对他人的反应，对所属民族文化压力的反应，对家庭、集团、社会习惯等的反应及态度等。

成熟理论的主要研究方法是观察法：①自然观察；②控制观察环境；③标准化观察三方面进行评价。格塞尔设计的《格塞尔发育诊断量表》在世界范围内被广泛应用，成为最著名的行为发育测量方法。其他学者在此基础上又设计出许多发育评价方法，如《Brazeton 新生儿行为评定量表》《丹佛发育筛查测验》《贝利行为发育量表》等均是国内外常用的婴幼儿发育评价方法。

（三）弗洛伊德的精神分析理论

弗洛伊德（Freud）是奥地利精神病学医师和心理学家，提出存在于潜意识中的性本能是心理发育的基本动力，是决定个人和社会发展的永恒力量。他认为儿童的发育要经过一系列心理发育阶段，在发育过程中会遇到一些特殊的情绪冲突，即被压抑的性冲突，只有在冲突被解决后，儿童才能成熟，成为健康的成人。身体的成熟和幼儿的经验对其今后的行为是非常重要的，通过特定身体部位与性的关系揭示了人体发育的阶段。

弗洛伊德将一个人的精神世界分为三个方而，即"本我""自我"和"超我"：

①"本我"是与生俱来的，包含各种欲望和冲动，是无意识的、非道德的，服从于"快乐原则"。

②"自我"是从"本我"中发展而来，代表人们在满足外部现实制约的同时，满足本我的基本冲动的努力，是有意识的、理性的，按"现实原则"行事。当儿童逐渐能区分自己和外界，"自我"便开始出现。

③"超我"代表着社会的伦理道德，按"至善原则"行动，限制"自我"对"本我"的满足。

这三个方面不可避免地要发生冲突，"本我""自我"和"超我"之间的矛盾斗争实际上反映了人格发展中人的本能、现实环境和社会道德之间的斗争。

弗洛伊德提出人格的发展经历五个阶段，即口唇期、肛门期、性器期、潜伏期和生殖期。在这些阶段中，满足过多或过少，都可能产生固着现象，即发育停滞在某个阶段、延迟甚至倒退，也可能产生病理现象。

1. 口唇期（0~1岁） 口腔周围是快乐的中心，婴儿主要通过吸吮、咀嚼、吞咽、咬等口部刺激活动获得性的满足。如果该时期的基本需要得到满足，以后就会形成乐观、信任、有信心的人格；若满足过多或过少就会产生口腔人格，长大后形成悲观、对人不信任、依赖、被动、退缩、猜忌等消极的人格特点。

2. 肛门期（1~3岁） 儿童从排泄获得快感，肛门周围成为快感的中心。父母在这一时期开始培养孩子大小便的习惯，若排泄习惯不当，则会形成肛门性格，表现为邋遢、浪费、无条理、放肆或是过分爱干净、过分注意条理和小节、小气、固执等。

3. 性器期（3~6岁） 性器官成了儿童获得满足的主要来源，表现为喜欢抚摸或显示生殖器官以及性幻想，儿童在行为上开始出现性别之分。出现了爱恋异性父母，对同性父母产生嫉妒和憎恨。儿童模仿同性父母，并使之内化为自己人格的一部分，男孩将来形成男子气的性格，女孩形成女子气的性格。

4. 潜伏期（6~12岁） 性活动在这一阶段受到压抑，对性缺乏兴趣。快乐来自外界，如学习、体育以及与同辈人的集体活动中，儿童的注意力也集中在这些方面。通过学校的教育和学习，不断获取文化和社会的价值观，自我和超我继续发展。

5. 生殖期（12~20岁） 以青春期为界限，开始出现性冲动，性的冲动面向异性。青少年要学会以社会可接受的方式表达冲动，逐渐摆脱父母，建立起自己的生活。如积极参加社会活动、寻求异性的爱，最终成为现实的和社会化的成人。

（四）埃里克森的心理社会发育理论

埃里克森（Erikson）是美国的精神分析医师，他继承了弗洛伊德的思想，但与弗洛伊德不同，埃里克森的人格发育学说既考虑到生物学因素，也考虑到文化和社会因素，他认为在人格发育中，逐渐形成的自我过程在个人及周围环境的交互作用中起着主导和整合作用。提出人格发育有8个阶段的理论，即人格的发育是一个逐渐形成的过程，每个阶段都有其固有的社会心理危机，如果解决了冲突，完成了每个阶段的任务，就能形成积极的个性品质。否则将形成消极的品质，以致产生心理障碍。这8个阶段如下。

1. 信任对不信任阶段（0~1岁） 婴儿在本阶段的主要任务是满足生理上的需要，发展信任感，克服不信任感，体验着希望的实现。婴儿如果能得到一贯性关爱和需要的满足就会形成基本的信任感，否则会焦虑不安，感到世界不可信任，婴儿的主要看护者是关键性的因素。

2. 自主性对羞怯疑虑阶段（1~3岁） 发育的任务是获得自主感而克服羞怯和疑虑，体验意志的实现。小儿有了自己独立做事的愿望，要学会自己独立地控制和排泄大小便、吃饭、穿衣等许多技能。若过分溺爱或受到不公正的体罚，则儿童不能获得独立性或自律性，而且会感到疑惑、羞怯。父母是关键性的因素。

3. 主导性对内疚阶段（3~6 岁） 主要任务是获得主动感和克服内疚感，体验目的的实现。儿童能更精确地掌握语言和更生动地运用想象力。此阶段如果鼓励儿童的独创性行为和想象力，儿童会以独创性意识离开这个阶段，若受到讥笑则易产生内疚感。这一时期儿童的愿望和活动经常会与家长的要求发生冲突，因此儿童需要既能保持主动性又学会不损害他人的权益。此外，儿童开始意识到性别的差异并建立起适当的性别角色。父母和家庭成员是关键性因素。

4. 勤奋对自卑阶段（6~12 岁） 主要任务是获得勤奋感而克服自卑感，体验能力的实现。儿童要适应社会和学习技能，发展与同伴的关系，喜欢将自己与同伴进行比较。如果通过勤奋不断取得好成绩，就会获得自信，而且越来越勤奋。若经常失败，学习落后，就会产生自卑感。残疾儿童由于不易学习掌握技能，"弱能"的体验越多，越容易产生劣等感。教师和同伴是重要的社会因素。

5. 自我统合对角色混乱阶段（12~20 岁） 主要任务是建立同一感和防止混乱感，体验忠诚的实现。从青春期开始，青少年需要解决"我是谁"的问题，建立社会、职业等方面的认同感。一旦能够确定一个明确的自我形象就获得了同一性，顺利长大成人。否则，就会产生角色混乱，呈抑郁状态。

6. 亲密对孤立阶段（20~40 岁） 此阶段任务是获得亲密感以避免孤独感，体验爱情的实现，长期的依赖生活结束，开始独立生活，具备社会责任、权利和义务，是人们建立友谊、追求爱和早期家庭生活的阶段。如果不能与其他人发展起友谊和爱，则会感到孤独。

7. 创造对停滞阶段（40~60 岁） 主要为获得繁殖感而避免停滞，体验关怀的实现。确立了自我在社会中的地位，责任心增大的同时，体力衰退。此阶段或是显示创造力，工作富有成就且能赡养家庭；或是一事无成，一心专注自己而产生停滞感。

8. 完善对沮丧阶段（老年期） 主要为获得完善感而避免失望和厌恶感。体验智慧的实现，是人生的最后阶段。如果认为自己的一生实现了最充分的人生愿望，则获得完善感；如后悔过去，恐惧死亡，则对人生感到失望。

埃里克森将人格形成分为 8 个阶段，即希望（hope）- 意志（willpower）- 目的（purpose）- 能力感（competence）- 忠诚（fidelity）- 爱（love）- 照顾（care）- 智慧（wisdom）。这 8 种人格活力之间不是相互独立的，而是密切相关的。这种人格的活力是在各阶段的危机解决和发育课题实现的过程中获得的。

（五）学习理论

早在 17 世纪就有人提出发育是学习的结果，主要代表人物有 3 人。

1. 行为主义的代表人物华生（J.B.Watson） 华生是美国的心理学家，主要受巴甫洛夫条件反射学说的影响，认为心理本质是行为。他认为儿童的行为发育变化是一连续过程，完全依赖生长环境，由环境塑造，特别是由于父母或其他重要人物对待他们的方式决定。因此，每个人的行为都是后天形成的，都会有很大的差异。

2. 操作条件学习理论的代表人物斯金纳（B.F.Skinna） 斯金纳认为很多习惯性的行为是独特的操作性学习经验的结果，由行为的结果塑造，发育依赖于外界刺激。

3. 社会学习理论的代表人物班杜拉（A. Bandura） 班杜拉强调观察性学习，学习过程是认知的信息加工过程。发育是人体、环境与社会相互作用的结果。儿童很多行为都是通过观察其他人的行为结果而习得的，如儿童的攻击性行为是通过学习而来，从家长、同伴、媒体形象的攻击行为而习得的。

（六）认知发育理论

让·皮亚杰（J.Piaget）是20世纪最有影响的认知发育理论家，理论核心是发生认识论，主要研究人类认知、智力、思维、心理的发育与结构，提出了认知发育理论。他既强调内因与外因的相互作用，又强调在这种相互作用中心理不断产生量和质的变化。认知发育理论的主要内容如下。

1. 智慧是基本的生命过程 儿童随着成熟而不断地获得越来越复杂的认知结构，从而能够适应环境。根据生物学的观点，皮亚杰认为人类的能力首先来自无条件反射，如吸吮、抓握等动作。这些动作经过组合、扩展，构筑成为更复杂的吸吮手指、吸吮玩具等动作，之后发展为伸臂和手抓握的动作，使得婴儿能拿到远处的玩具。

2. 发育的主要机制是适应 适应包含了"同化""顺应"和"平衡"的过程。"同化"是吸收过程，吸收环境信息并纳入已有的认知结构中。"顺应"是婴儿改变本身的动作，或产生新的动作以适应新的环境。当两者处于平衡状态时，认识就提高了一步。认为儿童在学习上是主动的发起人，而非被动的接受者，他们探索世界并调整自己的行为以适应环境的要求。"平衡"是指"同化"作用和"顺应"作用两种功能的平衡，是新的暂时的平衡，不是绝对或终结，而是另一较高水平平衡运动的开始。儿童不断地进行自我调节，通过"同化"和"顺应"达到与环境的平衡。皮亚杰认为，在环境教育的影响下，儿童的动作经过不断地"同化""顺应"和"平衡"的过程，形成本质不同的心理结构以及心理发育的各个阶段。其理论要点包括6点：①发育过程是连续的；②每个阶段有其独特的结构；③各阶段的出现有一定的顺序；④前阶段是后阶段的结构基础；⑤两阶段间并非截然划分；⑥新水平的构成。

3. 儿童心理或思维发展 分为4个主要阶段：①感知运动阶段（0~2岁）：儿童依靠感知动作适应外部世界，构筑动作行为；②前运算阶段（2~7岁）：形象思维萌芽于此阶段，儿童开始凭借表象在头脑里进行"表象性思维"；③具体运算阶段（7~12岁）：儿童获得了逻辑思维能力，但局限在具体的事物中；④形式运算阶段（12岁以后）：青少年能进行抽象思维，依据假设推论可能性。

皮亚杰在儿童认知发育领域具有划时代的影响，取代了传统的发育观，具有辩证性，特别强调以往被忽视的儿童在认知活动中的主动性和能动性的作用。

精神分析理论、心理社会发育理论及认知发育理论的主要特点，见表1-1。

表1-1　3种发育理论的比较

理论	婴儿期（0~1岁）	幼儿期（1~3岁）	学前期（3~6岁）	学龄前（6~12岁）	青春期（12~20岁）
精神分析理论（弗洛伊德）	口唇期	肛门期	性器期	潜伏期	生殖期
心理社会发育理论（埃里克森）	信任对不信任阶段	自主性对羞怯疑虑阶段	主导性对内疚阶段	勤奋对自卑阶段	同一性对角色混乱阶段
认知发育理论（皮亚杰）	感知运动阶段	感知运动阶段、前运算阶段	前运算阶段	具体运算阶段	形式运算阶段

（七）信息加工理论

该理论把儿童和成人比喻为计算机系统。认为儿童的认知也像计算机一样从环境中接受信息，储存信息，按需要提取和操作信息，然后作出反应。该理论将认知过程中的感性部分（如感觉、知觉、注意和记忆）与理性部分（思维）结合起来成为一个从输入到加工、再到输出的完整的控制系统。

（八）发育"编程"理论

人们认为发育生物学的一个重要进展是儿童发育的"编程"理论，即发育从"无序"走向"有序"的过程可以抽象为发育的"编程"过程。这一过程既需要遗传信息，也需要环境信息（经验和学习），体现了遗传和环境的统一。生物的发育编程是基因组遗传信息的系统表达，同时也是基于学习和经验对环境的系统建模。生物编程的物质基础是神经网络、激素和生物介质构成的反馈系统和信号通路。包括认知、情感、行为和社会能力的发育，都依赖于基因和环境的作用，从而决定了脑的发育"编程"。

（九）对文化生态系统适应的理论

与其他理论中的环境概念有所不同，生态理论中强调的文化或生态系统是一个生物学因素与环境因素相互作用的宏观体系，发育中的个体是这个环境的核心，并植入在几个环境系统中。家庭、学校、社会文化、自然环境等都属于这个系统中的不同部分，而且几种环境之间存在相互的作用。在这一理论指导下的早期干预，综合考虑到社会、生态、家庭等多个系统与儿童认知、社会、情感之间复杂的交互影响，在儿童、家庭、早期干预专业工作者及社区4个层面上进行。

（十）其他理论

除上述理论外，近年提出的"成人健康和疾病的发育起源理论（DOHaD理论）"，指出胎儿和成人疾病的关联可称为"胎儿规划"，早期不利环境规划了或诱导了胎儿早期的代谢和内分泌变化，这一变化将延长至成人并且程序化疾病的发生。"健康和疾病的发育起源理论"认为儿童早期营养和发育状况的影响是长期的，是构成一生健康的基础，早期的营养不良和发育障碍可以成为成人疾病的高危因素，对其童年和之后的健康都有深远影响。早期儿童忽视可导致近期或远期不同程度的儿童行为、认知、情感、身体功能和生长发育障碍，为后期发展埋下隐患。

五、 学习和研究人体发育学的意义

随着科学技术的进步，人们对生命质量要求的提高，医学不仅要治病救命，还要具有保证生活质量的功能，康复医学正是从功能障碍的预防、评定和处理角度，成为具有基础理论、评定方法和治疗技术的独特医学学科。属于康复医学范畴的康复治疗技术的建立和发展，以人体结构和功能发育为理论基础，与人体发育学有密切关系。人体发育学是全面探索和研究生命全过程的科学，从防治各类发育异常与疾病及相关功能的角度看，学习和研究人体发育学，对于加深理解康复治疗技术的内涵和外延，提高和促进康复治疗技术向更高水平发展具有重要的临床意义。

1. **促进正常发育** 通过系统了解和探索生命不同阶段的生长发育特征及规律，探索各种特征和规律间的相互关系及其内在与外在的影响因素，采取科学的监测与评定方法，预防并早期发现异常，促进正常发育，提高生命质量。

2. **生长发育异常的早期发现及早期干预** 通过人体发育学的学习和研究可以掌握正常人体发育规律，知晓正常儿童的发育水平及过程。同时，通过科学的监测与评定方法，开展针对各类生长发育异常的早期识别、预防和早期干预，促进其追赶生长及发育。

3. **形成人体发育学的新理念** 人的发展过程除了身体在生物意义上的成长和成熟外，还有心理、社会功能的变化，并伴随人的一生。人体发育学将单纯从生物学角度、心理学角度、社会学角度或不同学科对于人体发育相关领域的研究，变为融合相关学科研究成果、对人的发生发育的全面研究；避免仅从不同层面、不同阶段、不同领域进行研究，形成整体和全面的人体发育学新理念。如对合并有功能障碍的人除了生理功能评估和治疗之外，心理社会功能的评估和康复也尤为重要，后者反过来又会促进功能障碍的恢复。如果仅局限于某一层面进行分析，难免会失之偏颇。

4. **提高康复治疗技术水平** 人体发育学的研究为康复治疗技术提供了理论依据。Bohath 治疗技术的理论基础、评定原则及治疗手技，均遵循儿童神经发育规律。姿势与粗大运动功能的改善和提高，主要依据儿童反射发育及粗大运动发育规律；精细运动功能的改善和提高，主要依据儿童精细运动功能发育规律；言语障碍的矫治，主要依据言语发育规律；精神心理障碍的矫治，主要依据心理发育规律。学习和研究人体发育学，还有助于在治疗中正确认识患者的心理状态，使康复治疗更加人性化、个体化，更符合从生物医学模式向生物-心理-社会医学模式的转变。因此，人体发育学是康复治疗技术的一门重要基础学科，只有全面了解人体发育规律，才能更好地促进康复治疗技术的发展。

5. **促进发育监测和评定技术的发展** 几百年来发育监测与评定技术的发展，主要以发育心理学为依据，尚难找出全面体现人体发育特点的监测和评定方法。随着医学科学的发展以及对生命质量的要求的提高，学习和研究人体发育学，将会为发育监测和评定技术的发展提供更为全面、系统的理论依据，从而促进发育监测和评定技术的良好发展。

第二节　正常发育规律

从康复医学角度研究人体的正常发育规律，一般着重于运动功能发育和心理社会功能发育两大方面。熟悉正常人体的发育规律对残疾人生理、心理和社会功能进行正确的评估，对帮助患者最大限度地恢复其功能，指导全面康复具有重要的意义。

一、生长发育的分期及特征

人的生长发育是一个连续渐进的动态过程。不应被人为地割裂认识。在这一过程中随着年龄的增长，人体将发生量和质的变化，形成了不同的发育阶段。根据各阶段的特点可将人的生命全程划分为八个年龄阶段。

（一）胎儿期

从受精卵形成到胎儿娩出前为胎儿期，共 40 周，胎儿的周龄即胎龄。此期是个体出生前身体结构和功能在母体子宫内发育的重要时期，其影响是长期的，对整个一生有重要意义。母亲妊娠期间如受自身及外界不利因素影响，包括遗传因素、年龄因素、感染、放射线、化学物质、外伤、营养缺乏、疾病和心理创伤等都可能影响胎儿的正常生长发育，导致畸形、流产或宫内发育障碍。

（二）新生儿期

自胎儿娩出脐带结扎至生后 28 天之前，此期实际包含在婴儿期内。此期的小儿脱离了母体而独立生存，所处的内外环境发生了根本变化，适应能力尚不完善，加之如果有出生前和出生时的各种不利因素，发病率和死亡率都很高，先天畸形也常在此期被发现。

此期的主要特征：

① 适应子宫外生活的生理学特征，如肺的换气、循环的重建和肠道的活动。

② 适应独立生活的行为学特征及觉醒状态的调节，如注视物体或脸，对声音的反应，为了得到营养、确保安全等对感觉刺激做出适当反应并保持觉醒。新生儿的行为状态决定了他们的肌张力、自主运动、脑电图形式等，但新生儿的运动是非自主性的和不协调的。

③ 与外界环境和人相互作用的特征，如可以对环境和他人保持警觉并能适应，父母积极地调节婴儿的状态，同时也受到婴儿状态的调节，这种相互作用可以加快婴儿心理稳定和身体发育，同时也为父母和孩子之间心理的沟通奠定了基础，建立了新生儿的社会交往，是人际关系的最初形态。

（三）婴儿期

自出生至1周岁之前为婴儿期。此期是小儿生长发育最迅速的时期，对营养的需求量相对较高，但各器官系统生长发育不够成熟和完善，尤其是消化系统的功能不完善，容易发生营养和消化紊乱。来自母体的抗体逐渐减少，自身免疫系统尚未完全成熟，抗感染能力较弱，易发生各种感染和传染性疾病。

此期的主要特征：

① 感觉和运动功能迅速发育：已有触觉和温度觉，味觉更加敏感，嗅觉反应比较灵敏，分辨声音的能力提高并可做出不同反应，追视移动的物体和远处的物体并开始能够分辨红色。原始反射逐渐减弱和消失，立直反射、平衡反应逐渐建立，在不断抗重力伸展发育过程中，从卧位到坐位直至站立和行走。

② 言语功能的发育：从出生时就能发出哭叫之声，到1岁末时大部分婴儿能说几个有意义的词。

③ 开始产生最初的思维过程，自我意识的萌芽，情绪有所发育。

④ 可以接受大小便控制训练。

（四）幼儿期

自1周岁至满3周岁之前为幼儿期。此期的主要特征：①体格发育速度较前稍减慢；②智能发育迅速；③开始会走，活动范围渐广，接触社会事物渐多；④语言、思维和社交能力的发育日渐增速；⑤消化系统功能仍不完善，营养的需求量仍然相对较高，适宜的喂养是保持正常生长发育的重要环节；⑥对于危险事物的识别能力和自身保护能力有限，意外伤害的发生率较高。

（五）学龄前期

自3周岁至6~7岁入小学前为学龄前期。此期的主要特征：①体格发育处于稳步增长状态；②各类感觉功能已渐趋完善，空间知觉和时间知觉逐渐发育；③智能发育更加迅速，理解力逐渐加强，好奇、好模仿；④可用语言表达自己的思维和感情，思维活动主要是直观形象活动；⑤神经系统兴奋过程占优势，抑制力量相对较弱，容易激动，喜欢喧闹，动作过多，注意力易分散；⑥与同龄儿童和社会事物有了广泛的接触，知识面扩大，自理能力和初步社交能力得到锻炼；⑦初步对自己的性别有所认识。

（六）学龄期

自入小学前即6~7岁开始至青春期前为学龄期。此期的主要特征：①体格生长速度相对缓慢，除生殖器官外各器官系统外形均已接近成人；②认知功能继续发育，智能发育更加成熟，可接受系统的科学文化教育；③思维过程开始由具体形象思维向抽象逻辑思维过渡；④情感的广度、深度和稳定性都较前提高，较高级的情感如道德感、理智感和美感开始发展；⑤意志方面开始有了一定程度的自觉性、坚持性和自制力，但还很不稳定；⑥个性逐渐形成，带着个人特征的气质倾向已逐渐显露，性格特征也开始显露。

（七）青春期

一般从 10 岁到 20 岁，女孩的青春期开始年龄和结束年龄都比男孩早 2 年左右。青春期开始和结束年龄存在较大个体差异，可相差约 2~4 岁。这是告别童年、向成年过渡的转折阶段，也是生理和心理剧烈变化的时期。此期的主要特征：①体格生长发育再次加速，出现第二次突增高峰（peak height velocity，PHV），女孩由于耻骨与髂骨下部的生长及脂肪堆积，臀围加大，男孩肩部增宽，下肢较长，肌肉强健；②生殖系统发育加速并渐趋成熟；③认知功能继续发育，注意、记忆、知觉和思维能力都有长足的进步，思维活动已能摆脱具体事物的束缚，进入抽象逻辑思维的阶段；④个性的形成，自我探索、自我发现和个人价值观念的形成，人生观和世界观的形成；⑤随着性的成熟、身材的陡长和第二性征的出现，心理上发生变化。

（八）成人期

18 岁以后为成人期，又分为青年期（18~25 岁）、成年期（25~60 岁）和老年期（60 岁以后），是人生过程中最为漫长的时期。此期生理功能、心理功能以及社会功能都发生巨大变化，此期的主要特征：①青年期的发育基本成熟，功能最强但不够稳定；②成年期的生理功能逐渐衰退并出现更年期，心理功能相对稳定，承担最为重要的社会角色；③老年期的生理功能与心理功能全面衰退，社会功能减弱，直至生命结束。

二、 生长发育规律

生长发育是一个连续的过程，各器官、系统的发育顺序，都遵循一定的规律。认识总的规律有助于对儿童生长发育状况进行正确评价与指导。

（一）生长发育的连续性和阶段性

生长发育在整个儿童时期是不断进行的，不同年龄阶段的生长发育有一定特点。各年龄阶段按顺序衔接，前一年龄阶段的生长发育为后一年龄阶段的生长发育奠定基础。任何一个阶段的生长发育都不能跳跃，任何一个阶段的生长发育发生障碍，都会影响后一阶段的生长发育。生长发育遵循由上到下、由近到远、由粗到细、由低级到高级、由简单到复杂的规律。如胎儿形态发育首先是头部，然后为躯干，最后为四肢；出生后运动发育的规律是先抬头、后抬胸，再会坐、立、行（由上到下）；从臂到手，从腿到脚的活动（由近到远）；从全手掌抓握到手指抓握（由粗到细）；先画直线后画圈、图形（由简单到复杂）；先会看、听、感觉事物和认识事物，发展到有记忆、思维、分析和判断（由低级到高级）。

（二）生长发育速度的不均衡性

人体各器官系统的发育顺序遵循一定规律，不以同一速度生长和停止生长，即有先有后，快慢不一。如神经系统发育较早，脑在生后 2 年内发育较快，7~8 岁脑的重量已接近成人。生殖系统发育较晚，淋巴系统发育先快后慢，皮下脂肪发育年幼时较发达，生殖系统在生后第一个十年内几乎没有发展，青春期突增开始后迅速生长，肌肉组织则要到学龄期才加速发育。其他系统的发育基本与体格的生长相平行。体格的生长快慢交替，呈波浪式的速度曲线，男女不同。一般年龄越小体格增长越快，出生后以最初6个月生长最快，尤其是前3个月，第一年为生后的第一个生长高峰；第二年起逐渐减慢，到青春期又猛然加快，出现第二个生长高峰。身体各部位的生长速度不同，在整个生长发育过程中身体各部位的增加幅度也不一样，一般头颅增长1倍，躯干增长2倍，上肢增长3倍，下肢增长4倍。

（三）生长轨迹现象和生长关键期

人类生长的显著而基本的特征是自我稳定或向着一定的目标前进，在外环境无特殊变化的条件下，个体儿童的发育过程比较稳定，呈现一种轨迹现象（canalization）。这一轨迹有动态的、复杂的调控系统，其中个体的遗传特征起着关键的作用。它尽量使正在生长中的个体在群体范围中保持有限的上下波动幅度。一旦出现疾病、内分泌障碍、营养不良等阻碍因素，机体就会出现明显的生长发育迟缓，但当这些阻碍因素被克服，儿童立即会表现出向原有正常生长轨道靠近和发展的强烈倾向。这种在阻碍生长的因素被克服后所表现出的加速生长，并恢复到正常轨迹的现象称为赶上生长（catch-up growth）。

赶上生长是儿童生长发育研究领域中的重要课题，它对于促进儿童生长发育具有重要的现实意义。但并非所有的疾病恢复过程必然伴随赶上生长。患儿能否出现赶上生长，能否使生长恢复或接近到原有正常轨迹，取决于致病的原因、疾病的持续时间和严重程度。如果病变涉及中枢神经系统和一些重要内分泌腺，病变比较严重，或者阻碍生长的因素发生在儿童生长发育的各个关键时期，就不能出现赶上生长。因此，了解和掌握生长关键期是非常重要的。许多重要的器官和组织的发育都有生长关键期（critical period of growth），如该期的儿童正常发育受到干扰，常可残存为永久性缺陷或功能障碍。一旦不能抓紧时机治疗，这些器官组织即便出现赶上生长，也往往是不完全的。一般来讲，2~3岁是口头语言发展的关键期，而掌握词汇能力5~6岁发展最快。儿童视觉发展的关键期是从出生到4岁，4岁前形象视觉发展最敏感，4岁是图像的视觉辨别的最佳时期。掌握数的概念，最佳年龄是5~5.5岁，4~5岁是儿童学习书面言语的最佳期。

（四）生长发育的个体差异

生长发育虽然按照一定的总规律发展，但在一定范围内因受遗传和环境因素的影响，存在相当大的个体差异。这种差异不仅表现在生长发育的水平方面，而且反映在生长发育的速度、体型特点、达到成熟的时间等方面。因此，每个人生长的"轨迹"不会和其他人完全相同。即使在一对同卵双生子之间也存在着微小的差异。儿童的生长发育水平有一定的正常范围，评价时必须考虑个体的不同因素，才能作出正确的判断。

三、 生长发育的影响因素

儿童的生长发育是在复杂的环境因素和先天因素相互作用中实现的，因此影响生长发育的因素可归纳为遗传因素、环境因素及其二者的相互作用。

（一）遗传因素

细胞染色体所载的基因是决定遗传的物质基础。父母双方的遗传因素决定儿童生长发育的"轨迹"，或特征、潜力、趋向。种族、家族的遗传信息影响深远，如皮肤、头发的颜色、面型特征、性成熟的迟早、对营养的需求量、对传染病的易感性等。严重影响生长的产前遗传代谢性疾病、内分泌障碍、染色体畸形等均与遗传直接有关并可导致生长发育障碍。

（二）环境因素

环境的影响对于儿童的生长发育占有更为重要的地位，在采取有助于生长和协调发育的措施时必须考虑到环境因素。

1. 营养因素 儿童的生长发育，包括宫内胎儿生长发育，需要充足的营养供给。营养素供给充足且比例适当，加上适宜的生活环境，可使生长潜力得到充分的发挥。宫内营养不良的胎儿不仅体格生长落后，严重时还影响脑的发育；生后营养不良，特别是第1~2年的严重营养不良，可影响体格及智能的发育，使身体免疫、内分泌、神经调节等功能低下。

2. 疾病因素 疾病对生长发育的阻碍作用十分明显。急性感染常使体重减轻；长期慢性疾病则影响体重和身高的增长；内分泌疾病常影响骨骼和神经系统发育；先天性疾病，如先天性心脏病，可导致生长发育迟缓。

3. 母孕期因素 胎儿在宫内的发育受孕母生活环境、营养、情绪等各种因素的影响。母亲妊娠期精神创伤、生活条件恶劣、营养不良等可引起流产、早产和胎儿体格及脑发育迟缓。某些化学因素、放射线照射也可影响胎儿的发育。母亲妊娠早期的病毒感染可导致胎儿的先天畸形。

4. 家庭和社会环境 家庭环境对儿童健康的重要作用易被家长与儿科医师忽视。良好的居住环境，如阳光充足、空气清新、水源清洁、无噪声、环境无污染、居住条件舒适，配合良好的生活习惯、科学管理、良好教养、体育锻炼等，是促进儿童生长发育达到最佳状态的重要因素。家庭成员对于儿童发育的影响越来越明显，良好的亲子关系有助于儿童健康心理的发育。近年来，社会环境对儿童健康的影响受到高度关注，包括社会的政治制度、经济状况、文化教育、卫生保健及社会福利等，都会对儿童的生长发育产生影响。如"两伊战争"以来，伊拉克儿童健康状况急剧下降，是社会环境影响儿童发育和健康的最好例证。

（三）遗传因素与环境因素的交互作用

生长发育既取决于遗传因素（内在因素）和环境因素（外在因素），也取决于二者之间的交互作用。例如，身高主要由遗传即生物学因素所决定，但环境因素包括营养物质的获取、进食习惯的形成等也会对身高也会起到间接的作用。为促进儿童的生长发育，采取有效措施积极预防各种遗传代谢性疾病及各类先天性疾病和发育障碍的发生十分重要。此外，科学合理的孕期保健、胎教、早期发现异常及早期干预，则是防治各类疾病及发育障碍的有效途径。总之，加强婴幼儿期以及儿童生长发育不同时期的指导及科学干预，创造适宜于儿童生长发育的社会环境，避免不良环境因素的干扰，对于儿童身心发育和健康十分重要。

四、 体格发育

一般常用的体格生长发育指标有体重、身高（长）、坐高（顶臀长）、头围、胸围、上臂围、身体比例与匀称性。

（一）体重

体重为各器官、系统、体液的总重量，其中骨骼、肌肉、内脏、体脂、体液为主要成分，是衡量体格发育和营养状况最重要的指标。我国正常新生儿的平均出生体重为3.20~3.30kg，一般男婴比女婴重 100g。新生儿出生后可因摄入不足、胎粪排出及水分丢失而致"生理性体重下降"，一般在出生后 3~4 天降至最低点，以后逐渐回升，多在 7~10 天恢复到出生时体重。

随年龄的增加，儿童体重的增长逐渐减慢。正常足月婴儿生后第 1 个月体重增加可达 1~1.5kg，生后 3 个月体重约等于出生时体重的 2 倍。4~6 个月平均每月增加 450~750g，7~12 个月平均每月增加 220~370g，全年共增加约 6.5kg，1 周岁体重约为出生体重的 3 倍。1 岁以后体重增长变慢，1~2 岁内全年体重增长约 2.0~2.5kg，2~10 岁每年增长约 2kg，青春期体重增加较快，男孩每年增加约 5kg，女孩约 4kg。

儿童体重的增长为非等速增长，进行评价时应以个体儿童自身体重的变化为依据，不可用"公式"或人群均数当做标准值。为便于医务人员计算用药量和体液量，一般可用以下公式估计体重（表1-2）。

表 1-2　儿童体重、身高估计公式

年龄	体重（kg）	年龄	身高（cm）
3~12 个月	［年龄（月）+9］/2	出生时	50
1~6 岁	年龄（岁）×2+8	12 个月	75
7~12 岁	［年龄（岁）×7-5］/2	2~12 岁	年龄（岁）×6+77

（二）身高（长）

身高指头部、脊柱与下肢长度的总和。身高的增长规律与体重相似，年龄越小增长越快，出现婴儿期和青春期两个生长高峰。出生时身长平均为 50cm，城乡差别不大，男婴较女婴略长。生后第一年增长最快，约为 25cm，前 3 个月增长约 11~12cm，约等于后 9 个月的增长值，1 岁时身高约为 75cm；第二年身高增长速度减慢，约 10cm 左右，2 岁时身高约为 85cm；2 岁以后每年增长约 5~7cm。1 岁时身高约为出生时的 1.5 倍，4 岁时约为 2 倍，13~14 岁时约为 3 倍。

青春期身高的增长明显加速，身高突增的时间一般持续 3 年左右。男孩每年可增长 7~9cm，平均增长 28cm；女孩每年可增长 6~8cm，平均增长 25cm。突增期过后，身高增长速度减慢，直到女 17 岁、男 20 岁左右身高基本停止增长。身高受年龄、性别、种族、地区、生活水平、体育锻炼、疾病等多种因素的影响，其中遗传的影响最大。

（三）坐高（顶臀长）

头顶到坐骨结节的长度。测量时 3 岁以下小儿取仰卧位，故又称为顶臀长。坐高的增长代表头颅骨与脊柱的生长，与身高比较时可说明下肢与躯干的比例关系。先天性骨发育异常与某些内分泌疾病所致的矮身材，可显示比例异常，如下部量特短多见于先天性甲状腺疾病及骨、软骨发育不全等。下部量过长，常常是生殖腺功能不全的症状。

（四）头围

头围是指自眉弓上缘最突出处经枕后结节绕头一周的长度。头围表示头颅的大小和脑的发育程度，是婴幼儿及学前儿童生长发育的重要指标。胎儿期脑生长居全身各系统的领先地位，出生时头相对大，平均头围 32~34cm；年龄愈小，增长速度愈快，第一年前 3 个月头围增长值（6cm）约等于后 9 个月的增长值（6cm），1 岁时头围约为 46cm；生后第二年增长减慢，约为 2cm，2 岁时头围约为 48cm；2~15 岁头围仅增加 6~7cm。头围大小与双亲头围大小有关。

头围的测量在 2 岁以内最有价值，连续追踪测量头围比一次测量更为重要，可以及时发现头围过大或过小的异常现象。较小的头围常提示脑发育不良；头围增长过速往往提示脑积水。

（五）胸围

胸围代表肺与胸廓的生长，在一定程度上表明身体形态及呼吸器官的发育状况。出生时胸围32cm，略小于头围1~2cm；1岁左右约等于头围，头围与胸围的增长在生长曲线上形成交叉，此后胸围一直超过头围，并以每年递增1.5~2cm的速度快速发育。头胸围交叉出现的早晚常被作为营养好坏的一个指标。一般营养状况好的小儿头胸围交叉出现早。反之，则出现晚。

（六）上臂围

上臂围代表肌肉、骨骼、皮下脂肪和皮肤的生长。1岁以内上臂围增长迅速，1~5岁增长缓慢，约1~2cm。在无条件测身高体重的情况下，一般可通过测量上臂围筛查5岁以下儿童的营养状况：>13.5cm为营养良好；12.5~13.5cm为营养中等；<12.5cm为营养不良。

（七）身体比例与匀称性

在生长发育过程中，身体的比例与匀称性遵循一定的规律：

1. 头与身高的比例　由于不同年龄段的生长速度不同而比例不同，头颅占身高的比例在婴幼儿期为1/4，到成人后变为1/8（图1-1）。

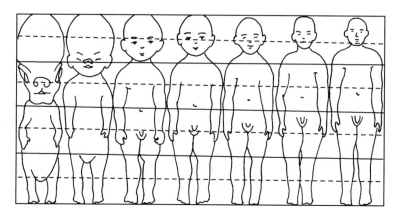

图1-1　头与身长比例

2. 体形匀称程度　表示体形（形态）生长的比例关系，通常用胸围/身高×100（身高胸围指数）、体重指数［体重（kg）/身高^2（m^2），又称BMI指数（body mass index）］等表示。

3. 身材是否匀称　以坐高与身高的比例表示，即坐高/身高×100（身高坐高指数），反映人体躯干和下肢的比例关系，反映体型特点。

4. 指距与身高的比例　指距是两上肢向左右平伸时两中指尖之间的距离，正常时指距略小于身高，如指距大于身高1~2cm，可能与长骨的异常生长有关。

五、　与体格生长有关的发育

（一）骨骼

1. 颅骨　婴儿出生时各颅骨缝均未闭合，后囟已接近闭合。前囟位于两顶骨与额骨间，呈菱形

（图 1-2）。出生时对边中点连线约 1.5~2.0cm，一般不超过 2.0cm×2.0cm。出生后随头围增大而变大，6 个月以后逐渐骨化变小。正常健康小儿约半数在 1~1.5 岁闭合，最晚闭合时间不超过 2 岁。囟门早闭多见于小头畸形，囟门晚闭见于脑积水、佝偻病、呆小病等，也偶见于生长过速的婴儿。

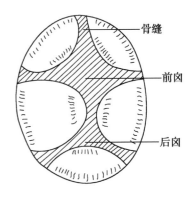

图 1-2　前囟大小

2. **脊柱**　脊柱的生长反映扁骨的发育，1 岁内生长快于四肢，以后生长速度落后于四肢。新生儿的脊柱是直的，3 个月能抬头时，出现颈部脊柱前凸的第 1 个弯曲；6~7 个月会坐时，出现胸部脊柱后凸的第 2 个弯曲；1 岁左右能行走时，出现腰部脊柱前凸的第 3 个弯曲，从而形成了为保持身体平衡的脊柱自然弯曲。各种原因所导致的骨骼发育不良，站立、行走、写字等姿势不正确，会造成脊柱侧弯、驼背和鸡胸等畸形。

3. **骨化中心**　骨骼的生长有两种方式：①干骺端成骨：长骨的生长主要是干骺端软骨的逐步骨化；②骨膜成骨：扁骨生长主要是扁骨周围骨膜的逐步骨化。骨化的过程较长，自胎儿期开始，直至成年期完成。正常儿童的成骨中心随年龄增长按一定时间和顺序先后出现和变化，X 线检查成骨中心的多少以及干骺端的愈合情况可以粗略判断骨骼的发育年龄。

（二）牙齿

婴儿乳牙萌出的时间和出牙数个体差异很大，大多数婴儿在 6~7 个月时开始出牙。生长发育正常的婴儿不仅出牙有时间规律，而且有对称规律，并按一定的顺序萌出。一般是下牙先于上牙，由前向后，即下中切牙，上切牙，下侧切牙，上侧切牙，第一乳磨牙，尖牙，第二乳磨牙。左右同名牙大致同时萌出，下颌牙萌出早于上颌同名牙，但一般不应早于半年；女孩通常出牙时间略早于男孩。6 岁以后乳牙开始脱落换恒牙，换牙顺序与出牙顺序大致相同。

（三）生殖系统

生殖系统发育分为胚胎期性分化和青春期生殖器官、第二性征及生殖功能生长两个过程。主要特征：① Y 染色体短臂决定胚胎期性分化的基因性别；②从出生到青春期前生殖系统处于静止状态；③进入青春期后，伴随生长发育的第二个高峰，性器官迅速增长，出现第二性征。此期开始的年龄及第二性征出现的顺序是女早于男，并存在较大的个体差异。

六、神经与心理发育

儿童生长发育过程中，神经心理发育与体格的生长具有同等重要意义。神经系统的发育和成熟是神经心理发育的物质基础，神经心理发育的异常不仅可以是某些系统疾病的早期表现，而且会阻碍儿童的健康成长，甚至会影响终生。

（一）神经系统的发育

1. 中枢神经系统的发育

（1）脑的形态结构：胎儿期神经系统的发育先于其他系统，重量占优势。新生儿脑重约 370 克（占成人脑重的 25%），6 个月时脑重约为 700 克（占成人脑重的 50%），2 岁时脑重约占成人的 3/4，4 岁时脑重为出生时的 4 倍，与成人接近，约为 1500 克。出生时神经细胞数量已与成人相同，但树突与轴突少而短。出生后脑重量的增加主要由于神经细胞体积增大和树突的增多、加长，以及神经髓鞘的形成和发育。神经髓鞘的形成和发育约在4岁左右完成，在此之前，尤其在婴儿期，各种刺激引起的神经冲动传导缓慢，易于泛化，不易形成兴奋灶，易疲劳而进入睡眠状态。神经细胞之间由突触连接，突触数目在生后迅速增加，6个月时约为出生时的7倍，4岁左右突触的密度约为成人的1倍半，持续到10~11岁，以后逐渐减少到成人水平。与突触密度变化相应，神经回路在生后迅速发育。

（2）脑发育的关键期：科学研究表明，脑发育过程中存在关键期。这一时期，脑在结构和功能上都有很强的适应和重组能力，易于受环境的影响。关键期内适宜的经验和刺激是运动、感觉、语言及其他中枢神经高级功能正常发育的重要前提。如视觉发育的关键期被认为生后半年内最敏感，先天白内障的婴儿生后缺乏视觉刺激，如果到了3岁不能复明，即使手术治疗，患儿仍将永久性地丧失视觉功能。人类语言学习的关键期，一般在5~6岁以前。因此，耳聋应早期发现，早期干预，才能聋而不哑。

（3）脑的可塑性：经验可改变脑的结构并影响其功能，未成熟脑的可塑性最强。脑的可塑性表现为可变更性和代偿性：①可变更性是指预先确定脑细胞的特殊功能是可以改变的，如视觉系统细胞被移植到脑的其他部位，这些细胞和新的细胞在一起可起新的作用，这一可变性应发生在脑发育的关键期内；②代偿性是指一些细胞能代替另一些细胞的功能，局部细胞缺失可用邻近细胞代偿，但过了脑发育的关键期，缺陷将成为永久性。婴儿早期中枢神经系统受损后，仍可在功能上形成通路，如轴突绕道投射，树突出现不寻常分叉，或产生非常规的神经突触，以达到代偿目的。

（4）脊髓：随年龄而增长。胎儿期脊髓下端在第2腰椎下缘，4岁时上移至第1腰椎。婴儿腱反射较弱，腹壁反射和提睾反射不易引出，到1岁时才稳定。3~4个月前的婴儿肌张力较高，克氏征可为阳性，2岁以下小儿巴宾斯基征（Babinski征）阳性可谓生理现象。

2. 反射发育 小儿神经反射的发育伴随神经系统发育的成熟度，分为5大类：

（1）出生时即有，终生存在的反射：这些反射是与生俱来的生理反射，由脑干部位的低级中枢控制，同时接受大脑皮层高级中枢的调控。如角膜反射、吞咽反射、瞳孔对光反射，出生后即有且终生存在。这些反射减弱或消失，提示神经系统病变。

（2）出生时即有，暂时存在的反射：原始反射（primitive reflex）是指小儿出生后即有，随年龄增大在一定的年龄期消失的反射，由脊髓及脑干部位的低级中枢控制，是婴儿初期各种生命现象的基础，也是后来分节运动和随意运动的基础。如吸吮反射、拥抱反射。应该出现时不出现，应该消失时不消失，或两侧持续不对称，都提示神经系统异常。

（3）出生后逐渐稳定的反射：浅反射与腱反射是终生存在的生理反射。

①浅反射：腹壁反射要到1岁后才比较容易引出，最初的反应呈弥散性。提睾反射要到生后4~6个月才明显。

②腱反射：从新生儿期已可引出肱二头肌、膝腱和跟腱反射。

这些反射减弱或消失提示神经、肌肉、神经肌肉结合处或小脑病变。反射亢进和踝阵挛提示上运动神经元疾患。恒定的一侧反射缺失或亢进有定位意义。

（4）出生后一段时间内可存在的病理反射：2岁以下正常小儿巴宾斯基征可呈现阳性，无临床意义，但该反射恒定不对称或2岁后继续阳性时提示锥体束损害。

（5）出生后逐渐建立，终生存在的反射：随着神经系统发育的成熟，原始反射逐渐消失，取而代之的是立直反射及平衡反应。

① 立直反射的中枢在脑干，多于生后3~4个月逐渐出现，持续终生。

② 平衡反应的中枢在大脑皮层，多于出生后6个月逐渐出现，持续终生。上述反射出现延迟或

不出现提示中枢神经系统异常。

（二）运动发育

运动发育与体格发育、大脑和神经系统发育密切联系。运动发育包括粗大运动发育与精细运动发育两部分，是一个连续的过程。主要特点：

① 粗大运动主要是指抬头、翻身、坐、爬、站、走等运动；精细运动主要指手的运动。粗大运动发育在先，精细运动发育在后，两者相互交融，共同发展。

② 原始反射的发育、存在与消失是以后自主运动发育的基础。

③ 立直反射与平衡反应的发育是人类建立和保持正常姿势运动的基础。

④ 每个小儿都有运动发育的"关键龄"，"关键龄"时运动发育会有质的变化。

⑤ 头部运动先发育成熟，上肢运动发育比下肢早，会走之前手的功能已发育较好。

⑥ 头、颈、躯干的运动发育早于上肢与下肢的发育。

⑦ 所有小儿运动发育的顺序相同，但发育速度存在个体差异。

婴幼儿粗大与精细运动发育见表1-3。

表1-3 2岁内婴幼儿的运动发育

运动水平	平均月（周）龄	运动水平	平均月（周）龄
拉起时头挺起并稳定	6周	拍打玩具	9个月
俯卧位肘支撑	3个月	独站	10个月
翻身从仰卧位至侧卧位	3个月	独走	12个月
抓物	3（4）个月	搭2块积木	12个月
直腰坐	7个月	使劲乱画	14个月
爬	8个月	辅助上楼梯	16个月
拉起至立位	8个月	跳	24个月

（三）语言发育

语言（language）是人类社会中客观存在的现象，是一种社会上约定俗成的符号系统，是由词汇（包括形、音、义）按照一定的语法所构成的。语言是儿童的认知能力与现实的语言环境和非语言环境相互作用的结果，是儿童与外界交往，促进身心发育的重要工具，在帮助儿童建立概念、指导思维、控制行为、帮助记忆、调节情绪等方面发挥着极其广泛的作用。

语言发育与大脑、咽喉部肌肉的正常发育及听觉的完善有关，包括发音、理解、表达3个阶段。新生儿已会哭叫，3~4月龄咿呀发音；6~7月龄时能听懂自己的名字；12月龄时能说简单的单词，如"再见""没了"。18月龄时能用15~20个字，指认并说出家庭主要成员的称谓；24月龄时能指出简单的人、物名和图片；而到3岁时能指认许多物品名称，并能说由2~3个字组成的短句；4岁时能讲述简单的故事情节。

（四）认知功能发育

认知（cognition）指认识活动的过程，是大脑反映客观事物的特征、状态及其相互联系，揭示事物对人的意义、作用的一类高级心理活动。认知能力包括感知觉、注意、记忆及思维等方面。儿童的认知发育过程是一个有质的差异的连续阶段。感知觉发育是探索世界、认识自我过程的第一步，是以后各种心理活动产生和发展的基础，是注意、记忆、思维、想象等心理活动产生和发展的直接或间接基础。

1. **感知觉发育** 感觉（sensory）是指人脑对直接作用于感觉器官事物个别属性（颜色、声音、气味等）的反映以及对于身体状态的感觉，如运动觉与平衡觉。知觉（perception）是对多种感觉的统合，是人脑对作用于感觉器官事物的整体属性的反映。出生后前几年感知觉发育迅速，婴幼儿期已完成绝大部分。

感觉发育包括视觉、听觉、味觉和嗅觉以及皮肤感觉发育等。视感知发育包括视觉感应功能的建立、注视及追视物体、区别形状、区别垂直线与横线、视深度知觉发育，还包括对颜色的区分与反应，将颜色与颜色的名称相联系等的发育。听感知发育包括从出生后具有听觉功能，对声音以惊吓反射、啼哭或呼吸暂停等形式的反应，到头可转向声源、对悦耳声的微笑反应、确定声源、区别语言的意义、判断和寻找不同响度声音的来源等。还包括从模仿声音，到叫其名字有反应、听懂家庭成员的称呼。听感知发育和儿童的语言发育直接相关，听力障碍如果不能在语言发育的关键期内得到确诊和干预，则可因聋致哑。味觉是个体辨别物体味道的感知觉，在婴幼儿期最发达，儿童期后逐渐衰退，4~5 个月是味觉发育关键期；嗅觉是辨别物体气味的感觉，7~8 个月嗅觉发育已经很灵敏，1 岁以后可以区别各种气味。皮肤感觉包括触觉、痛觉及温度觉。触觉是引起某些反射的基础，是婴儿认识事物的主要手段之一。抚触就是通过对婴儿触觉的刺激，增强其触觉敏感性，加强对外界反应，是促进发育的手段。痛觉出生后存在并逐渐敏感，温度觉出生时就很灵敏。2~3 岁幼儿能很好地辨别各种物体的不同属性，如软和硬、冷和热、粗糙和光滑等。

知觉是对感觉的加工过程，是对事物各种属性的综合反映。其发育的顺序为：对形状的知觉→对物体的整体知觉→会避开危险→能将从不同位置和角度看到的物体统一起来。知觉还包括大小知觉、空间知觉、距离知觉、时间知觉、自我知觉等，随着年龄的增长逐步发育。丰富的环境刺激对婴儿的感知觉活动有着非常重要的意义。

2. **注意的发育** 注意（attention）指的是对一定对象的有意识的指向性，是一种定向反应，是心理过程的动力特征。注意分为无意注意（随意注意）和有意注意（不随意注意），是儿童探究世界的"窗口"。婴儿期以无意注意为主，随着年龄的增长逐渐出现有意注意。5~6 岁后儿童能较好控制自己的注意力。

3. **记忆的发育** 记忆（memory）是将所学得的信息贮存和"读出"的神经活动过程，可分为感觉、短时记忆和长时记忆。长时记忆又分为再认和重现两种。再认是指过去感知的事物再出现时能将其认出来，重现是指过去感知过的事物虽不在眼前出现，但可在脑中重现。1 岁内婴儿只有再认而无重现，随年龄的增长，重现能力增强。幼儿只按事物的表面特性记忆信息，以形象记忆和机械记忆为主，易记易忘，记忆不精确。随着年龄的增加、理解和语言思维能力的加强，逻辑记忆逐渐发展。

4. **思维的发育** 思维（thinking）是人脑对客观事物的概括和间接的反映，是一种以感知觉、表象、语言等为基础的高级认知过程，是智能的核心。1 岁以后的儿童开始产生思维，在 3 岁以前只有最初级的形象思维；3 岁以后开始有初步抽象思维；6~11 岁以后儿童逐渐学会综合分析、分类比较等抽象思维方法，具有进一步独立思考的能力。

5. **想象的发育** 想象是指人感知过的客观事物在头脑中再现，并对这些客观事物重新组合、加工创造出新客观事物的思维活动。新生儿无想象能力；1~2 岁儿童仅有想象的萌芽；学龄前期儿童仍以无意想象为主；学龄期才迅速发展有意想象和创造性想象。

（五）情绪、情感及社会功能发育

情绪、情感是以人的需要和主观态度为媒介的心理活动，是人对客观事物的态度的一种反映。情绪是比较短暂的状态，情感则是比较稳定和持续的状态。新生儿因生后不易适应宫外环境，较多处于消极情绪中，表现不安、啼哭，而哺乳、抱、摇、抚摸等则可使其情绪愉快。婴幼儿情绪表现特点是时间短暂、反应强烈、容易变化、外显而真实。随着年龄的增长，儿童对不愉快因素的耐受性逐渐增加，能够有意识地控制自己，使情绪逐渐趋向稳定。

社会化（socialization）过程是个体经过一系列的社会学习而将该社会文化因素逐步加以内化的过程，是通过个体与社会环境的相互作用而实现的逐步发展过程。婴儿期由于一切生理需要均依赖成人，逐渐建立对亲人的依赖性和信任感，建立亲子关系。幼儿时期已能独立行走，说出自己的需要，故有一定自主感，伴随生长发育进程，他们与同伴交往时间、交往数量越来越多，同伴作用也越来越大，但又未脱离对亲人的依赖。学龄前期小儿生活基本能自理，主动性增强，家长和外部环境的联系促使他们逐渐参与各种社会活动，交往能力不断加强，但仍受父母交往的决定性影响。学龄期开始正规学习生活，生活环境和人际交往变得空前丰富，进一步加深对自我、他人的认识和了解，使自身的社会性有了较大发展，与父母、教师的关系从依赖走向自主，同伴交往也日益在其生活中占重要地位。青春期体格生长和性发育开始成熟，社交增多，心理适应能力增强，独立意识增强，同伴交往成为他们主要情感依恋对象，倾向于自己的"小群体"，也成为他们学习社会技能的主要途径。但此期的特点是容易激动，在感情问题、伙伴问题、职业选择、道德评价和人生观等问题上处理不当时易发生性格变化。

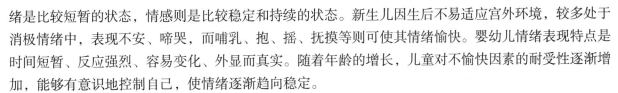

第三节 异常发育

当儿童生长发育违背正常规律时，就会发生形态及功能发育的异常。依据其发生的时间可分为四类：①出生后病因：出生时即已形成的发育异常，如各类先天畸形、脊柱裂、先天性多发性关节挛缩症等；②出生前病因：出生后难以早期发现的发育异常，如脑性瘫痪、先天性进行性肌营养不良、染色体异常、代谢异常、先天性感染以及早产、低出生体重所致的异常等；③与围生期因素相关的发育异常：如脑性瘫痪、臂丛神经损伤等；④后天因素所导致的发育异常：如各类外伤、肿瘤、感染、污染等导致的发育异常。发育异常儿童中严重者即为重症身心障碍儿童，无论发育障碍的种类和程度如何，对儿童来说都有发育的可能性和潜在发育能力，因此只有应用康复手段，才能抑制异常发育，充分挖掘潜在的发育能力。

儿童异常发育是指与儿童正常的生长发育指标相比，儿童在某一年龄阶段的行为反应没有出现或严重滞后。一般来说，儿童异常发育包括以下几个方面。

一、运动功能发育异常

运动功能发育异常可由先天因素及后天因素所导致的与运动功能有关的神经系统、运动系统损伤所致。

1. **先天性运动功能异常** 指出生前因素所导致的运动功能障碍。如：染色体异常、先天性中枢神经系统畸形、肢体缺如、脊柱裂、髋关节脱位、进行性肌营养不良和遗传性脊髓性肌萎缩症等。

2. **后天性运动功能异常** 指出生后因素所导致的运动功能异常。如：多发性周围神经炎、急性脊髓灰质炎、颅脑损伤、脑炎及脑膜炎后遗症、脊髓损伤、骨关节损伤和少年类风湿性关节炎、脑性瘫痪等。

二、 行为发育异常

1. **生物功能行为问题** 包括遗尿、遗便、多梦、睡眠不安、夜惊、食欲不佳及过分挑剔饮食等。

2. **运动行为问题** 包括儿童擦腿综合征、咬指甲、磨牙、吸吮手指、咬或吸衣物、挖鼻孔及活动过多等。

3. **社会行为问题** 包括破坏、偷窃、说谎及攻击性行为等。

4. **性格行为问题** 包括惊恐、害羞、忧郁、社交退缩、交往不良、违拗、易激动、烦闹、胆怯、过分依赖、要求注意、过分敏感、嫉妒以及发脾气等。

5. **语言障碍** 行为性语言障碍主要表现为口吃。

三、 视、听觉发育异常

（一）视觉发育异常

1. **视觉障碍** 包括视力异常或视野异常。视力异常与眼的折光系统（由角膜、房水、晶状体和玻璃体构成）和感光系统（视网膜）以及视觉通路的病变有关；视野异常与视束、视交叉或视放射的病变有关。

2. **眼的运动异常** 主要包括眼球的运动异常及睑提肌的异常。眼球的运动主要是由动眼神经、滑车神经、展神经支配，常见的有斜视、眼球震颤等。睑提肌异常最常见的是上睑下垂。

3. **眼的结构异常** 眼部的畸形主要是上睑下垂、下睑内翻倒睫、鼻泪管阻塞等。

4. **感觉异常** 如疼痛与眼部的炎症性疾病有关。

（二）听觉发育异常

1. **听觉障碍** 包括传导性耳聋、感音神经性耳聋及混合型耳聋。外耳道畸形可引起传导性耳聋；中枢神经系统损伤可导致感音神经性耳聋。

2. **平衡功能障碍** 前庭系统、本体感觉系统和视觉系统与中枢神经系统的信息整合，共同参与维持机体的运动平衡功能。耳部前庭受累可引起眩晕和平衡功能障碍。

3. **感觉异常** 耳的疼痛与耳内炎症性疾病有关。

4. **结构异常** 常见的有耳廓畸形和耳廓瘢痕挛缩。

四、 言语和语言发育异常

言语和语言异常（speech and language disorder）又称言语和交流障碍（speech and communication disorder），是学龄前儿童中常见的一种发育异常，可以影响以后的阅读和书写，因此应早期发现、早期干预和治疗。其病因主要有以下几种：①听力障碍；②智力发育障碍；③家族因素；④发音器官的影响；⑤脑性瘫痪及其他神经系统障碍；⑥环境因素等。临床表现主要包括：①构音异常；②嗓音问题；③流利性问题；④语言发育迟缓。

五、 精神发育异常

儿童精神发育异常的特征表现为个体的认知、情绪调节或行为方面有临床意义的功能紊乱，反映了潜在的心理、生物或发展过程中的异常，并可造成在社交、学业、未来的职业或其他重要活动中显著的痛苦或伤残，对个人、家庭乃至全社会都会造成严重的不良影响。主要表现在以下方面：①儿童少年的学习和生活质量下降；②问题儿童少年的异常行为表现，常常导致父母出现焦虑和其他身心健康问题，对家庭的生活质量、和谐的亲子关系以及正常的人际交往等造成了不利影响，也直接增加了家庭的经济和精神负担；③严重危害社会安定，尤其是青少年的品行障碍、违法犯罪等行为，同时，这类群体还会面临被孤立和歧视等社会问题。

儿童精神发育异常或障碍主要包括：

1. 注意缺陷多动障碍（attention deficit hyperactivity disorder，ADHD） 又称多动症，以持续存在的与年龄不相符的注意力不集中、活动过度、情绪冲动为主要表现，常伴学习困难和社会适应力下降。在儿童行为问题中颇为常见，男孩的行为问题多于女孩。

2. 孤独症谱系障碍（autism spectrum disorder，ASD） 是一种起始于婴幼儿时期的以不同程度的社会交往和交流障碍、狭隘兴趣和刻板行为为主要特征的神经发育障碍性疾病。通常 3 岁前起病，男女患病率差异显著，男孩明显多于女孩，发病机制不明。近二十年来全球范围内该病患病率均呈快速增长趋势。

3. 特定学习障碍（specific learning disorder，SLD） 又称学习困难，是一种常见的儿童神经发育障碍。指不存在智力低下和视听觉障碍，也没有环境和教育剥夺以及原发性情绪障碍而出现的特殊学习技能获得困难。在学校教育时期显现，表现为持续的和受损的基本学业技能的困难，包括阅读、写作和（或）数学困难，持续至少 6 个月。

4. 智力发育障碍（intellectual disabilities，ID） 又称智力障碍，以往称为精神发育迟滞（mental retardation，MR），是指在发育时期内智力明显低于同龄儿童正常水平（智商 <70），同时伴有社会适应行为缺陷的发育障碍性疾病。出生前、产时和出生后各种影响脑发育的因素，均可导致智力障碍。该病病因复杂，为多种因素综合作用，智力落后程度分为四级，包括轻度、中度、重度和极重度。

第四节 发育评定

儿童发育评定包括体格、神经心理、行为等各种能力及特征的测验与评定。通过问卷、答题和操作等方式，测查儿童的体格、心理或行为特征，有利于诊断、疗效评定和指导康复等。例如智力测验可提供有关儿童的智力水平和能力特点等信息，为智力发育障碍的诊断提供依据。人格测验有助于了解儿童人格特征或心理特征，为了解儿童心理障碍的原因和症状特点提供帮助。测验具有标准化、结果数量化、相对客观、便于比较等特点。

一、 概述

1. 基本原则 发育评定中要遵循以下原则：

（1）明确目的：测验量表有多种，应根据应用的目的、要求，选择公认的、简便有效的测验方法。

（2）适用性：应选用公用的、较好的和应用广泛的量表进行测验。

（3）标准化、信度和效度：选择的测验应经过标准化，应具有较好的信度和效度。

2. 智商与发育商　是儿童发育评定中常用的商数。

（1）智商（intelligence quotient，IQ）：是智能商数的简称，以智龄（mental age，MA）为基础。智龄是指智力发育达到的年龄，可用心理测验评定。智商以智龄与实际年龄（chronological age，CA）的百分比来表示：IQ=MA/CA×100。

（2）发育商（developmental quotient，DQ）：用以表示婴幼儿神经心理发育水平的商数，目的是了解被测小儿神经心理发育所达到的程度，测验结果由发育商表示，发育商以发育龄与实际年龄（chronolgical age，CA）的百分比表示，公式如下：DQ = DA / CA×100。

3. 评定方法　国内近20余年已逐步引进、标准化和创造了许多测试方法，投入临床应用。其中，儿童神经心理测验依据其用途和作用可分为筛查性测验、诊断性测验及适应性行为评定。

二、体格发育评定

体格发育评定包括发育水平、生长速度和身体匀称度三个方面的评定。各项指标的测量，必须应用统一、准确的工具和方法。

1. 标准值（参照值）的建立　为了确定个体或群体儿童的生长是否正常，需要提供生长的客观数据以供比较。我国目前常用九市城郊正常儿童体格发育衡量数据（7岁以下）和全国学生体质与健康调研数据（7岁以上）作为参照值，评价个体和群体儿童的生长状况，常采用世界卫生组织推荐的国际生长标准（NCHS/WHO）对群体儿童进行国家间或国际间比较。

2. 发育水平（横断面评定）　是指某一年龄时间、儿童某一体格生长指标与该人群参考值比较所达到的程度。可了解群体儿童体格生长发育状况和个体儿童体格生长所达到的水平，通常用均值离差法表示。

3. 生长速度（纵向评定）　是通过定期、连续测量某项生长指标，获得该项指标在某一年龄段增长情况与参考人群值进行比较，多用于评定个体儿童。通常用百分位和曲线图表示。当变量值的分布呈非正态分布时，用百分位数法表示，比均值离差法更能准确地反映实际情况。用曲线图连续观察儿童生长速度，方法简便，不但能准确地反映儿童的发育水平，还能对儿童某项指标的发育速度进行准确、连续动态的追踪观察。

4. 身体匀称度（两两指数评定）　可反映体重、身高、胸围、上臂围等指标之间的关系。可用指数法、相关回归法表示。指数法可根据不同目的和要求进行评定，如判断是否存在胖或瘦的倾向，选择 BMI 指数；身体比例不正常，可用身高坐高指数。指数法常用于研究工作、教学以及体格生长判断有疑难时。相关回归法是将身高、体重、胸围、上臂围等多项指标实测值结合起来，进行体格生长综合评定，了解被评定者的体型，但不能反映儿童的生长速度，也较烦琐。

三、神经心理发育评定

儿童神经心理发育水平评定是对儿童在感知、运动、语言和心理等过程中的各种能力进行评定，判断儿童神经心理发育的水平。评定需由经专门训练的专业人员根据实际需要选用，不可滥用。主要包括筛查性测验、诊断性测验以及适应性行为评定等。

1. **筛查性测验** 即用简单的试验项目，在较短时间内把发育可能有问题的儿童从人群中筛查出来，有较好的实用性，但不能做出智力发育障碍的诊断。包括丹佛发育筛查测验（Denver developmental screening test，DDST）、绘人测验、图片词汇测验（peabody picture vocabulary test，PPVT）等，筛查性测验异常或可疑异常者要进一步进行诊断性测试。

2. **诊断性测验** 是用周密严谨的方法和测验项目测出发育商或智龄和智商，但费时较多，主试人员须经过专业化培训方可实施。主要包括格赛尔发育诊断量表（Gesell development diagnosis schedules，GDDS）、贝利婴儿发育量表（Bayley scales of infant development，BSID）、斯坦福-比奈智力量表（Stanford-Binet intelligence scale，SBIS）以及韦氏儿童智力量表（WPPSI/WISC-R）等。

3. **适应性行为评定** 目前用于儿童适应性行为评定的量表种类繁多，可表示损害的严重程度，也可以表示能力的高低；有的用于筛查，有的可用于诊断，包括父母用、教师用、儿童自评及观察者使用量表。如 Achenbach 儿童行为筛查量表（Achenbach's child behavior checklist，CBCL）、Conners 父母症状问卷（Conners parent symptom questionnaire，CPSQ）、婴儿～初中生社会生活能力量表等。此外，还可根据特殊需求进行其他方面的评定，如用于孤独症谱系障碍筛查的孤独症儿童行为检核量表（autism behavior checklist，ABC）、Clancy 孤独症行为量表（Clancy autism behavior scale，CABS）；用于儿童个性和气质测试的艾森克个性问卷（Eysenck personality questionnaire，EPQ）、儿童气质量表（child temperament questionnaire，CTQ）等。我国常用儿童发育筛查与心理测评量表见表1-4。

表 1-4 儿童发育筛查与心理评定量表

评定名称	适用年龄	我国应用情况
发育量表		
丹佛发育筛查测验（DDST）	2个月至6岁	我国修订，区域常模
格塞尔发育诊断量表（GDDS）	4周至6岁	我国修订，区域常模
贝利婴儿发育量表（BSID）	2个月至2岁半	我国修订，全国常模
智力测验		
韦氏学前儿童智力量表（WPPSI）	4~6.5岁	我国修订，全国常模
韦氏儿童智力量表（WISC）	6~16岁	我国修订，全国常模
麦卡锡儿童智能量表（MSCA）	2.5~8.5岁	我国修订，全国常模
瑞文渐进模型测验（RPM）	5~16岁	我国修订，全国常模
图片词汇测验	4~8岁	我国修订，区域常模
绘人测验	4~12岁	我国修订，区域常模
智力测验40项	7~12岁	我国修订，区域常模
中小学团体智力筛选测验	小学3年级至高中2年级	我国修订，区域常模
适应性行为量表		
儿童适应行为评定量表	3~12岁	我国修订，全国常模
婴儿～初中学生社会生活能力量表	6个月至14岁	我国修订，全国常模
儿童社会适应行为评定量表	3~4岁	我国编制，区域常模
成就测验		
广泛成就测验	5岁至成人	

评定名称	适用年龄	我国应用情况
人格测验		
明尼苏达多项人格问卷（MMPl）	14 岁至成人	我国修订，全国常模
艾森克人格个性问卷（EPO）	7 岁至成人	我国修订，全国常模
洛夏测验（Rorschachtest）	5 岁至成人	我国修订，全国常模
儿童统觉测验（CAT）	4 岁至成人	
神经心理测验		
HR 神经心理成套测验（HRB）	9 岁至成人	我国修订，全国常模
鲁利亚神经心理成套测验（LNNB）	8 岁至成人	我国修订，区域常模
Bender 格式塔测验（BGT）	5 岁至成人	我国修订，区域常模
Benton 视觉保持测验（BVRT）	5 岁至成人	我国修订，区域常模
快速神经心理甄别测验（QNST）	7~15 岁	

四、 运动发育评定

依据小儿运动发育的规律、运动与姿势发育的顺序、肌力、肌张力、关节活动度、反射发育、运动类型等特点，综合判断是否存在运动发育落后、运动障碍及运动异常。临床可采用较为公认的、信度、效度好的评定量表，如：格塞尔发育诊断量表、贝利婴儿发育量表、粗大运动功能评定量表（gross motor function measure，GMFM）、Peabody 运动发育评定量表（Peabody developmental motor scales，PDMS）、GM Trust 全身运动评估（GM trust course on Prechtl's assessment of general movements，GMs）、Alberta 婴儿运动量表（Alberta infant motor scale，AIMS）、功能独立性评定（functional independence measure，FIM）儿童用量表（WeeFIM）等。对于精细运动的评定还可选用上肢技能测试量表（the quality of upper extremity skills test，QUEST）等。

（李　林）

第二章
胎儿期发育

胎儿期（fetus period）是人体发育的最早时期。人胚胎在母体子宫内发育经历 38~40 周（约 266~280 天），是人体发育的最初阶段，属于胚胎学的范畴。此期间由受精卵发育成胚胎，再继续发育为成熟胎儿，其主要特征是细胞不断分裂、增殖，组织不断增长，各器官形态上逐渐形成，各系统出现一定的生理功能。

第一节 胎儿期发育规律

一、胎儿宫内发育分期

胎儿在母体子宫内发育分为两个时期：胚胎期（embryonic period）和胎儿期（fetal period）。

1. **胚胎期** 从受精卵形成到第 8 周末为胚胎期，此期受精卵发育为初具人形的胎儿（fetus）。胎儿生长在羊膜腔内，羊膜腔内充满羊水，胚胎在羊水中可较自由地活动，有利于骨骼和肌肉发育，并防止胚体局部粘连等；到第 8 周末，胚胎大约 3cm 长，各器官、系统与外形都初具雏形，堪称"袖珍人"，神经系统开始显示出初步的反应能力，身体会做出一些简单动作，如弯手臂、握拳、张口等。

胚胎期第 3~8 周，胚体内细胞增殖分化活跃，人体各器官、系统基本都在此期形成，是胎儿发育的关键期，最易受致畸因子的干扰而发生畸形，称致畸敏感期（susceptible period），这一时期的孕期保健尤为重要。

2. **胎儿期** 从第 9 周至出生为胎儿期，此期胎儿由初具人形到各种组织及器官发育成熟，躯体比例也日趋成熟，多数器官出现不同程度的功能活动；第 13 周时，支配胎儿自主运动的神经与骨骼结构已发育；第 4 个月末，母亲可感到胎儿的蹬腿等活动；第 5 个月，胎儿就可对其体表的刺激产生多种反射，如吸吮、吞咽、打嗝及巴宾斯基反射等；到第 7~8 个月时，胎儿运动系统成熟程度已接近成人。

二、胎儿发育进程

胚胎发育经过受精卵形成，胚泡植入、胚盘形成、器官形成，以至胎儿的生长成熟等各个阶段，经历了复杂的演变过程。一般以 4 周为一孕龄（gestational age）单位，阐述胚胎及胎儿发育。

1~4 周：受精卵细胞增殖分化活跃，形成 C 形胚体，胎盘、脐带形成，可见鳃弓，眼、耳、鼻原基出现，肢芽开始出现，有尾芽，原始心管形成，血管和血细胞出现。

5~8周：鳃弓全部出现。颜面形成，胚胎初具人形，胚头大而圆，约占全身的1/2，尾消失，上、下肢芽分为两节，手指和足趾明显，神经管完全闭合，心脏已形成，外生殖器原基出现，但未分化，脐疝明显（表2-1）。

表2-1 胚胎外形特征与长度

胎龄（周）	外形特征	长度（mm）
1	受精、卵裂，胚泡形成，开始植入	
2	圆形二胚层胚盘，植入完成，绒毛膜形成	0.1~0.4（GL）
3	梨形三胚层胚盘，神经板和神经褶出现，体节初现	0.5~1.5（GL）
4	胚体渐形成，神经管形成，体节3~29对，鳃弓1~2对，眼鼻耳原基初现，脐带与胎盘形成	1.5~5.0（CRL）
5	胚体屈向腹侧，鳃弓5对，肢芽出现，手板明显，体节30~44对	4~8（CRL）
6	肢芽分为两节，足板明显，视网膜出现色素，耳郭突出现	7~12（CRL）
7	手足板相继出现指趾初形，体节不见，颜面形成，乳腺嵴出现	10~21（CRL）
8	手指足趾明显，指趾出现分节，眼睑出现，尿生殖膜和肛膜先后破裂，外阴可见，性别不分，脐疝明显	19~35（CRL）

*GL，greatest length，最长值；CRL，crown-rump length，顶臀长

9~12周：脸部宽，两眼相对距离较远，两耳位置低，眼睑闭合，指甲开始发生。外生殖器已可初辨性别，外生殖器与肛门已分开。胎儿对刺激已有反应，如刺激嘴唇可引起反射性吸吮，也可测出胎动。

13~16周：是胎儿身长增长最快的时期，胎头比例仍较大。外生殖器可辨认性别，已长出头发，皮肤菲薄呈深红色，无皮下脂肪。趾甲开始发生。大脑开始发育，胎儿已出现呼吸运动，四肢活动有力，部分孕妇已能自觉胎动。

17~20周：胎儿生长速度相对缓慢，头相对变小，头约占全身的1/4。皮肤暗红，胎脂出现，全身出现胎毛。胎动明显，可闻及胎心音。视网膜形成可感应光线，胎儿听觉系统也有功能反应，已有呼吸、排尿及吞咽功能，但为无效呼吸运动，故不能存活。

21~24周：胎儿体重增加很快，各脏器均已发育，身体各部分的比例匀称，已有躯干运动。指甲全出现，皮肤皱缩，出现眉毛和睫毛。细小支气管和肺泡已经发育，出生后可有呼吸，但生存力极差。

25~28周：皮肤粉红，表面覆盖胎脂，皮下脂肪开始沉积，皱纹逐渐消失，但面部仍似老人。眼睛半张开，头发、胎毛发育良好，趾甲全出现。四肢活动好，有呼吸运动，出生后可存活，但易患新生儿呼吸窘迫综合征。

29~32周：大脑发育迅速，已有脊柱运动，四肢运动频繁，胎动最明显。皮肤呈深红色，指甲平齐指尖，睾丸开始下降，生活力尚可，出生后注意护理可能存活。

33~36周：胎体已较丰满、圆润，胎毛消失，皮下脂肪组织增厚，皮肤平滑，趾甲平齐趾尖，出生后能啼哭及吸吮，基本可以存活。

37~40周：胎儿发育成熟，体态匀称丰满，皮肤粉红色，胸廓膨隆，乳腺略隆起，足底皮肤有纹理，肌肉张力发达，胎头入盆胎动减少；男性睾丸已降至阴囊内，女性大小阴唇发育良好。出生后哭声响亮，吸吮能力强，能很好存活（表2-2）。

表 2-2　胎儿外形主要特征及身长与体重

胎龄（周）	顶臀长（CRL，mm）	体重（g）	外形特征
9	50	8	眼睑闭合，外阴性别不可辨
10	61	14	肠袢退回腹腔，指甲开始发生，眼睑闭合
12	87	45	外阴可辨性别，颈明显
14	120	110	头竖直，下肢发育好，趾甲开始发生
16	140	200	耳竖起
18	160	320	胎脂出现
20	190	460	头与躯干出现胎毛
22	210	630	皮肤红，皱
24	230	820	指甲全出现，胎体瘦
26	250	1000	眼睑部分打开，睫毛出现
28	270	1300	眼重新打开，头发出现，皮肤略皱
30	280	1700	趾甲全出现，胎体平滑，睾丸开始下降
32	300	2100	指甲平齐指尖，皮肤浅红光滑
36	340	2900	躯体丰满，胎毛基本消失，趾甲平齐趾尖，肢体弯曲
38	360	3400	胸部发育好，乳房略隆起，睾丸位于阴囊或腹股沟管，指甲超过指尖

三、　胎儿期生理功能发育

功能发育以及生理学特征逐渐形成是胎儿期最突出的特点之一。从 3 个月开始，胎儿能够吞咽和排尿；6 个月以后，胎儿能够呼吸和啼哭；7 个月胎儿视听系统已有功能反应，能伸展四肢；在出生前最后的 3 个月里，胎儿发育的速度变慢；8 个月时，胎儿四肢变长而且肌张力加强；9 个月肺发育趋向成熟，胎儿的体位朝骨盆入口方向移位。

1. **中枢神经系统（central nervous system，CNS）**　包括脑和脊髓，主要由神经细胞和神经胶质细胞组成，其发生来自神经管。受精后第 3 周，神经外胚层在脊索诱导下增厚形成神经板，继而神经板凹陷形成神经沟，沟两侧边缘隆起称神经褶，神经褶在神经沟中段靠拢并融合形成神经管。正常 CNS 发育最快的时期是在妊娠中期到出生后 18 个月之间。

脑由神经管的头段演变而来。第 4 周末，神经管头段膨大形成 3 个脑泡，从头至尾依次为前脑泡、中脑泡和菱脑泡。前脑泡将形成左右大脑半球和间脑。中脑泡将形成中脑，菱脑泡将形成脑桥、小脑和延髓。妊娠 3 个月下丘脑初步形成，并迅速发育，第 18 周时海马结构出现。在脑泡演变的同时，其中央的管腔则演变为各部位的脑室。神经上皮细胞增殖并向外侧迁移，分化为成神经细胞和成神经胶质细胞，形成套层。端脑套层中的大部分细胞迁至外表层，形成大脑皮质，少部分细胞聚集成团，形成神经核，边缘层分化为大脑白质。神经上皮细胞增殖迁移期还伴随神经细胞的髓鞘化；髓鞘的形成，使神经系统中细胞间的连接趋于精细和复杂。大脑皮质表面的脑沟与脑裂的主要发育和快速增长是在妊娠中期（约妊娠第 6 个月末），到妊娠第 8 个月初，胎儿的脑回已接近成人。

在大脑皮质内，随着神经细胞的不断形成，突触也随之形成，突触形成过程包括：轴突生长的终止、树突的发育、突触部位的选择。早在第 8 周，皮质内即已出现突触，并在以后逐渐增多，从而形成复杂的脑皮质功能。突触形成是一个非常复杂精细的过程，凡最终未能与靶细胞建立连接，或处于异常部位的神经细胞，都有可能发生凋亡。研究发现，在发育过程中，个体的经历可改变突触的数量，故孕期给予胎儿适宜的刺激，如触觉、听觉和视觉等，会促进胎儿相应感觉能力的发展。在大脑半球的发育过程中，任何因素的干扰，都会影响相应生理功能的发展，出现运动障碍和智能低下等。

神经管的尾段分化为脊髓，其中管腔分化为中央管，套层分化为灰质，边缘层分化为白质。胚胎第 3 个月之前，脊髓与脊柱等长。第 3 个月后，脊柱增长略快，脊髓的位置相对上移。到出生前，脊髓下端与第 3 腰椎平齐，仅以终丝与尾骨相连。

2. 呼吸系统 除鼻腔上皮来源于外胚层外，其他部分的上皮均来自内胚层；人胚第 4 周前肠头端出现喉气管憩室，它是喉、气管、支气管和肺的原基。妊娠 11 周时可观察到胎儿呼吸运动（fetal breathing movement，FBM），如吸吮和吞咽动作，FBM 是胎儿的正常生理现象，是指宫内胎儿有胸、腹壁的呼吸样动作，但无肺泡膨胀、气体交换的特殊呼吸形式，FBM 是间断发生的。17 周肺开始活动，并能够不断吸入或呼出羊水；妊娠 28 周时肺泡数量增多，肺泡上皮中除 Ⅰ 型肺泡细胞外，还分化出 Ⅱ 型肺泡细胞，并开始分泌表面活性物质，此时肺内血液循环系统发育完善，早产的胎儿可进行正常的呼吸，能够存活。妊娠 28 周前出生的早产儿，由于肺泡 Ⅱ 型细胞分化不良，不能产生足够的表面活性物质，致使肺泡表面张力增大，胎儿出生后，因肺泡不能随呼吸运动而扩张，出现呼吸困难，称新生儿呼吸窘迫综合征（respiratory distress syndrome）。

3. 泌尿系统肾和输尿管 来源于尿生殖嵴，而膀胱和尿道则来源于尿生殖窦，第 3 个月时，肾开始产生尿液，成为羊水的来源之一。妊娠 16 周后羊水主要来源于胎儿的尿液，随着孕周的增加羊水量逐渐增多，故羊水量异常应考虑是否有胎儿泌尿系统畸形，如肾缺如和尿道闭锁。

四、 胎儿期运动功能发育

运动系统由骨、骨连结和骨骼肌组成，其发生来自中胚层。四肢的发生源于上肢芽与下肢芽，上肢芽发育为上臂、前臂和手，下肢芽发育为大腿、小腿和足。骨的发生开始于第 5 周，但要到出生后才最后完成，骨的改建持续终身，从而使骨与整个机体的发育和生理功能相适应。

（一）运动功能发育

胎儿期运动包括自发运动和刺激后运动两大类，自发运动始于胎儿本身，是自发的、本能的和协调的；而刺激后运动是由于外界环境的刺激引起的，如声音、震动、光线和抚摸等（表 2-3）。妊娠第 7 周开始出现支配头颈部骨骼肌的神经，继而出现支配躯干和四肢肌群的神经。胎儿初期神经系统的发育是神经纤维的快速形成，在体节内、体节间及脑干内形成相连接的向心性神经纤维和离心性神经纤维，第 8 周反射活动所必需的解剖结构已经形成，接触、压迫、振动等机械刺激均可引起胎儿的反射活动。以后随着中枢神经系统的结构和功能的成熟，反射活动呈现多样化。第 9 周出现自发运动，最初的运动为呼吸、摄取、排泄等自主神经功能为主的运动，以后出现屈曲反射等防御功能相关的运动，进一步出现抓握、表情、姿势的保持和站立反射等功能。成熟的原始运动最初都是以集合运动的形式出现，具有向全身扩展的倾向，以后的运动局限于四肢，与这些运动变化对应的中枢神经系统髓鞘也逐渐形成。

中枢神经系统内脊髓的髓鞘形成较早，然后向上扩展到延髓、脑桥和中脑，最后才到达间脑和端脑，髓鞘化的速度较慢，甚至可以持续数十年；在婴幼儿期的运动未成熟是由于上位中枢的髓鞘化不完全，大脑皮质的抑制功能差，神经髓鞘未完全形成，一旦受到外界刺激（如高热等），兴奋容易扩散而引起抽搐，见表2-3。

表2-3　胎儿的运动发育

综合水平	月龄	周龄	运动形式	
延髓 - 脊髓	2	8	呼吸运动	
		9	口唇运动	集合反射
			肛门运动	躯体运动活动
		10~11	四肢屈曲反射	自主神经活动
	3~4	12	姿势（伸张反射）	防御反射
			手掌把握	姿势
			表情	
		15	自发运动	
中脑 - 脑桥 - 脊髓	4~6		四肢协调运动	局部的
			站立反射	站立反射、协调运动
间脑 - 中脑 - 脑桥 - 脊髓	8~9		各种内脏活动	

（二）运动形式

胎儿的运动形式主要表现为肢体运动和反射活动。

1. **肢体运动**　妊娠第10~20周时胎儿会出现几个基本动作，此后逐渐演变成特定的运动；妊娠晚期胎儿的运动形式几乎与新生儿类似。胎儿的肢体运动包括四肢运动和躯干运动。四肢运动相对频繁，于妊娠24~27周达高峰，且上肢和下肢的运动频率无显著差异。躯干运动可分为整体躯干运动和上、下半身运动。整体躯干运动包括：弯曲、惊跳、上蹬、扭动、旋转躯干和伸展脊柱，于妊娠20~23周即可观察到，妊娠28~31周这几种运动出现频率均有较大变化。妊娠中、晚期弯曲躯干运动的发生频率是最低的。妊娠第28周前惊跳、扭动和上蹬运动出现的频率较高，且上蹬占主导地位。伸展脊柱运动在妊娠28~31周显著高于妊娠20~23周，但32周后其发生率无明显改变。上、下半身的运动不如整体躯干运动频繁，通常上半身运动与头部运动联系在一起，妊娠28~31周时最为频繁，此后逐渐下降，但临近足月时又重新升高。下半身运动与腿部运动联系在一起，于妊娠28周前出现频率较高。

2. **反射活动**　反射是在CNS的参与下，机体对内外环境刺激所作的规律性应答反应。3个月的胎儿，当触及其上唇或舌头时，出现吸吮反射。触其足会出现巴宾斯基反射，触其手掌则会出现最初的抓握反射。巴宾斯基反射（Babinski reflection）指胎儿足底受触时，足趾成扇形张开、足朝里弯曲的本能反射活动，直到出生后第12个月才消失。吸吮反射（sucking reflex）指由面部受触引起的胎儿或婴儿（转头）张嘴、吸吮的本能活动，这使婴儿出生后能迅速觅到食物。抓握反射（grasping reflex）指当物体接触婴儿（含胎儿）的手掌时，会抓住不放，直至把身体悬挂起来，这一反射在出生后2个月消失。5个月后，胎儿相继出现防御反射、吞咽反射、眨眼反射和紧张性颈反射等。

五、　胎儿期认知发育

对胎儿期认知发育的研究，目前主要集中在感觉、知觉、学习记忆、言语等方面；对胎儿认知的研究必定会为科学胎教的兴起奠定了理论基础。感觉是人脑对直接作用于感觉系统的客观刺激的个别属性的反映，它是一切高级和复杂心理活动的基础，是维持正常的心理活动、保证机体与环境平衡的重要条件。人类的感觉系统以及相关的触觉、嗅觉、听觉、视觉、味觉等功能发育在出生前就开始形成，胎儿借助这些感觉系统与母体进行信息交流。

1. **视觉的发育**　人胚第4周，前脑向外膨出形成视泡，进而内陷形成双层杯状结构，称视杯。视网膜是由视杯的两层神经上皮分化形成。视觉器官的基本功能在胎儿时期已基本发育成熟，包括瞳孔调节、晶状体曲度的调节、眼球转动及视觉传导等。4~5个月的胎儿，视网膜各层结构已可辨认，能感应光线。通过彩色超声观察，光照胎儿会出现转头等运动，同时心率也略有增加，脑动脉和脐动脉的血流量也会有所增加，说明胎儿对光照的视觉刺激已能产生灵敏反应，因此光照胎教是可行的。

2. **听觉的发育**　子宫内有来自胎儿、母体和外界的声音，胎儿都能感知到并发生生理和行为的反应。胎儿听觉的发生发育早于视觉，开始于胚胎第3周，它是内、中、外三个胚层共同参与形成的；第2个月末，外耳、中耳及内耳雏形形成，已有基本形态结构，但尚无听觉功能；在妊娠第18周左右，胎儿内耳的听觉神经以及相关结构均已发育，但此时仅限于对强音有反应；到妊娠26周，胎儿的听力明显加强，能感觉母亲的声音和心跳声，对声音刺激会产生眨眼、胎心率改变、头部转动和肢体运动等反应；妊娠28周，胎儿已能够区分声音的高低、强弱。胎儿对500~1500Hz的声音较适应，突发高频音可使胎儿活动增加，而低频音则可使其活动减少，因此实施音乐胎教是可行的。

3. **味觉的发育**　人胚第4周末鳃弓间充质增生形成舌的原基，第5~6周形成舌。胎儿生活在一个相当复杂且成分经常变化的羊水环境里，胎儿9.5周时已能张开嘴，舌部也开始运动，随后还会产生明显的吞咽行为。妊娠14周左右，胎儿的味觉感受器——味蕾的发育已较成熟，可感受甜、咸、酸和苦等多种刺激，并出现吞咽活动的增加或抑制。

4. **嗅觉的发育**　人胚第4周鼻窝向深部扩大形成原始鼻腔，第7周时胎儿鼻腔的最上部已出现嗅上皮；妊娠11~15周时鼻有四个内腔系统，羊水通过呼吸或吞咽进入鼻腔内的腔窦，触发早期嗅觉的发生；胎儿发育后期嗅黏膜及嗅觉传导通路已发育成熟，已具备嗅觉认知功能，正因为有早期的嗅觉发育与记忆，使得胎儿出生后对母乳汁的气味有特殊的反应，并寻找乳头吸吮，这对于新生儿的生存具有重要的生理意义。

5. **触觉的发育**　胎儿的触觉出现得最早。妊娠2个月，胎儿在羊水中即能自由运动；妊娠3个月时会吸吮自己的手指及碰到嘴的手臂或脐带。妊娠4~5个月时，触觉反应初步建立，触及胎儿的上唇或舌头，出现吸吮反射；触碰胎儿的手心，出现抓握反射。抚摸胎教能促进胎儿触觉的发育，以培养孩子灵敏度和对外界事物的反应能力。

6. **学习记忆与胎教**　学习和记忆是脑的重要功能之一，学习就是通过神经系统不断接受环境的变化而获得新的行为习惯的过程；记忆是脑的高级功能，是储存和提取信息，从而使用信息的过程。随着触觉、视觉和听觉的发育，胎儿的学习和记忆能力逐渐形成。如当新生儿不安宁时，母亲的怀抱能使哭闹停止并很快入睡，说明母亲的心跳声能稳定新生儿的情绪，同时证明胎儿对母亲的声音和心跳声已产生了记忆。母亲与胎儿可以彼此传递生理、行为、情感等信息，这也是能够进行胎教的前提条件。胎教，就是指父母通过调控身心健康，采用科学的方法对胎儿进行的学习记忆训练。科学地实施胎教可促进胎儿健康发育以更好地适应社会，为出生后早期教育打下良好基础。常用胎教有音乐胎教、语言胎教、光照胎教、运动胎教等。

（1）音乐胎教：是各种胎教方法中的首选措施。柔和、优美、悦耳的音乐刺激能引起大脑兴奋，促进听觉功能的发育，加强母亲与胎儿之间的信息传递。音乐胎教于胎儿4个月时即可开始并循序渐进。

（2）言语胎教：父母呼唤宝宝的名字、有目的地与胎儿聊天，可以有效地营造优良的孕育氛围，加深父母与胎儿之间的情感，促进胎儿在语言、智力方面的良好发育。

（3）光照胎教：可于胎儿6个月时开始，一般在有胎动时，给予胎儿适当的光照刺激，以促进胎儿视网膜的正常发育。

（4）运动胎教：父母可透过孕妇腹壁轻轻拍打或抚摸胎儿背部和肢体，与之玩耍和锻炼，以促进胎儿触觉、平衡觉、肢体运动的发育，为出生后的协调运动打下良好基础。

（5）其他：诸如图片胎教、美术胎教、剪纸胎教等，即母亲经常欣赏优美的图片，参与到绘画、剪纸等活动中，以放松身心，给胎儿营造优良的发育环境。

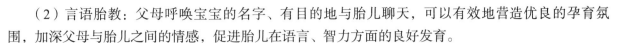

第二节　胎儿发育的影响因素及异常发育

一、胎儿发育的影响因素

1. 母体因素　孕妇的体重、身高、孕产史、营养、年龄、身体状况、情绪、血型、分娩方式等都对胎儿有影响。

（1）体重：研究表明，孕期体重增加值与胎儿出生体重之间关系密切，孕妇孕期体重过轻（<40kg）或过重（>80kg）均会影响胎儿的正常发育。正常情况下，从孕13周起，孕妇体重以平均每周增加0.35kg的速度直至足月。凡每周增重 <0.3kg 或 >0.55kg 者，应适当调整其能量摄入。为减少低出生体重儿、早产儿及巨大胎儿的发生，现在提倡 BMI（体重指数）管理模式，根据母体孕前 BMI 的不同应推荐不同的孕期体重增长范围，见表2-4。

表2-4　美国依据不同孕前 BMI 的体重增长推荐

	孕前 BMI 值（kg/m²）	总体体重增长范围（kg）
体重不足	<18.5	12.5~18
标准体重	18.5~24.9	11.5~16
超重	25.0~29.9	6.8~11.5
肥胖	≥30.0	5~9

（2）身高：孕妇身高 <140cm 者常伴有骨盆狭窄，不仅影响胎儿的发育，易导致异常分娩。

（3）孕产史：对本人或家族中有不良孕产史者，应尽可能查明原因，如原因不明的流产、死产、畸胎、新生儿死亡、有遗传性家族史以及近亲婚配史等的孕妇。染色体异常是导致不良孕产史的重要因素之一，对有不良孕产史的夫妇行细胞遗传学检查可及时检出携带者，并进行正确的婚育指导，以减少缺陷儿出生，提高人口素质。

（4）营养：孕期营养应充分而均衡，保证能量、蛋白质、维生素、微量元素以及必需脂肪酸等充足而不过量。若孕期蛋白质摄入不足，会直接影响胎儿生长发育，且对 CNS 的影响是不可逆的，出现低出生体重儿、早产儿、死胎以及认知障碍等。妊娠早期母体缺乏叶酸是神经管缺陷发生的主要原因，于孕前期及孕期增补叶酸，可有效地预防神经管缺陷的发生。铁缺乏可导致胎儿慢性缺氧和胎儿生长受限。妊娠期缺铜可致先天性心血管畸形，还可致死胎、流产等。孕期营养过剩可使新生儿出现早产、巨大胎儿、出生缺陷风险增高和围生儿死亡率增高。

（5）年龄：一般来说，23~30岁是女性最佳生育年龄。年龄过小 <16岁（青少年或青春前期妊娠），自身生理与心理的不成熟会直接影响胎儿发育，易发生流产、早产、死胎、难产以及低出生体重，且容易引发儿童虐待和忽视。国内有关统计表明，妇女生育年龄超过30岁者，出生缺陷率为7.71%；超过35岁者缺陷率更高。35岁以上的高龄产妇，因卵细胞减数分裂时染色体不分离的机会增加，胎儿染色体畸变率增高，导致出生缺陷率升高，且易致难产、流产、死胎和低出生体重等。

（6）健康状况：了解妊娠前孕妇有无高血压、心脏病、糖尿病、血液病、肝肾疾病、结核病、甲状腺功能亢进、自身免疫学疾病、肿瘤、骨盆外伤及生殖管道异常等病史；询问家族中有无妊娠合并症、多胎妊娠及其他遗传性疾病史，同时也应及时询问父亲的健康状况。

（7）情绪：孕期母亲情绪对胎儿、婴幼儿甚至青春期儿童有很大影响。不良情绪会影响子代神经系统、认知、行为的发育。孕期长期处于紧张情绪之下，会影响下丘脑-垂体-肾上腺（HPA）轴、边缘系统以及前额皮质的功能，使机体自主神经系统紊乱、体液调节发生改变，继而影响胎儿生长发育，出现早产、低出生体重等；孕期应激会使糖皮质激素急剧升高，继而对胎儿神经系统产生长远的影响，导致新生儿认知、情感均发育迟缓、行为功能低下，且对远期生长发育、心理健康等均有影响。因此对孕妇及家属应积极开展孕期心理健康教育，保持良好情绪，以促进优生优育。

（8）血型：母儿血型不合引起的同族免疫性溶血，称胎儿和新生儿溶血性疾病（fetal and newborn hemolytic disease）。以ABO血型不合最常见，Rh血型不合较少见。ABO溶血主要发生在母亲O型而胎儿A型或B型；Rh溶血发生在母亲Rh阴性而胎儿Rh阳性；Rh阴性母亲于妊娠末期或胎盘剥离时，Rh阳性的胎儿血进入母体产生抗体，当抗体达到一定的浓度时，抗体通过胎盘引起胎儿溶血；ABO溶血病除引起黄疸外，无其他明显异常；Rh溶血会造成胎儿重度贫血，心力衰竭等，以及耳聋、脑瘫、智能落后、抬头无力等后遗症，严重者甚至死胎。

（9）分娩方式：阴道分娩是自然而符合生理的分娩途径，是人类繁衍过程中的本能行为，是正常的生理过程，对母婴影响最小，且新生儿能更好地适应环境；异常分娩又称难产，引起难产的因素有产力、产道和胎儿以及产妇精神心理因素等，易发生胎儿窘迫，缺氧，颅内出血；难产时使用助产技术（胎吸或产钳），会造成婴儿头皮撕裂和擦伤、头皮下血肿、颅内出血、视网膜出血、新生儿黄疸、臂丛神经损伤、颅骨骨折等。

剖宫产在挽救产妇和围生儿生命方面有不可替代的作用，适用于不能经阴道分娩，或阴道分娩危及孕妇或新生儿安全时；但近年来，盲目地追求剖宫产，使剖宫产率直线上升。剖宫产易发生新生儿湿肺、窒息、羊水吸入、肺不张、免疫功能低下、感觉统合失调等。剖宫产缺乏胎儿的主动参与，在短时间内被迅速娩出，而没有适应必要的刺激和考验，有的表现为本体感和本位感差，个别剖宫产儿日后有定位差、易患注意力不集中、多动及阅读困难等。医护人员要做好临产前的健康教育，消除产妇对分娩的恐惧心理，尽量避免因社会因素行剖宫产。

2. 环境因素 凡能引起先天性畸形的环境因素，统称致畸因子（teratogen）。可分为三类：

（1）生物性致畸因子：目前已确定对人类胚胎有致畸作用的生物性致畸因子有风疹病毒、巨细胞病毒、单纯疱疹病毒、弓形虫、梅毒螺旋体、乙肝病毒等。如孕期前3个月母体感染风疹病毒，容易造成中枢神经系统损害、心脏缺陷、先天性白内障、胎儿生长受限等风疹综合征；孕妇感染弓形虫，会致胎儿的大脑受损，或者失明，甚至死亡。孕期前3个月感染流感病毒，可致唇裂、无脑儿、脊柱裂；孕期前11周内母体感染德国麻疹，可导致流产、死胎、胎儿生长受限、先天性耳聋与心脏功能缺陷；孕期感染生殖器疱疹病毒会严重损坏胎儿神经系统，导致流产、小头畸形、皮肤疱疹、脑积水等。

（2）物理性致畸因子：目前已确定的有各种射线、机械性压迫和损伤等。辐射对胎儿影响很大，辐射会引起染色体畸变和基因突变，尤其是怀孕 6 周内，会造成死胎、畸形、脑损伤。X 线的辐射对胎儿影响最严重，怀孕早期接触 X 线，有可能致孩子小头畸形、智力缺陷、骨发育不全、甲状腺发育不全、生殖器畸形、腭裂等。射线、放射性核素、电磁波等均会造成男性精子异常，出现出生缺陷。

（3）化学性致畸因子：包括化学药物和化学物质。

① 化学药物：包括抗肿瘤、抗惊厥、抗炎、抗凝血、激素等类的化学药物。如抗肿瘤药物甲氨蝶呤可引起无脑畸形、小头畸形及四肢畸形；大量链霉素可引起先天性耳聋；长期服用性激素可导致胎儿生殖系统畸形；抗凝血剂香豆素在妊娠早期应用可引起胎儿鼻发育异常；因此如果孕期患病，必须服用药物，应在专科医师指导下服用。孕前父亲服药也可影响到精子质量从而影响胎儿。

② 化学物质：某些工业产生的化学物质，如工业"三废"、农药、食品添加剂和防腐剂中，均含致畸因子。对胚胎有致畸作用的化学因子有某些多环芳香碳氢化合物、某些亚硝基化合物、某些烷基和苯类化合物、某些含磷的农药、重金属，如铅、镉、汞等。孕妇不宜过多接触洗涤剂，洗涤剂中的直链烷基碘酸盐等化学成分，可破坏和导致受精卵的变性和坏死，导致流产。男性睾丸对许多化学物质很敏感，如铅、汞、锡、钴、苯、镍、砷等，都会使精子质量下降，故孕前父亲应避免接触不良环境。

3. 其他 吸烟、酗酒、吸毒、缺氧等均有致畸作用。

（1）酒精：孕期过量饮酒，酒精可以通过胎盘进入胎儿体内，导致中枢神经系统发育异常，影响小脑、海马、额叶皮质、下丘脑的发育，出现胎儿生长受限、小头畸形、特殊面容、关节畸形、心血管畸形、外生殖器畸形、协调性差、多动，严重者可导致智力障碍，称胎儿酒精综合征。父亲饮酒也会影响到胎儿，酒精对男性生殖系统有一定的毒害作用，致精子异常，如精子成活率低，数量减少。

（2）烟草：孕前及孕期烟草烟雾暴露，包括孕妇主动吸烟及被动吸烟，对胎儿有很多不良影响，如出生缺陷、早产、胎儿生长受限等。流行病学调查结果显示，吸烟者所生的新生儿平均体重明显低于不吸烟者，吸烟越多，其新生儿出生体重越轻。吸烟所产生的有害物质如氰酸盐可影响胎儿的正常发育，香烟中的尼古丁可使子宫内血管血流缓慢，造成胎儿宫内慢性缺氧，导致脑损伤，严重的留有不同程度的神经系统后遗症，如脑瘫、智力低下、癫痫、心理行为发育异常等。吸烟的孕妇引起流产、早产或死胎的风险远高于不吸烟的孕妇。孕妇每天抽烟 15~20 支，其流产率是不吸烟者的 2 倍；父亲吸烟会影响精子质量，并且吸烟支数越多，精子发生畸形的几率也越大。

（3）毒品：孕期吸毒，毒品可通过胎盘进入胎儿体内，不仅影响胎儿正常发育，出现胎儿生长受限、胎儿畸形、胎盘功能低下，引起早产，还会导致胎儿在子宫内就开始形成毒品依赖，造成胎儿出生后即需戒毒治疗；远期会影响学龄儿童的注意力，出现学习问题和社会问题。

（4）辅助生殖技术：包括体外受精（in vitro fertilization，IVF）和胚胎移植（embryo transfer，ET）技术。"试管婴儿"最初由英国产科医生帕特里克·斯特普托和生理学家罗伯特·爱德华兹合作研究成功。试管婴儿（test-tubebaby）技术是体外受精—胚胎移植（IVF-ET）技术的俗称，是指采用人工方法将卵子与精子从人体取出，并在体外受精（IVF），进行胚胎移植（ET），胚胎在母体正常发育并分娩，以达到受孕目的的一种技术。目前，国内外已有多家医疗机构开展此项工作，为广大不孕患者带来了福音，但应高度重视随之发生的出生缺陷。

二、 胎儿异常发育

1. 出生缺陷（birth defects） 是指出生前已经存在（在出生前或出生后数年内可以发现）的结构或功能异常，其产生原因包括遗传因素、环境因素以及两者的共同作用。

出生缺陷从临床症状和体征上分为三种：①形态结构异常，表现为先天畸形（congenital

malformation），如唐氏综合征（21号染色体三体型）、无脑儿、脊柱裂、唇腭裂、四肢异常、性别发育异常、多囊肾等；②功能、代谢缺陷，常导致先天性智力低下、聋哑、白血病、青光眼、苯丙酮尿症（PKU）、肝豆状核变性等异常；③精神、行为方面的缺陷，常表现为精神、神经症状，如遗传性痉挛性共济失调、抑郁症、精神分裂症等。

出生缺陷不但引起胎儿死亡，而且存活下来的大多会造成残疾，还会给家庭造成很大的心理负担和精神压力。我国是出生缺陷和残疾的高发国家，出生缺陷总的发生率为13.07‰，男性为13.1‰，女性为12.5‰。出生缺陷的防治是优生优育的关键环节，是全面提高人口素质的前提条件。为减少出生缺陷的发生，按世界卫生组织（WHO）的要求，应实施三级防治策略，一级预防是受孕前干预，防止出生缺陷胎儿的发生；二级预防是产前干预，在出生缺陷儿发生之后，通过各种手段检出严重缺陷的胎儿，阻止其出生；第三级预防是产后干预，在缺陷胎儿出生之后，及时检查诊断，给予适宜的治疗，防止致残。孕前保健、产前筛查和产前诊断是出生缺陷一级和二级防治的主要方法。

2. **低出生体重儿**（low birth weight infant，LBWI） 指出生体重小于2500g的新生儿；出生体重小于1500g的称极低出生体重儿（very low birth weight infant，VLBWI）；出生体重低于1000g的称超低出生体重儿（extremely low birth weight infant，ELBWI）。孕妇体重过轻、胎盘异常、贫血、多胎妊娠、妊娠期高血压疾病、胎膜早破、早产是LBWI发生的危险因素；LBWI尤其是ELBWI的身体各器官发育不成熟，生活能力低下，适应性与抵抗力差，是造成围生儿死亡的主要原因之一；LBWI常伴有肺透明膜病、吸入性肺炎、呼吸困难、缺血缺氧性脑病、高胆红素血症、颅内出血等疾病，而ELBWI其伤残率则较高，严重影响新生儿的生长发育和生存质量。因此，应加强孕期保健，密切关注胎儿发育情况以降低LBWI的发生率，保证母婴健康，提高人口素质。

3. **巨大胎儿** 胎儿出生体重达到或超过4000g者称为巨大胎儿（fetal macrosomia）。近年营养过剩和糖尿病发生率的增加，无论是在发达国家还是发展中国家巨大胎儿的发生率均呈增长趋势，男胎多于女胎，其手术产率及死亡率均较正常胎儿明显增高。妊娠合并糖尿病和孕妇肥胖是导致巨大胎儿最主要的危险因素，此外，还包括遗传因素、过期妊娠、经产妇、既往巨大儿分娩史等。迄今为止，尚无在宫内准确预测胎儿体重的方法，常在出生后方能确诊。巨大胎儿对母儿影响较大，手术助产率和剖宫产率高，在阴道分娩过程中易发生难产、新生儿窒息、胎儿颅内出血、锁骨骨折、臂丛神经损伤等严重并发症。治疗包括合理安排饮食，及早发现并治疗糖尿病，根据胎儿成熟度、胎盘情况及血糖控制情况，适时终止妊娠。

4. **胎儿窘迫** 胎儿在子宫内因急性或慢性缺氧危及其健康和生命的综合症状，称胎儿窘迫（fetal distress）。发生率为2.7%~38.5%。胎儿窘迫分急性及慢性两种。

（1）急性胎儿窘迫：常发生在分娩期，常因脐带异常、胎盘早剥、产妇休克或宫缩过强及不协调等引起。可出现：

① 胎心率异常：缺氧早期，胎儿处于代偿期，胎心率于无宫缩时增快，>160bpm；缺氧严重时，胎儿失代偿，胎心率<110bpm。胎儿电子监护可出现胎心率基线下降、变异减少；晚期减速、变异减速。胎心率<100bpm，伴频繁晚期减速提示胎儿缺氧严重，随时可发生胎死宫内。

② 羊水胎粪污染：出现羊水胎粪污染时，如果胎心监护正常，不需要特殊处理。如果胎心监护异常，存在宫内缺氧，会引起胎粪吸入综合征，造成不良胎儿结局。

③ 胎动异常：胎儿缺氧初期胎动频繁，继而减少甚至消失。

④ 酸中毒：取胎儿头皮血进行血气分析，pH值<7.20，PO_2<10mmHg及PCO_2>60mmHg，可诊断为胎儿酸中毒。

（2）慢性胎儿窘迫：常发生在妊娠晚期，多因妊娠期高血压疾病、慢性肾炎、糖尿病、严重贫血、过期妊娠及母儿血型不合等所致。表现为：

① 胎动减少或消失：胎动 <10 次 /12 小时为胎动减少，是胎儿缺氧的重要表现之一。临床上常可见胎动消失 24 小时后胎心消失，应予警惕。

②胎儿电子监护异常：胎心率异常提示有胎儿缺氧可能。

③胎儿生物物理评分低下：≤4 分提示胎儿窘迫，6 分为胎儿可疑缺氧。

④ 胎儿脉搏血氧定量（fetal pulse oxymetry）异常，其原理是通过测定胎儿血氧饱和度了解血氧分压情况。

胎儿窘迫会影响胎儿神经系统发育甚至导致缺血缺氧性脑损伤，影响身体和认知功能的发育，如出现脑瘫、认知、行为问题及注意力缺陷，甚至死亡。无论何种原因所致的胎儿窘迫，都会对胎儿和新生儿产生不利的影响，故应加强孕期及产程监护，尽早诊断，适时干预，尽可能预防和降低围生儿病率、死亡率及远期致残率。急性胎儿窘迫的处理原则为尽早消除病因、给氧，并尽快终止妊娠。慢性胎儿窘迫时，除一般处理外，应积极处理妊娠合并症及并发症，加强对胎儿的监护，缺氧严重时需剖宫产终止妊娠。

5. 多胎妊娠 一次妊娠宫腔内同时有两个或两个以上胎儿时称多胎妊娠（multiple pregnancies），以双胎妊娠（twin pregnancy）多见。近年来由于促排卵药物的应用，特别是辅助生殖技术的广泛开展，多胎妊娠的发生率明显上升。多胎妊娠易引起流产、早产、双胎输血综合征、胎儿生长受限、胎儿发育不平衡、胎儿畸形、新生儿窒息等。双胎妊娠有单卵双胎和双卵双胎两种类型。

（1）双卵双胎：两个卵子分别受精形成的双胎妊娠，约占双胎妊娠的 70%，它们有各自的羊膜囊和胎盘，与应用促排卵药物、多胚胎宫腔内移植及遗传因素有关。

（2）单卵双胎：一个卵子受精后分裂形成的双胎妊娠，约占双胎妊娠的 30%，形成原因不明，不受种族、遗传、年龄、胎次、医源性因素的影响。有 4 种类型：①双羊膜囊双绒毛膜：从受精卵发育出两个胚泡，它们分别植入，两个胎儿有各自的羊膜囊和胎盘；此种类型约占单卵双胎的 30% 左右；②双羊膜囊单绒毛膜：一个胚泡内出现两个内细胞群，各发育为一个胚胎，他们位于各自的羊膜囊内，但共享一个胎盘；此种类型约占单卵双胎的 68%；③单羊膜囊单绒毛膜：一个胚盘上出现两个原条与脊索，形成两个神经管，发育为两个胚胎，双胎位于同一个羊膜囊内，也共享一个胎盘，此种类型占单卵双胎的 1%~2%；④联体双胎：是指两个未完全分离的单卵双胎，极罕见。联体双胎的发生率为单卵双胎的 1/1500。

双卵双胎多有家族史，孕前曾用促排卵药或体外受精多个胚胎移植，结合超声等检查手段尽早发现双胎妊娠，并合理补充营养，加强休息，减少活动量预防早产。若发现胎儿畸形，尤其是联体双胎，适时终止妊娠。

第三节 胎儿发育的监测

一、 胎儿发育监测的内容

胎儿发育监测能充分了解胎儿的发育状况，并能及早发现异常，做到早发现、早诊断、早治疗，以降低围生儿发病率和死亡率。监测内容包括观察胎儿大小、胎头大小、胎儿有无畸形以及胎儿的活动情况，分析胎儿染色体核型，监测胎心率、胎儿的生化项目等，并对胎儿进行生物物理评分和宫内 Apgar 评分，以保障胎儿及新生儿健康。

二、 胎儿发育的监测方法

1. **胎动计数** 胎儿在子宫内的活动，称胎动（fetal movement，FM），是评估胎儿宫内情况最简单有效的方法之一。胎动可分为转动、翻转、滚动、跳动及高频率活动等。孕妇自觉胎动开始于妊娠 16~20 周，随孕龄增加，胎动也逐渐增多，孕 29~30 周达高峰，孕 38 周后胎头入盆胎动减少。胎动计数国内多采用胎动自测法，孕妇每日早、中、晚三次卧床计数胎动，每次计数 1 小时，相加乘以 4 即为 12 小时胎动；若胎动计数≥30 次/12 小时为正常；<10 次/12 小时，提示胎儿缺氧。胎动是一种主观感受，会受孕妇敏感程度、工作性质、羊水量、腹壁厚度、胎盘位置、药物、胎儿活动量以及孕妇是否认真对待等因素影响，个体差异较大。

2. **胎儿神经系统检查** 采用超声进行胎儿神经系统检查的方法是仿照新生儿检查进行的，包括：①特异的肢体运动，如：打哈欠，伸懒腰，惊跳等；②眼球运动，姿势，心率；③定量定性分析胎儿呼吸，能更进一步提供有关胎儿神经系统状况的信息。如将上述检查与振动刺激或声音刺激试验结合起来将更有意义。

3. **胎心率监测** 于妊娠 10 周应用多普勒超声可听到胎心音，18~20 周用听诊器经孕妇腹壁能听到胎心音。正常胎心率（fetal heart rate，FHR）在 110~160bpm，波动范围（即变异振幅）一般 10~25bpm。临床上除常规胎心听诊外，胎儿电子监护仪测定在临床广泛应用，能够连续观察和记录胎心率的动态变化，也可以了解胎心与胎动之间的关系，评估胎儿宫内安危情况。

4. **胎儿心电图（fetal electrocardiography，FECG）** 来自胎儿心肌活动时产生的生物波。一般于妊娠 12 周以后即可能显示出，于妊娠 20 周后的成功率更高。多用经腹壁外监测法。可了解胎儿有无缺氧及胎盘功能等，对诊断胎儿心脏异常有一定价值。

5. **超声检查（ultrasonic diagnosis）** 可以观察胎儿大小（包括双顶径、腹围、股骨长等）、形态结构，实时地观察到胎儿在宫内的运动、行为、羊水情况以及血流动力学变化等，还能对胎儿主要形态结构畸形进行筛查。超声检查一般在妊娠 18~24 周进行，在此期间能筛查出 95% 的胎儿畸形，如无脑儿、脑积水、脑脊膜膨出、脊柱裂、多囊肾、肠道畸形、心脏畸形等，其中 60%~80% 的唐氏综合征胎儿在颈项部皮肤可出现颈项透明层（nuchal translucency，NT），是筛查唐氏综合征胎儿有效的指标。多普勒超声心动图对监护胎儿生长发育和早期诊断先天性心血管畸形有重要临床价值。经脐动脉多普勒血流测定，正常妊娠时随着孕龄的增加，子宫胎盘血流随之增加，致使胎盘血管阻抗逐渐降低，脐动脉收缩期与舒张期血流速度比值（S/D）和脐动脉阻力指数（RI）也随之下降。当脐血管阻力异常升高时，提示胎盘循环阻力大，胎儿供血不足，处于慢性缺氧状态，S/D 值越高，胎儿危险越大，甚至发生胎死宫内。

随着超声技术的不断发展，高频探头、彩色常规和能量多普勒图像、三维、四维超声的出现以及轻便化、低成本超声仪器的发展，超声已成为目前不可缺少的影像诊断工具，对人类优生学和围生保健具有重要意义。

6. **磁共振检查** 在无创前提下能清晰地显示胎儿的情况，甚至具体的解剖结构，而且不受胎儿位置的限制，具有快速成像和水成像技术的优点，消除了胎动对磁共振检查成像的影响，与超声相比具有不可比拟的优越性，但因其价格昂贵，目前在国内难以推广。

7. **胎儿镜检查** 能够最直观、近距离地观察胎儿，胎儿镜下可以进行胎儿体表畸形的观察，如唇裂、指趾畸形、外生殖器畸形、脊柱裂及腹壁裂等，部分遗传性疾病可以在胎儿镜下进行皮肤毛发的观察以及胎儿血液、肌肉、皮肤等的活检，还可用于宫内治疗，是非常具有发展潜力的一项新兴的诊断技术，但由于胎儿镜检查是一种介入性、损伤性的技术，其应用范围受到不同程度的限制，凡是应用 B 超、绒毛或羊水检查就可诊断者不必进行胎儿镜检查。

8. 胎儿宫内评分

（1）胎儿生物物理评分（Manning 评分）：1980 年 Manning 利用电子胎儿监护和 B 型超声联合检测胎儿宫内缺氧和酸中毒情况。胎儿生物物理评分（biophysical profile，BPP）见表 2-5。BPP 是在 B 超下监测 30 分钟内胎儿呼吸运动（fetal breathing movements，FBM）、胎动（FM）、肌张力（fetal muscle tone，FT）及羊水量（amniotic fluid volume，AFV），结合电子胎儿监护无激惹试验（non-stress test，NST）共 5 项指标。综合监测比任何单独监测更准确。每项满 2 分，共 10 分，如评分 ≤4 分提示胎儿窘迫，6 分为胎儿可疑缺氧。

表 2-5　胎儿生物物理评分表（Manning）

项目	2 分（正常）	0 分（异常）
NST（20 分钟）	≥2 次胎动伴胎心加速 ≥15bpm，持续 ≥15 秒	<2 次胎动，胎心加速 <15bpm，持续 <15 秒
FBM（30 分钟）	≥1 次，持续 ≥30 秒	无或持续 <30 秒
FM（30 分钟）	≥3 次躯干和肢体活动（连续出现计 1 次）	≤2 次躯干和肢体活动；无活动，肢体完全伸展
FT	≥1 次躯干和肢体伸展复曲，手指摊开合拢	无活动，肢体完全伸展，伸展缓慢，部分复曲
AFV	最大羊水暗区垂直直径 ≥2cm	无或最大暗区垂直直径 <2cm

（2）宫内 Apgar 评分：该法可以很好地预测小于胎龄儿及过期产儿的围生期结局。包括：①胎儿心血管系统的检查：胎心监护，多普勒测胎血流分布；②胎儿呼吸系统的检查：依据多普勒检测子宫胎盘的灌注情况；③神经运动系统的检查：胎儿肌张力及对外界刺激的反应。每一项满分均为 2 分，具体评分方法见表 2-6，这种方法以胎盘灌注情况代替胸廓运动，以胎儿血流代替皮肤颜色。

表 2-6　宫内 Apgar 评分表

项目	宫内检测项目	2 分	1 分	0 分
心跳	胎心率	正常	可疑	异常
呼吸	胎盘功能，子宫动脉阻力指数	<90，波形没有舒张期早期的切迹	90~95，波形或有切迹	>95
肤色	胎儿颈/脐动脉阻力指数比值	>10	5~10	<5
张力	B 超下的肢体运动	同 Manning 评分		
反射	声音振动刺激后肢体运动幅度与速度	迅速、强运动	缓慢，弱运动	不动

9. 染色体核型分析　随着分子遗传学的迅速发展以及新技术的应用，染色体核型分析更加准确、快速，使得越来越多的出生缺陷可在胚胎发育的早期安全、准确地诊断。常用的胎儿遗传性疾病检查方法有：

（1）羊膜腔穿刺（amniocentesis）：通常于妊娠 15~20 周时进行，抽取羊水进行遗传学诊断。羊水检查用于胎儿肺成熟度判定、细胞遗传学检查（染色体核型分析）及先天性代谢异常的产前诊断、母儿血型不合的诊断、宫内感染以及神经管畸形的检查等。羊水是一个可直接反映胎儿各项功能的介质，随着各项技术的提高，羊水检查将为临床提供更多有关胎儿的情报。通过羊水细胞培养做染色体核型分析，以诊断染色体数目和结构异常，如唐氏综合征（21- 三体综合征）；经羊水细胞培养做某些酶的测定，以诊断遗传基因突变引起的某种蛋白质或酶的异常或缺陷，如测定氨基己糖 A 活力以诊断由类脂物质蓄积引起的黑蒙性家族痴呆病；从羊水细胞提取胎儿 DNA 做遗传病基因的诊断，如地中海贫血和苯丙酮尿症等；羊水甲胎蛋白（alpha-fetoprotein，AFP）含量的测定，诊断胎儿开放性神经管缺陷，如无脑儿或脊柱裂。

（2）绒毛穿刺取样（chorionic villus sampling，CVS）：用于确诊胎儿是否有染色体异常、神经管缺陷以及遗传性代谢疾病。一般在妊娠 10~13 周之间进行，根据胎盘的位置选择最佳穿刺点，可采用经宫颈或经腹穿刺，抽取绒毛，该方法具有快速、避免母体细胞污染等特点。但分裂指数低、染色体形态差，可出现滋养层细胞核型与胎儿细胞核型不符的现象。

（3）经皮脐血穿刺技术（pervcutaneous umbilical cord blood sampling，PUBS）：又称脐带穿刺（cordocentesis），在超声的直接引导下对脐静脉进行穿刺，通常是对靠近胎盘的部位进行穿刺，抽取脐血，主要用于对红细胞或血小板同种异体免疫的诊断和治疗，以及对免疫性水肿的分析，当 CVS 或羊水检查的结果不确定，或需要进行快速诊断时，也可以通过它获取胎儿细胞进行遗传学检查。

（4）胚胎植入前诊断（preimplantation genetic diagnosis，PGD）：指在胚胎植入之前的阶段对配子或胚胎进行遗传学的检测，将诊断为无遗传性疾病表型的胚胎移植入子宫后建立妊娠，从而防止遗传病胎儿的妊娠和出生。对不良孕产史妇女妊娠时必须进行胚胎植入前诊断，防止遗传病患儿的妊娠和出生。

近年来研究发现，孕妇血浆游离 DNA 中含有一定比例的胎儿游离 DNA，绝对含量随着孕周的增长而增加。运用染色体基因组芯片分析（chromosome microarray analysis，CMA）技术，提取和检测孕妇血浆游离 DNA 从而获取胎儿遗传信息，对染色体微缺失微重复综合征的产前筛查具有一定的指导意义。

10. **血清学筛查**　是简便、经济的检测方法，通过测定血清中的生化指标［甲胎蛋白（AFP）、绒毛膜促性腺激素（hCG）和游离雌三醇（E_3）］，结合年龄、孕妇体重等因素初步评估胎儿罹患唐氏综合征（21 号染色体三体型）、18 号染色体三体型、13 号染色体三体型和开放性神经管缺陷的风险，由于主要筛查 21 号染色体三体型（唐氏综合征），又称唐氏综合征筛查。

（马太芳）

第三章
婴幼儿粗大运动发育

婴幼儿处于脑发育的关键期，脑在结构和功能上都有很强的适应和重组能力，其可塑性最强，是学习运动模式等最具有潜力的时期。粗大运动发育是评估婴幼儿生长发育的重要指标之一，对儿童后期乃至成人期都有十分积极的影响。良好的粗大运动发育对婴幼儿其他方面的发育具有促进作用。

第一节 粗大运动发育规律

粗大运动（gross motor）发育是指抬头、翻身、坐、爬、站、走、跳等运动发育，是人类最基本的姿势和移动能力的发育。神经系统对姿势和运动的调节是复杂的反射活动，因此，反射发育是婴幼儿粗大运动发育的基础，粗大运动发育主要指反射发育及姿势运动发育两方面。

一、反射发育

与婴幼儿粗大运动发育密切相关的反射发育包括原始反射、立直反射和平衡反应。由于种族差别、个体差别、抚养方式的差别等因素，各类反射出现和消失的时间在一定范围内可以存在较大差别，以下各类反射出现与存在时间为一般现象。

（一）原始反射

原始反射（primitive reflex）是新生儿与生俱来的非条件反射，也是婴儿特有的一过性反射，其中枢位于脊髓、延髓和脑桥。众多的原始反射是胎儿得以娩出的动力，是人类初期各种生命现象的基础，也是后来分离运动和随意运动的基础。

原始反射往往不精确，常常容易泛化。伴随中枢神经系统的发育和逐渐成熟，神经兴奋的泛化性逐渐向着特异性发育，原始反射被抑制，取而代之的是获得新的动作和运动技能。胎儿娩出以后逐渐失去实际意义，多于2~6个月内消失。

原始反射缺如、减弱、亢进或残存，都是异常的表现。脑瘫患儿原始反射多延迟消失、亢进或残存。原始反射有多种类型，本节介绍临床常检查的几种。原始反射出现及存在时间见表3-1。

1. 觅食反射（rooting reflex） 指正常足月新生儿脸颊部接触到母亲乳房或其他部位时，即可出现"寻找"乳头的动作。该反射缺如提示较严重的病理现象，智力发育障碍、脑瘫可持续存在。

（1）检查方法：用手指触摸婴儿的口角或上下唇。

（2）反应：婴儿将头转向刺激侧，出现张口寻找乳头动作。

（3）存在时期：0~4个月。

表 3-1　原始反射出现及存在时间

原始反射	出现及存在时间	原始反射	出现及存在时间
觅食反射	0~4 个月	上肢移位反射	0~6 周
手握持反射	0~4 个月	侧弯反射	0~6 个月
足握持反射	0~10 个月	紧张性迷路反射	0~4 个月
拥抱反射	0~6 个月	非对称性紧张性颈反射	0~4 个月
放置反射	0~2 个月	对称性紧张性颈反射	0~4 个月
踏步反射	0~3 个月	交叉伸展反射	0~2 个月
张口反射	0~2 个月	阳性支持反射	0~2 个月

2. 手握持反射（hand palmar grasp reflex） 又称手把握反射，此反射出生后即出现，逐渐被有意识的握物所替代。肌张力低下不易引出，脑瘫患儿可持续存在，偏瘫患儿双侧不对称，也可一侧持续存在。手握持反射持续存在，将会影响小儿主动抓握和前臂的支撑。

（1）检查方法：将手指或木棍从婴儿手掌的尺侧放入并按压。

（2）反应：小儿手指屈曲握物。

（3）存在时期：0~4 个月。

3. 足握持反射（foot palmar grasp reflex） 又称足把握反射，此反射出生后即出现，随着独站功能的建立而消失。足握持反射持续存在，将会影响小儿站立功能，脑瘫患儿此反射可持续存在。

（1）检查方法：检查者用拇指按压小儿的第一、二趾间的足底部位。

（2）反应：小儿足趾屈曲。

（3）存在时期：0~10 个月。

4. 拥抱反射（moro reflex） 又称惊吓反射，由于头部和背部位置关系的突然变化，刺激颈深部的本体感受器，引起上肢变化的反射。亢进时下肢也出现反应。肌张力低下及严重智力发育障碍患儿难以引出，早产、低钙、核黄疸、脑瘫等患儿此反射可亢进或延迟消失，偏瘫患儿左右不对称。该反射持续存在，将会影响小儿手的主动运动发育、双手中间位的发育、手口眼协调发育等。

（1）检查方法：小儿呈仰卧位，有 5 种引出的方法：①声法：用力敲打床边附近发出声音；②落法：抬高小儿头部 15cm 后下落；③托法：平托起小儿，令头部向后倾斜 10°~15°；④弹足法：用手指轻弹小儿足底；⑤拉手法：拉小儿双手慢慢抬起，当肩部略微离开桌面（头并未离开桌面）时，突然将手抽出。

（2）反应：分为两型：①拥抱型：小儿两上肢对称性伸直外展，下肢伸直、躯干伸直，拇指及示指末节屈曲，呈扇形张开，然后上肢屈曲内收呈拥抱状态；②伸展型：又称不完全型，可见小儿双上肢突然伸直外展，迅速落于床上，小儿有不快感觉，多见 3 个月以上的婴儿。

（3）存在时期：拥抱型 0~3 个月；伸展型 4~6 个月（图 3-1）。

5. 放置反射（placing reflex） 又称跨步反射，偏瘫患儿双侧不对称。

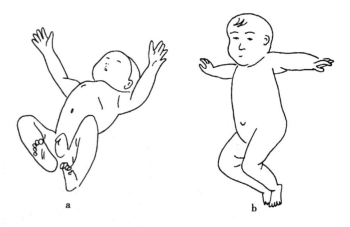

图 3-1　Moro 反射

（1）检查方法：扶小儿腋下呈立位，将一侧足放于桌面，另一足背抵于桌面边缘，略向前方倾斜小儿。

（2）反应：可见小儿将足背抵于桌面边缘侧下肢抬到桌面上。

（3）存在时期：0~2个月。

6. **踏步反射（stepping reflex）** 又称步行反射，臀位分娩的新生儿，肌张力低下或屈肌张力较高时该反射减弱；痉挛型脑瘫患儿此反射可亢进并延迟消失。

（1）检查方法：扶持小儿腋下呈直立位，使其一侧足踩在桌面上，并将重心移到此下肢。

（2）反应：可见负重侧下肢屈曲后伸直、抬起，类似迈步动作。

（3）存在时期：0~3个月。

7. **张口反射（Babkin reflex）** 在脑损伤、脑瘫或智力发育障碍时此反射延迟消失，锥体外系损伤时明显。

（1）检查方法：小儿仰卧位，检查者用双手中指与无名指固定小儿腕部，然后以拇指按压小儿两侧手掌。

（2）反应：小儿立即出现张口反应，亢进时一碰小儿双手即出现。

（3）存在时期：0~2个月（图3-2）。

8. **上肢移位反射（arm passage reflex）** 在脑损伤或臂丛神经损伤时难以引出，偏瘫时一侧缺失。

（1）检查方法：小儿俯卧位，颜面着床，两上肢放于脊柱两侧，稍候观察变化。

（2）反应：小儿首先颜面转向一侧，同侧的上肢从后方移向前方，手移到嘴边。

（3）存在时期：0~6周。

9. **侧弯反射（incurvation reflex）** 又称躯干内弯反射。肌张力低下难以引出，肌张力增高或脑瘫患儿可持续存在，双侧不对称具有临床意义。侧弯反射持续存在，将影响躯干的自主运动，从而影响翻身、坐、站及体位变换功能。

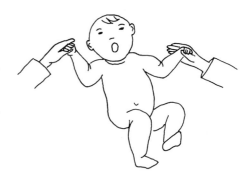

图3-2 张口反射

（1）检查方法：婴儿处于俯卧位或俯悬卧位，用手指自上向下刺激一侧脊柱旁或刺激腰部。该反射持续存在，将会影响小儿直立位的自由运动发育。

（2）反应：婴儿出现躯干向刺激侧弯曲。

（3）存在时期：0~6个月（图3-3）。

10. **紧张性迷路反射（tonic labyrinthine reflex，TLR）** 也称前庭脊髓反射。头部在空间位置及重力方向发生变化时，产生躯干四肢肌张力的变化。脑损伤及脑瘫患儿该反射可持续存在，将会影响小儿自主伸展、屈曲以及抬头的发育。

（1）检查方法：将婴儿置于仰卧位及俯卧位，观察其运动和姿势变化。

（2）反应：仰卧位时身体呈过度伸展，头后仰；俯卧位时身体以屈曲姿势为主，头部前屈，臀部凸起。

（3）存在时期：0~4个月（图3-4）。

11. **非对称性紧张性颈反射（asymmetrical tonic neck reflex，ATNR）** 指当头部位置变化，颈部肌肉及关节的本体感受器受到刺激时，引起四肢肌紧张的变化。该反射是评价脑瘫等脑损伤疾病的重要方法。去大脑强直及锥体外系损伤时亢进，锥体系损伤也可见部分亢进；6个月后残存，是重

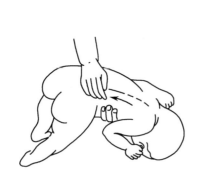

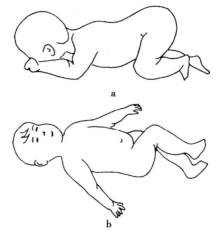

图 3-3　侧弯反射　　　　　　　　图 3-4　紧张性迷路反射

症脑瘫的常见表现之一。该反射持续存在将影响小儿头于正中位、对称性运动、手口眼协调运动、躯干回旋、翻身、四肢支撑爬行等发育。

（1）检查方法：小儿仰卧位，检查者将小儿的头转向一侧。

（2）反应：小儿颜面侧上下肢因伸肌张力增高而伸展，后头侧上下肢因屈肌张力增高而屈曲，似"拉弓射箭"姿势。

（3）存在时期：0~4 个月（图 3-5）。

12. 对称性紧张性颈反射（symmetrical tonic neck reflex，STNR）　其意义同 ATNR。该反射持续存在，将会影响小儿全身自主伸展与屈曲的发育。

（1）检查方法：小儿呈俯悬卧位，使头前屈或背屈。

（2）反应：头前屈时，上肢屈曲，下肢伸展；头背屈时，上肢伸展，下肢屈曲。

（3）存在时期：0~4 个月（图 3-6）。

13. 交叉伸展反射（crossed extension reflex）　此反射胎儿期已经很活跃。

（1）检查方法：①小儿仰卧位，检查者握住小儿一侧膝部使下肢伸直，按压或敲打此侧足底；②小儿仰卧位，一侧下肢屈曲，一侧下肢伸展，检查者使伸展侧下肢屈曲。

（2）反应：①可见另对侧下肢先屈曲，然后内收、伸直，似要蹬掉这个刺激；②可见对侧屈曲

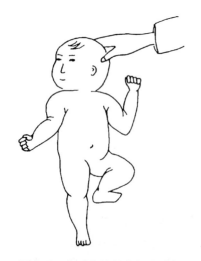

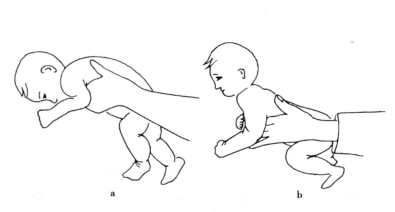

图 3-5　非对称性紧张性颈反射　　　　　　　　图 3-6　对称性紧张性颈反射

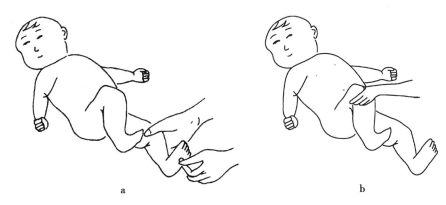

图 3-7 交叉伸展反射

位下肢变为伸展。

（3）持续时间：0~2 个月（图 3-7）。

14. 阳性支持反射（positive supporting reflex） 新生儿期不出现或 3 个月以后仍呈阳性者，提示神经反射发育迟滞。

（1）检查方法：使患儿保持立位，足底着桌面数次。

（2）反应：下肢伸肌肌张力增高，踝关节跖屈，也可引起膝反张。

（3）持续时间：0~2 个月。

（二）立直反射

立直反射（righting reflex）又称矫正反射，是身体在空间发生位置变化时，主动将身体恢复立直状态的反射，立直反射的中枢在中脑和间脑。其主要功能是维持头在空间的正常姿势、头颈和躯干间、躯干与四肢间的协调关系，是平衡反应功能发育的基础。各种立直反射并不独立存在，而是相互影响。立直反射出生后可以见到，但多于出生后 3~4 个月出现，持续终生。脑发育落后或脑损伤患儿立直反射出现延迟，肌张力异常、原始反射残存可严重影响立直反射的建立，进而影响平衡反应的建立。立直反射出现及存在时间（表 3-2）。

表 3-2 立直反射出现及存在时间

名称	出现及存在时期
颈立直反射	新生儿→持续 6~8 个月
躯干头部立直反射	2~3 个月→5 岁左右
躯干躯干立直反射	3~4 个月→5 岁左右
迷路性立直反射	6~7 个月以前→终生
视性立直反射	5~6 个月以前→终生
降落伞反射 / 保护性伸展反射	6~7 个月→终生

1. 颈立直反射（neck righting reflex） 是新生儿期唯一能见到的立直反射，是小儿躯干对头部保持正常关系的反射，以后逐渐被躯干立直反射所取代。此反射出生后出现，持续 6~8 个月。

（1）检查方法：小儿仰卧位，检查者将小儿头部向一侧转动。

（2）反应：小儿的肩部、躯干、骨盆都随头转动的方向而转动（图 3-8）。

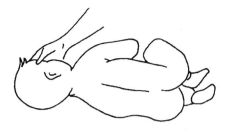

图 3-8　颈立直反射

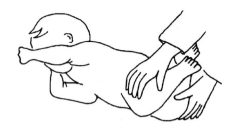

图 3-9　躯干立直反射

2. 躯干头部立直反射（body righting reflex on the head）

（1）检查方法：小儿呈仰卧位，检查者握住小儿两下肢向一侧回旋成侧卧位。

（2）反应：此时小儿头部也随着躯干转动，并有头部上抬的动作（图3-9）。

3. 躯干躯干立直反射（body righting reflex acting on the body）

（1）检查方法：如上述方法，使小儿转成侧卧位。

（2）反应：小儿主动回到仰卧位的姿势。

4. 迷路性立直反射（labyrinthine righting reflex）　是指当头部位置发生变化时，从中耳发出的信号经过前庭脊髓束，刺激支配颈肌的运动神经元，产生头部位置的调节反应。此反射3~4个月出现，5~6个月明显。

（1）检查方法：用布蒙住小儿双眼，检查者双手扶住小儿腰部，使小儿身体向前、后、左、右各方向倾斜。检查时注意不要过分倾斜。

（2）反应：无论身体如何倾斜，小儿头部仍能保持直立位置（图3-10）。

5. 视性立直反射（optical righting reflex）　是头部位置随着视野的变化保持直立的反射，该反射在人类相当发达，是维持姿势的重要反射。此反射出生后4个月左右出现，5~6个月明显。该反射缺如多为视力障碍，延迟出现提示有脑损伤。

（1）检查方法：双手抱起清醒、睁眼的小儿，放于检查者的膝上，然后将小儿身体向前、后、左、右倾斜。

（2）反应：无论身体如何倾斜，小儿头部仍能保持立直位置。

6. 降落伞反射（parachute reflex）　又称保护性伸展反射，由于其中枢在中脑，因此该反射的意义等同于立直反射。检查时注意观察两侧上肢是否对称，如果一侧上肢没有出现支撑动作，提示臂丛神经损伤或偏瘫；如果此反射延迟出现或缺如，提示脑瘫或脑损伤。

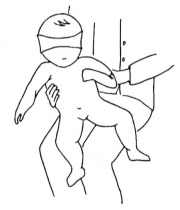

图 3-10　迷路性立直反射

（1）检查方法：检查者双手托住小儿胸腹部，呈俯悬卧位状态，然后将小儿头部向前下方俯冲一下。

（2）反应：此时小儿迅速伸出双手，稍外展，手指张开，似防止下跌的保护性支撑动作。脑瘫患儿此反射也可出现双上肢后伸呈飞机样的特殊姿势，或上肢呈紧张性屈曲状态（图3-11）。

（三）平衡反应

神经系统发育的高级阶段，出现皮层水平的平衡反应（balance reaction），又称倾斜反应（tilting reaction）。当身体重心移动或支持面

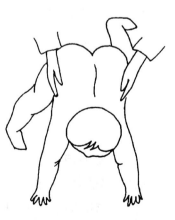

图 3-11　降落伞反射

倾斜时，机体为了适应重心的变化，通过调节肌张力以及躯干与四肢的代偿性动作，保持正常姿势。平衡反应是人站立和行走的重要条件，多在立直反射出现不久即开始逐步出现和完善，终生存在。完成平衡反应不仅需要大脑皮质的调节，而且需要感觉系统、运动系统等综合作用才能完成。平衡反应出现及存在时间见表 3-3。

表 3-3　平衡反应出现及存在时间

名称	出现及存在时期	名称	出现及存在时期
仰卧位倾斜反应	6 个月→终生	坐位倾斜反应后方	10 个月→终生
俯卧位倾斜反应	6 个月→终生	跪立位倾斜反应	15 个月→终生
膝手位倾斜反应	8 个月→终生	立位倾斜反应前方	12 个月→终生
坐位倾斜反应前方	6 个月→终生	立位倾斜反应侧方	18 个月→终生
坐位倾斜反应侧方	7 个月→终生	立位倾斜反应后方	24 个月→终生

1. **仰卧位倾斜反应（tilting-supine reaction）**　于 6 个月出现阳性反应，终生存在。6 个月后仍呈阴性者，提示神经发育落后或脑损伤。

（1）检查方法：患儿于倾斜板上取仰卧位，上下肢伸展，倾斜板向一侧倾斜。

（2）反应：头部挺直的同时，倾斜板抬高一侧的上、下肢外展，伸展，倾斜板下降一侧的上、下肢可见保护性支撑样伸展动作。

2. **俯卧位倾斜反应（tilting-prone reaction）**　于 6 个月出现阳性反应，终生存在。6 个月后仍呈阴性者，提示神经发育落后或脑损伤。

（1）检查方法：患儿于倾斜板上取俯卧位，上下肢伸展，倾斜板向一侧倾斜。

（2）反应：头部挺直的同时，倾斜板抬高一侧的上、下肢外展，伸展，倾斜板下降一侧的上、下肢可见保护性伸展和支撑动作。

3. **膝手位/四爬位倾斜反应（four-foot kneeling tilting reaction）**　于 8 个月出现，终生存在。

（1）检查方法：小儿成膝手位/四爬位，检查者推动小儿躯干，破坏其稳定性，或小儿成膝手位/四爬位于检测台上，检查者将检测台一侧抬高而倾斜。

（2）反应：头部和胸廓出现调整，受力侧上、下肢或检测台抬高侧上、下肢外展、伸展，另一侧出现保护性伸展和支撑动作。

4. **坐位倾斜反应（sitting tilting reaction）**　前方 6 个月左右出现，侧方 7 个月左右出现，后方 10 个月左右出现，终生存在。坐位后方平衡反应出现，标志着坐位姿势发育成熟，开始向立位方向发展。

（1）检查方法：小儿于坐位，检查者用手分别向前方、左右方向、后方推动小儿，使其身体倾斜。

（2）反应：小儿为了维持平衡，出现头部和胸部立直的同时，分别出现两上肢迅速向前方伸出；倾斜侧上肢立刻向侧方支撑、另一侧上肢有时伸展；两手迅速伸向后方做支撑动作。通过上述反应，保持身体的平衡（图 3-12）。

5. **跪立位倾斜反应（kneeling-standing tilting reaction）**　于出生后约 15 个月出现，维持一生。15 个月以后仍为阴性者，提示神经反射发育迟滞或脑损伤。

（1）检查方法：小儿取跪立位，检查者牵拉小儿的一侧上肢，使之倾斜。

（2）反应：头部和胸部出现调整，被牵拉的一侧出现保护反应。对侧上、下肢外展，伸展。

6. **立位倾斜反应（standing tilting reaction）**　前方 12 个月左右出现，侧方 18 个月左右出现，

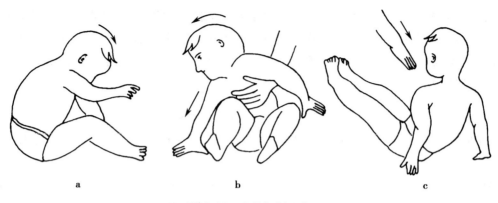

图 3-12 坐位倾斜反应

后方 24 个月左右出现，终生存在。

（1）检查方法：小儿于站立位，检查者用手分别向前方、左右方向、后方推动小儿，使其身体倾斜。

（2）反应：小儿为了维持平衡，出现头部和胸部立直以及上肢伸展的同时，分别出现腰部向前方、左右方向、后方弯曲以及脚向前方、左右方向、后方迈出一步（图 3-13）。

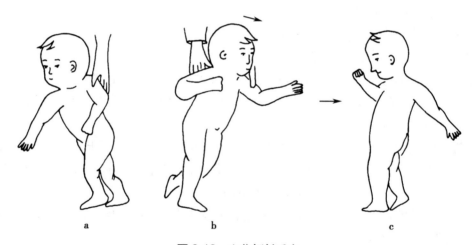

图 3-13 立位倾斜反应

二、 姿势运动发育

（一）姿势运动的控制

姿势运动的控制需要身体形态结构、肌力、肌张力、平衡与协调功能以及运动系统功能的综合作用。

1. **身体形态** 正常姿势主要靠骨骼结构和各部分肌肉的紧张度来维持，各种因素导致身体骨骼、肌肉等形态结构的变化以及比例不协调，都可导致姿势异常和运动模式的变化。

2. **肌力的作用** 骨骼肌分为伸肌、屈肌、内收肌、外展肌、旋前肌和旋后肌，在运动神经支配下完成不同的功能。任何一个动作都需要一组肌群共同完成，这些肌群来自关节的不同方位，使关节具有不同方向的运动：①原动肌是发起和完成一个动作的主动作肌；②拮抗肌是与原动肌功能相反的肌；③固定肌是固定原动肌起点的肌；④协同肌是配合原动肌，随原动肌一同收缩，产生相同功能的肌，或随原动肌收缩，限制原动肌产生不必要运动的肌。只有这四种肌群在运动中协调作用，才能具有正常的姿势运动模式。

3. 肌张力的作用　正常肌张力是人体维持各种姿势和运动的基础，一般归纳为静止性肌张力、姿势性肌张力和运动性肌张力。肌张力异常，可导致姿势运动异常。肌张力的产生和维持是一种复杂的反射活动。中枢神经系统的许多结构都对肌张力有影响，中脑以上的各种结构对肌张力产生抑制作用，中脑以下的各种结构及前庭系统对肌张力产生易化作用。如在脑干网状结构中，中脑和脑桥的网状结构是肌张力易化区，而延髓腹侧部分的网状结构是肌张力的抑制区。小儿脑发育障碍或损伤，可导致肌张力的变化，如：①锥体系损害所致的肌张力增高，称为痉挛性肌张力增高；②锥体外系损害所致的肌张力增高，称为强直性肌张力增高；③小脑损害、周围神经损害可导致肌张力降低；④锥体外系损害可导致肌张力变化和动摇。

4. 平衡功能　平衡（balance）是指在不同的环境和情况下，维持身体直立姿势的能力，主要包括：①保持体位；②在随意运动中调整姿势；③对外来干扰做出安全有效反应。人体能够在各种自身以及外环境变化的情况下保持平衡，有赖于中枢神经系统控制下的感觉系统和运动系统的参与、相互作用和整合。躯体感觉、视觉以及前庭三个感觉系统在维持平衡过程中各自扮演不同的角色。

（1）躯体感觉系统的作用：平衡的躯体感觉输入包括皮肤感觉（触、压觉）输入和本体感觉输入。皮肤触觉、压力觉感受器向大脑皮质传递有关体重分布情况和身体重心位置的信息；分布于肌梭、关节的本体感受器则向大脑皮质输入随支持面变化如面积、硬度、稳定性以及表面平整度等而出现的有关身体各部位的空间定位和运动方向的信息。这些感受器在人体支持面受到轻微干扰时能够迅速做出反应。因此，皮肤感觉输入和本体感觉输入及其反馈，对于姿势运动起到重要的作用。

（2）视觉系统的作用：通过视觉，能够看见某一物体在特定环境中的位置，判断自身与物体之间的距离，同时也知道物体是静止的还是运动的。视觉信息准确与否影响站立时身体的稳定性。当身体的平衡因躯体感觉受到干扰或破坏时，视觉系统在维持平衡中发挥重要作用，通过颈部肌肉收缩使头保持向上直立位和保持水平视线，使身体保持或恢复到原来的直立位，从而获得新的平衡。如果去除或阻断视觉输入如闭眼或戴眼罩，姿势的稳定性将较睁眼站立时显著下降。

（3）前庭系统的作用：头部的旋转刺激了前庭系统中两个感受器。其一为前、后、外三个半规管内壶腹嵴的运动位置感受器，感受头部在三维空间中的运动角加（减）速度变化而引起的刺激。其二是前庭迷路内的椭圆囊斑和球囊斑，感受静止时的地心引力和直线加（减）速度的变化引起的刺激。无论体位如何变化，通过头的立直反射，改变颈部肌肉张力来保持头的直立位置是椭圆囊斑和球囊斑的主要功能。躯体感觉和视觉系统正常时，前庭冲动对于控制人体重心位置的作用很小。当躯体感觉和视觉信息输入均受阻时，前庭系统的感觉输入在维持平衡中变得至关重要。

当体位或姿势变化时，中枢神经系统将三种感觉信息进行整合，迅速判断，从中选择出准确定位信息的感觉输入，放弃错误的感觉输入。中枢神经系统整合感觉信息的这个过程被称为感觉组织（sensory organization）。正常情况下，人体以躯体感觉输入为主保持身体的直立姿势，如果躯体感觉受阻，视觉成为中枢神经系统判断和利用的主要来源，当躯体和视觉均被干扰时，前庭系统发挥调节平衡的作用。当三个系统同时出现障碍时，失平衡的状况将不可避免。

5. 运动的协调性　协调（coordination）是指在准确完成动作的过程中，多组肌群共同参与并相互配合，和谐地完成动作。协调是姿势控制如站、走、跑、跳以及日常动作的基本条件，是完成精细运动和技能的必要条件。协调障碍可出现共济失调及不自主的运动，如震颤、舞蹈样动作、手足徐动、手足搐搦。

6. 运动系统的作用 中枢神经系统在对多种感觉信息进行分析整合后下达运动指令，运动系统以不同的协同运动模式控制姿势变化，将身体重心调整回原范围内或重新建立新的平衡。多组肌群共同协调完成一个运动被称为协同运动（synergy）。自动姿势性协同运动（automatic postural synergies）是下肢和躯干肌以固定的组合方式，并按一定的时间先后顺序和强度进行收缩，用以保护站立平衡的运动模式，它是人体为回应外力或站立支持面的变化而产生的三种对策或姿势性协同运动模式，即踝关节模式、髋关节模式及跨步动作模式。小儿在发育过程中，随着中枢神经系统的发育，运动系统的协同运动模式和控制姿势的功能不断完善。

（二）姿势运动发育的特点

不同发育阶段婴幼儿具有不同的体位特点。

1. 仰卧位姿势运动发育 婴幼儿仰卧位姿势运动发育的特点是：①由屈曲向伸展发育：可分为四个时期，即第一屈曲期、第一伸展期、第二屈曲期、第二伸展期（表3-4）；②从反射活动到随意运动发育：小婴儿由于受紧张性颈反射及交叉伸展反射的影响，出现屈曲与伸展的动作以及非对称性姿势，随着原始反射的逐渐消失，出现了随意运动的发育、翻身以及四肢的自由伸展和屈曲；③手、口、眼的协调发育：从4~5个月开始出现对称性屈曲姿势，可用手抓住双脚放入口中，虽然肩部与臀部都抬高，躯干弯曲，接触床面积小，但仍能保持稳定的平衡状态，产生手、口、眼协调。8~9个月开始出现四肢自由伸展和屈曲活动（图3-14）。

表 3-4 婴儿仰卧位运动发育特点

分期	年龄	特点
第1屈曲期	0~6周	四肢、躯干呈半屈曲位（主要为对称性屈曲）
第1伸展期	7~15/16周	躯干上部、四肢伸展（可有非对称伸展）
第2屈曲期	4~7个月	躯干稳定、用手支撑（对称性屈曲）
第2伸展期	8/9~12/14个月	可呈立位（自由伸展）

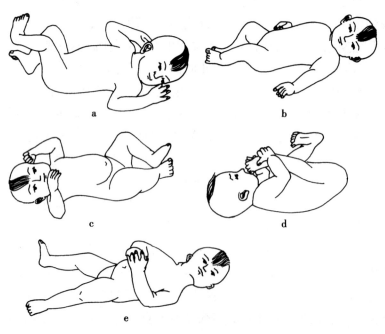

图 3-14 仰卧位姿势运动发育

新生儿期：颜面向一侧或正中位，四肢呈屈曲或半屈曲状态，左右对称或稍有非对称，此期以对称性屈曲姿势为主，称为第一屈曲期。

2~3个月：头向一侧或左右回旋，由于头部位置的变化，受非对称性紧张性颈反射的影响，常呈非对称性的伸展模式，称为第一伸展期，可从仰卧位翻身至侧卧位。

4~7个月：头呈正中位，四肢对称性屈曲姿势，手指的随意动作明显，小儿可抓自己的脚送到口中，呈手、口、眼的协调动作，可从仰卧位翻身至俯卧位，称为第二屈曲期。

8~9个月：头部自由活动，四肢自由伸展，躯干有回旋动作，小儿可以灵活地左右翻身。这个时期的小儿主要以伸展姿势为主，称为第二伸展期。

2. 俯卧位姿势运动发育　是小儿克服地心引力，抗重力伸展的过程。主要特点是：

① 由屈曲向伸展发育：小婴儿由于受紧张性迷路反射的影响，屈肌张力占优势，下肢屈曲于腹部下方，因此表现为臀高头低。随着伸展姿势的发育，逐渐变为臀头同高，之后发展为头高臀低。

② 抗重力伸展发育：随着抗重力伸展、克服地心引力的发育过程，小儿经过了头部贴床、头离床、胸离床、肘支撑、手支撑、一只手支撑体重的抬头过程，体重的支点由头部、颈部、胸部、腰部逐渐向后移动，当支点移行到骶尾部时，便出现了爬行，为坐位和立位做好准备。

③ 由低爬向高爬的发育：爬行是俯卧位发育的组成部分，也体现了抗重力发育的过程。爬行过程首先是无下肢交替动作的肘爬或拖爬，然后是下肢交替运动的腹爬或低爬，之后是胸部离开床面，用手和膝关节交替运动的膝手爬/四爬，最后是躯干完全离开床面，用手和脚交替运动的高爬。如果违背了这样的发育规律则视为异常（图3-15）。

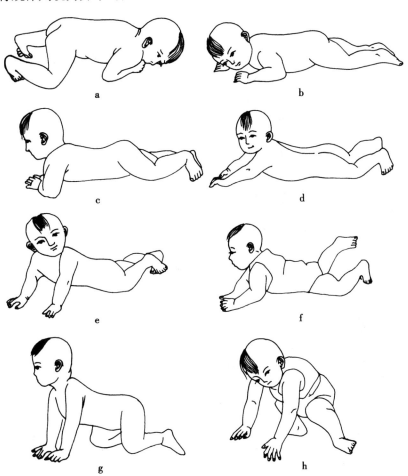

图3-15　俯卧位姿势运动发育

新生儿期：受紧张性迷路反射的作用，全身呈屈曲状态，膝屈曲在腹下，骨盆抬高呈臀高头低的姿势。头转向一侧，可以瞬间抬头。

2个月：骨盆位置下降，下肢半伸展呈臀头同高状态。头经常保持在正中位上，下颏可短暂离开桌面。

3个月：下肢伸展，下颏和肩部可抬起离开桌面，肘支撑抬头达45°，呈头高臀低姿势。

4个月：肘支撑，胸部离开桌面，抬头达45°~90°，十分稳定，下肢伸展，头高于臀部，身体的支点在腰部。

6个月：前臂伸直，手支撑，胸部及上腹部可以离开桌面，抬头达90°以上，四肢自由伸展，支点在骶尾部，可由俯卧位翻身至仰卧位。

8个月：用双手或肘部支撑，胸部离开桌面但腹部不离桌面爬行，称为腹爬，可见下肢交替动作。

10个月：用手和膝关节爬，成为膝手爬/四爬，腹部可离开桌面。

11个月：可用手和脚支撑向前移动，称为熊步或高爬。

3. 坐位姿势运动发育　是卧位与立位的中间体位，其主要特点是：①发育顺序为全前倾→半前倾→扶腰坐→拱背坐→直腰坐→扭身坐；②与平衡反应密切相关，如拱背坐时前方平衡反应发育完成，直腰坐时侧方平衡反应发育完成，扭身坐时后方平衡反应发育完成；③是抗重力伸展以及相关肌群发育的过程（图3-16）。

新生儿期：屈曲占优势，脊柱不能充分伸展，扶其肩拉起时，头向后仰，呈坐位时全前倾，头不稳定。

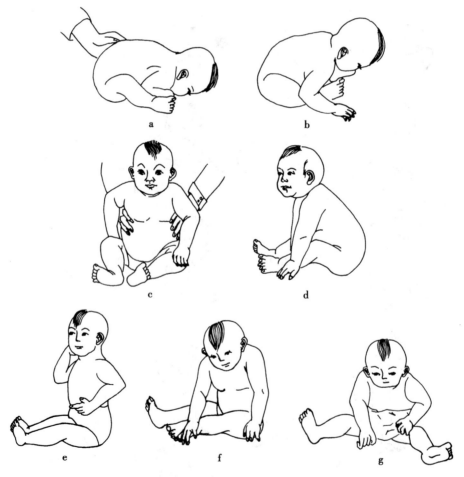

图3-16　坐位姿势运动发育

2~3 个月：脊柱明显伸展，坐位时脊柱向前弯曲呈半前倾姿势，头可竖直。

4~5 个月：扶持成坐位时脊柱伸展，为扶腰坐阶段，头部稳定。

6 个月：可以独坐，但需双手在前支撑，脊柱略弯曲，呈拱背坐。

7 个月：脊柱伸展与床面呈直角，是坐位的稳定阶段，称为直腰坐阶段。

8~9 个月：直腰坐位稳定，可以左右回旋身体，称为扭身坐阶段。可以在坐位上自由玩，也可以由坐位变换成侧卧位、卧位等其他体位。

4. 立位姿势运动发育   是由原始反射的阳性支持开始，立位平衡反应出现后，便出现了独站与步行，体现了由反射到随意运动和连续不断发育的特点。可以分为如下 10 个阶段：阳性支持反射 →不能支持体重→短暂支持体重→足尖支持体重→立位跳跃→扶站→抓站→独站→牵手走→独走（图 3-17）。

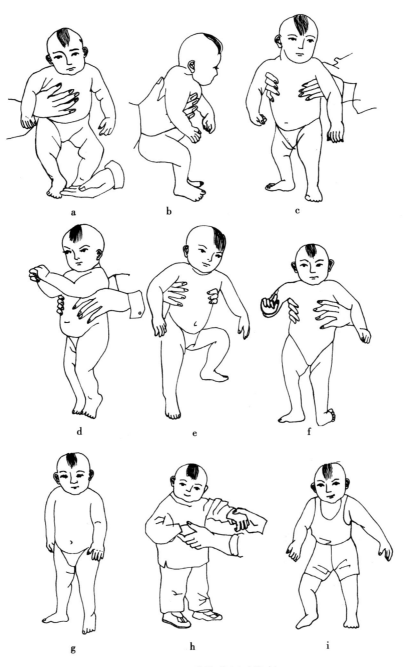

图 3-17   立位姿势运动发育

新生儿期：足底接触到支撑面，便出现颈、躯干及下肢的伸展动作，使身体直立呈阳性支持反射，也可引出踏步反射，这是人类站立的最初阶段。

2个月：阳性支持反射逐渐消失，下肢出现半伸展、半屈曲的状态而不能支持体重。

3个月：膝部与腰部屈曲，可以短暂支持体重。

4个月：由于伸肌张力较高，下肢伸展并支持体重，多呈足尖支持状态。

5~6个月：使小儿站立时，出现跳跃动作，此阶段称为立位跳跃阶段。

7~8个月：扶持小儿腋下站立，多数可站立，髋关节多不能充分伸展，称为扶站阶段。

9个月：小儿可抓物站立或抓住检查者的手后自行站起，脊柱充分伸展，称为抓站阶段。

10个月：在抓站的基础上，由于立位平衡功能的逐渐完善，小儿可以独自站立，开始时间较短，逐渐延长，称为独站阶段。

11个月：小儿站立稳定后，则可以牵手向前迈步，称为牵手走阶段。

12个月：可以独自步行，称为独走阶段。由于个体差异，发育速度有所不同。有的小儿独走较早，有的则较晚，一般不应晚于18个月。

5. 步行姿势运动发育　婴幼儿步行发育的特点如下。

（1）由两脚分开大足距向两脚并拢小足距发展：小儿的身体重心位置较成人高，为了稳定步态而保持步宽相对较宽，与地面接触的面积较大（图3-18）。

（2）由上肢上举到上肢下降发展：呈挑担样步态，双手维持平衡，肩胛骨内收，背脊呈伸展状，利于保持身体的稳定（图3-19）。

（3）由无上肢的交替运动到有上肢的交替运动。

（4）由肩与骨盆的无分离运动，到有分离运动。

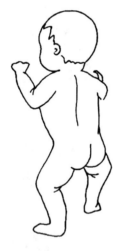 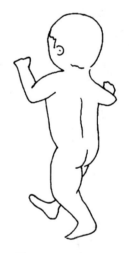

图 3-18　宽基步态　　　　图 3-19　挑担步态

（5）由小步跑，步幅不一致，到迈大步、有节律的步态发展。

（6）由缺乏骨盆的回旋到加强骨盆的回旋：随着小儿年龄的增长，踝关节支撑力量的增强，髋关节过度收缩减少，腹肌力量增强，骨盆回旋增强。

（7）足尖与足跟接地时间短，主要为脚掌着地：由于踝关节的支撑力不足，需要髋关节和膝关节的过度屈曲，使足上提，脚掌用力着地。

（8）站立位的膝过伸展：以便保持下肢支持体重，随着躯干平衡功能的完善和下肢支撑力量的增强，这一情况逐渐改善。

（三）姿势运动发育的顺序

姿势运动发育的顺序遵循如下规律：①动作沿着抬头、翻身、坐、爬、站、走和跳的方向发育；②离躯干近的姿势运动先发育，然后是离躯干远的姿势运动的发育；③由泛化到集中、由不协调到协调的发育；④先学会抓握东西，然后才会放下手中的东西；⑤先能从坐位拉着栏杆站起，然后才会从立位到坐下；⑥先学会向前走，然后才会向后倒退着走。按照这一发育规律，不同年龄婴幼儿粗大运动发育的特点见表 3-5。

表 3-5　婴幼儿粗大运动发育特点

年龄	头与躯干控制	翻身	坐	爬、站、行走
新生儿	臀高头低，瞬间抬头		全前倾	阳性支持反射
2 个月	短暂抬头，臀、头同高		半前倾	不支持
3 个月	肘支撑抬头 45°	仰卧位至侧卧位		短暂支持
4 个月	抬头 45°~90°，头高于臀部，玩两手	仰卧位至俯卧位	扶腰坐	足尖支持
5 个月	双手或前臂支撑，抬头 90°，手、口、眼协调			跳跃
6 个月	随意运动增多，抬头 >90°	俯卧位至仰卧位	独坐手支撑	
7 个月	双手或单手支撑，支撑向后成坐位		直腰坐	肘爬、扶站
8 个月	胸部离床		扭身坐	腹爬
9 个月	手或肘支撑，腹部离床		坐位自由变换体位	后退移动、抓站
10 个月				四爬、独站
11 个月				高爬、牵手走
12 个月				跪立位前移、独走
15 个月				独走稳、蹲着玩
18 个月				拉玩具车走、爬台阶
2 岁				跑步、跳
3 岁				踮着足尖走或以足跟走，双足交替下楼

第二节　粗大运动发育的影响因素及异常发育

一、粗大运动发育的影响因素

（一）遗传因素

遗传性因素所致的染色体疾病、单基因疾病、多基因疾病，如 21- 三体综合征、苯丙酮尿症、亨廷顿病等，均在不同程度上影响小儿的运动发育。也有部分小儿会有暂时性运动发育障碍或迟缓，家

族中有类似的病史，随着年龄增长，运动发育最终达到正常。

（二）环境因素

由于不正确的教养方式、缺乏运动及锻炼的机会，会造成运动发育落后。如 1 岁左右的小儿，如果鞋底很滑或很硬，会影响学习走路；我国习惯将婴幼儿的双手包在被中，这可能是我国儿童伸手抓物的时间明显低于西方同龄儿童的重要原因。

（三）智力发育障碍

智力发育障碍是一个常见的、备受关注的临床医学、康复医学、精神心理、教育和社会问题。大多数智力发育障碍的小儿运动发育较正常儿童延迟，与学习、建立和巩固运动功能及技巧迟缓有关，也与肌张力偏低有关。但本病患儿不存在异常姿势，都能够学会粗大运动的基本功能。

（四）神经肌肉疾病

常表现为行走发育落后，有些疾病最终丧失运动能力。如进行性肌营养不良最先出现的异常是粗大运动发育落后；脊髓性肌萎缩症运动发育落后非常明显；良性先天性肌弛缓症会坐的时间往往不延迟，但会走的时间却相当晚。各类先天性代谢性疾病除有运动功能障碍外，都有特征性的临床表现和实验室检查结果。

（五）脑损伤和脑发育障碍

影响运动发育最多见的原因是脑损伤和脑发育障碍。如受孕前后与孕妇相关的环境、遗传因素及疾病相关；妊娠早期绒毛膜、羊膜及胎盘炎症；双胎等多种因素导致的胚胎发育早期中枢神经系统及其他器官的先天畸形，脑室周围白质营养不良等。这些胚胎早期发育中的异常很可能是造成早产、围生期缺氧缺血的重要原因，而且是高危新生儿存活者以后发生脑损伤的重要基础。除上述生物学因素外，社会经济条件差所致父母营养不良，母亲年龄小，父母滥用毒品、药品，家庭暴力、战争、文娱体育运动等社会因素也与脑损伤的发生相关。脑损伤和发育缺陷的主要特征为：

1. **中枢神经系统的先天畸形** 可有神经管闭合不全而形成无脑畸形、脑膜膨出和脑膜脑膨出、中脑水管畸形等；脑泡演化发育障碍导致全前脑畸形、小脑扁桃体下疝畸形等；神经元移行及脑回形成障碍导致神经元异常、平脑回或无脑回、巨脑回畸形、多小脑回畸形等；联合障碍或中线结构异常可有胼胝体缺如或发育不全、透明隔缺如或发育不全。

2. **脑室周围白质软化** 早产儿缺氧缺血的易损区位于脑室周围的白质区，缺氧和高碳酸血症均可导致脑血管自主调节功能障碍，形成"压力被动性脑血流"，即脑血流灌注完全随全身血压的变化而波动。当血压高时，脑血流过度灌注可致颅内血管破裂出血；当血压下降、脑血流减少，则引起缺血性脑损伤，脑室内或毗邻于脑室部位出血。脑白质的少突胶质细胞有着高度的易损性，加之炎症免疫反应等因素，极易造成髓鞘减少或合成障碍，轴突破坏，白质容积减少，脑室周围囊腔形成。以上诸多因素，导致脑室周围白质损伤。如损伤部位波及发自外侧膝状体视放射纤维至枕叶视觉中枢，则可发生视觉障碍；如波及发自内侧膝状体听放射纤维至颞叶听觉中枢，则可发生听觉障碍。根据损伤波及范围的不同，还可发生语言障碍、智力低下等。

3. **神经生化改变** 体外实验和动物实验结果表明，自由基和神经递质如谷氨酸盐可促进脑组织坏死。白介素 -1β（IL-1β）、白介素 -6（IL-6）和肿瘤坏死因子 α（TNF-α）可通过胎盘屏障和胎儿血 - 脑屏障，进而损伤胎儿发育中的脑，引起脑室内出血和脑室周围白质软化。低氧、缺血或低血糖引起的细胞 ATP 降解，可使细胞死亡，与以后出现的神经系统发育异常有关。

4. 产伤或外伤所致脑损伤 产伤可为颅外产伤、颅骨产伤和颅内产伤。颅内产伤主要为硬脑膜撕裂、硬膜下血肿、脑缺血性梗死等。各种原因所致的颅脑外伤，都可造成不同程度的颅脑病理生理学改变，导致运动发育落后或障碍。

5. 胆红素脑病 高胆红素血症时，胆红素通过血 - 脑屏障，损害中枢神经系统的某些神经核，导致脑性瘫痪。病变的特点是基底神经节、海马、下丘脑、齿状核等被染成亮黄色或深黄色。上述部位可有神经元变性、坏死，神经胶质细胞增生等变化。

6. 缺氧缺血性脑病 脑缺氧缺血是构成围生期胎儿或婴儿脑损伤的主要原因。基本病变主要有：脑水肿、脑组织坏死、缺氧性颅内出血等。近年来研究证明，缺氧或缺血所致细胞生化改变可导致细胞受损或凋亡。

（六）其他疾病

脊柱裂、脑积水、骨关节疾病、四肢的先天畸形、重症癫痫等，都可导致运动发育落后或运动障碍。

二、粗大运动的异常发育

（一）异常发育特点

由于影响运动发育的因素不同，导致运动障碍的机制不同，异常发育的特点亦不同。如原因不明的特发性脊柱侧弯、先天性肩关节脱位、先天性髋关节脱位、先天性膝关节过伸和脱位、先天性马蹄内翻足等，都会因骨与关节发育障碍而影响运动发育和运动功能，临床表现有独特的姿势运动模式。以下重点介绍脑发育障碍或脑损伤所导致的异常发育。

1. 运动发育的未成熟性 小儿在发育过程中，由于未成熟的脑组织受到损伤或发育障碍，可导致运动功能发育迟缓或停止，运动发育顺序和规律被破坏，与同龄儿相比运动发育明显落后或停滞。

2. 运动发育的异常性 高级中枢神经系统对于低级中枢神经系统的调节和抑制作用减弱，感觉运动发育延迟，从而释放出原始的运动模式。可表现为：①原始反射亢进和残存；②立直反射及平衡反应延迟出现或不出现；③肌力和肌张力异常；④运动不规律、不协调或不自主运动；⑤病理反射出现等。运动发育异常性可表现为运动的原始模式、整体模式、联合反应模式、代偿性的异常模式等。

3. 运动发育的不均衡性 异常发育也可表现在：①运动发育与精神发育的不均衡性；②粗大运动和精细运动发育过程中的分离现象；③不同体位运动发育的不均衡性；④各种功能发育不能沿着正确的轨道平衡发展；⑤对于外界刺激的异常反应而导致的运动紊乱。

4. 姿势运动的非对称性 由于 ATNR、STNR、TLR 等原始反射的残存，小儿姿势运动发育很难实现对称性和直线化发展。难以实现竖头、将双手向胸前聚拢、手、口、眼动作的协调、抗重力伸展和体轴的自由回旋。

5. 运动障碍的多样性 由于脑损伤部位和程度不同，导致运动障碍的特点不同。如锥体系损伤呈痉挛性瘫痪；锥体外系损伤呈不自主运动、肌阵挛或强直；小脑损伤呈平衡障碍、共济失调、震颤等。

6. 异常发育的顺应性 由于得不到正常运动、姿势、肌张力的感受，不断体会和感受异常的姿势运动模式，形成异常的感觉神经通路和神经反馈，导致发育向异常的方向发展、强化而固定下来，异常姿势和运动模式逐渐明显，症状逐渐加重。

上述异常发育，大多由中枢性运动功能调控障碍所致（表3-6）。

表3-6　运动功能调控障碍及特点

运动调控障碍	特点
姿势感觉障碍	身体在空间位置的感觉障碍，可导致平衡障碍
运动感觉障碍	难以保持身体中间位的运动（如在站立、跳跃时）
视觉空间处理障碍	难以对空间区域范围进行预测和运动时机的判别（如很难判断能够抓住物体和抛出物体的轨迹）
指令-运动结合障碍	难以对言词指令翻译并正确反应（如难以遵循训练中的指令）
运动计划障碍	对于运动需求难以预测结果和筛选策略（如难以预测跑多快才能抓到球）
肌群协调障碍	难以调整不同需求所适用的不同肌群，活动中缺乏肌肉的协同
运动记忆障碍	难以快速和准确记忆特定技巧所需的肌肉活动次序
肌张力控制障碍	难以正确而恰当的发展肌肉张力和肌肉长度
调节和控制障碍	难以判断有效的肌肉活动方式

（二）异常发育疾病

1. 脑性瘫痪（cerebral palsy，CP） 简称脑瘫，是一组持续存在的中枢性运动和姿势发育障碍、活动受限综合征，这种综合征是由于发育中的胎儿或婴幼儿脑部非进行性损伤所致。目前我国患病率约为2.0‰~3.5‰。据2014年全国小儿脑瘫康复学术会议制定的最新分型，本病分为以下六型：痉挛型四肢瘫、痉挛型双瘫、痉挛型偏瘫、不随意运动型、共济失调型、混合型。

脑瘫患儿发育的主要特征：①运动发育延迟的同时伴有异常姿势和运动模式；②四肢和躯干的非对称性；③固定的运动模式；④抗重力运动困难；⑤做分离运动困难的整体运动模式；⑥发育不均衡，如上肢与下肢、仰卧位与俯卧位、左侧与右侧运动发育不均衡；⑦肌张力不均衡，如异常肌张力、姿势变化时的肌张力增高、降低或动摇；⑧原始反射残存，立直反射及平衡反应出现延迟或不出现；⑨感觉运动发育落后，感觉"过敏"而导致运动失调；⑩联合反应和代偿性运动。

诊断标准：①必要条件：中枢性运动障碍持续存在；运动和姿势发育异常；反射发育异常；肌张力及肌力异常；②参考条件：有引起脑瘫的病因学依据；可有头颅影像学佐证。早期发现异常表现、早期干预是取得最佳康复效果的关键，应遵循综合康复治疗原则。

2. 脊髓性肌萎缩症（spinal muscular atrophy，SMA） 是由脊髓和脑干运动神经元变性导致的遗传性疾病，呈常染色体隐性遗传。患儿以下运动神经元病变为主，智力正常，感觉神经元一般不受累。根据起病年龄，肌无力严重程度，进展速度和预后将本病分为三种临床类型：SMA Ⅰ型（婴儿型：出生后6个月内发病）、SMA Ⅱ型（中间型，又称慢性婴儿型：生后6~18个月发病）、SMA Ⅲ型（少年型：发病在2~7岁间或更晚）。

SMA Ⅰ型及Ⅱ型发病对婴幼儿粗大运动发育影响的共同特点包括：①患儿运动发育延迟，达不到与其年龄相对应的发育里程碑；②双侧肢体出现近端为主的对称性肌无力、肌肉萎缩，患肢抗阻力运动困难；③自发病起运动发育渐进性落后，最终多因呼吸肌瘫痪或全身衰竭死亡。本病诊断以临床表现、肌电图改变为主，周围神经传导速度多正常，除此之外还需要基因检查。目前尚无特效治疗，多以康复和对症支持治疗为主，心理治疗和社会支持也同样可以提高患儿生活质量，延长生存期。

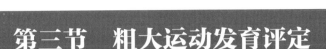

第三节　粗大运动发育评定

一、粗大运动发育的评定内容及方法

（一）评定的原则

要以正常儿童整体发育标准为对照进行全面的评定。对于脑发育障碍或脑损伤的小儿，重视异常发育特点即脑的未成熟性和异常性，注意原发损伤和继发障碍。主要观察和评定：①运动与反应；②对外来刺激的选择性；③探索各种反应的相互关系和影响；④异常反应及其连锁状态；⑤寻找出异常要素；⑥判断出小儿的能力；⑦发挥适当功能时的最主要的姿势与运动的构成要素；⑧小儿与家庭成员的关系；⑨家庭环境对小儿的作用；⑩是否存在感觉障碍等。

（二）姿势与运动发育评定

姿势与运动发育评定的要点如下。

1. 姿势评定　观察小儿从一个动作转换成另一个动作时，身体各部位之间所呈现的位置关系，即克服地心引力所呈现的自然姿势。只有保持正常的姿势，才能出现正常的运动。

2. 运动发育评定　主要观察是否遵循小儿运动发育规律，即由上到下、由近到远、由粗到细、由低级到高级、由简单到复杂、连续不断地发育。例如，是否是先抬头、后抬胸，再会坐、立、行（由上到下）；从臂到手，从腿到脚的活动（由近到远）；从全手掌抓握到手指抓握（由粗到细）；从阳性支持反射到站立（由低级到高级）；从直腰坐到坐位的自由玩耍（由简单到复杂）。评定时根据小儿的年龄及本章第二节姿势运动发育的相关内容，判断是否存在发育落后或异常。

3. 异常姿势和运动发育评定　主要观察是否存在发育落后和发育的分离。发育的分离是指小儿发育的各个领域之间存在很大差距。如精神与运动、各运动之间、各部位之间功能与模式的分离。

4. 动态观察　要动态观察异常姿势和运动发育状况是否改善或恶化。如果异常模式改善，运动发育正常化的可能性就大。如果恶化进展，病态固定成型，脑瘫的可能性就大，或康复治疗效果差。通过评定小儿姿势与运动发育情况，可以早期发现异常，也可以作为康复效果评定的客观指标。

（三）肌力评定

在全身各个部位，通过一定的动作姿势，分别对各个肌群的肌力作出评定。评定中注意：①小儿不同程度的局部或全身肌力降低，可表现为不能实现抗重力伸展，抗阻力运动差，从而影响运动发育；②可在全身各个部位，通过一定的动作姿势，分别对各个肌群的肌力作出评定；③评定中所检查的运动方向为屈曲-伸展、内收-外展、内旋-外旋、旋前-旋后；④通常检查关节周围肌群以及躯干的肌群；⑤常用的肌力检查方法为手法肌力检查（manual muscle testing，MMT），分级标准通常采用六级分级法。

（四）肌张力评定

肌张力的变化可反映神经系统的成熟程度和损伤程度。肌张力评定应包括静止性肌张力、姿势性肌张力和运动性肌张力（表3-7）。根据被动活动肢体时的反应以及有无阻力变化，将肌张力分为5级。也可采用Ashworth量表（Ashworth scale for spasticity，ASS）或改良Ashworth痉挛量表（modified Ashworth scale，MAS）评定。小儿肌张力评定的指标量化比较困难，评定中可采用：①通过观察、触摸及被动运动，屈曲、伸展、旋前、旋后肢体，了解肌张力，如握住小儿前臂摇晃手，握住小腿摇摆其足，通过观察手和足的活动范围判断肌张力；②根据关节活动范围判断，关节活动范围大，说明肌张力低，反之肌张力高；③痉挛型脑瘫患儿肌张力增高，表现为"折刀式"；④不自主运动型脑瘫患儿表现为肌张力的动摇性变化，静止时正常或接近正常，活动时增高；⑤强直型脑瘫表现为"铅管状"或"齿轮状"肌张力增高；⑥共济失调型脑瘫肌张力多不增高或可能降低；⑦智力发育障碍、精神运动发育迟滞、遗传代谢性疾病患儿多表现为肌张力降低。肌张力异常的形式为：

1. **肌张力增高**　肌肉组织坚实，屈伸肢体时阻力增加。痉挛（spasm）指被动屈伸肢体时，起始阻力大，终末阻力突然减弱，称为折刀现象，为锥体束损害现象。强直（rigidity）指伸屈肢体时始终阻力增加，称为铅管样强直，为锥体外系损害现象。

2. **肌张力降低**　肌肉松软，屈伸肢体时阻力低，关节活动范围扩大，表现为迟缓性瘫痪。

表3-7　肌张力评定分类表

	检查方法		评定	
			肌张力增强	肌张力低下
安静时	肌肉形态	望诊：肌肉的外观	丰满	平坦
	肌肉硬度	触诊：肌肉的硬度	硬	软
	伸展度	过伸展检查，被动运动检查	过度抵抗	抵抗减弱
	摆动度	摆动运动检查	摆动幅度减少	摆动幅度增加
活动时	姿势变化	姿势性肌张力检查	肌紧张	无肌紧张变化
	主动运动	主动运动检查	活动受限	关节过度伸展

（五）关节活动度评定

关节活动度异常，会严重影响运动发育，甚至导致畸形与挛缩。评定是在被动运动下对关节活动范围的测定，可采用目测，但准确的测量应使用量角器。临床上常用的检查和测量方法有：

1. **头部侧向转动试验**　正常时下颌可达肩峰，左右对称，肌张力增高时阻力增大，下颌难以达肩峰。

2. **臂弹回试验**　使小儿上肢伸展后，突然松手，正常时在伸展上肢时有抵抗，松手后马上恢复原来的屈曲位置。

3. **围巾征**　将小儿手通过前胸拉向对侧肩部，使上臂围绕颈部，尽可能向后拉，观察肘关节是否过中线，新生儿不过中线，4~6个月小儿过中线。肌张力低下时，手臂会像围巾一样紧紧围在脖子上，无间隙；肌张力增高时肘不过中线。

4. **腘窝角**　小儿仰卧位，屈曲大腿使其紧贴到胸腹部，然后伸直小腿，观察大腿与小腿之间的角度（图3-20）。肌张力增高时角度减小，降低时角度增大。正常4个月龄后应大于90°（1~3个月80°~100°、4~6个月90°~120°、7~9个月110°~160°、10~12个月150°~170°）。

5. **足背屈角**　小儿仰卧位，检查者一手固定小腿远端，另一手托住足底向背推，观察足从中立位开始背屈的角度（图3-21）。肌张力增高时足背屈角减小，降低时足背屈角增大。正常1~3个月60°、3~6个月30°~45°、≥7个月0°~20°。

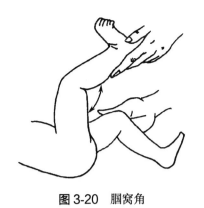 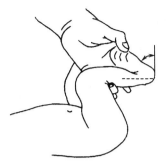 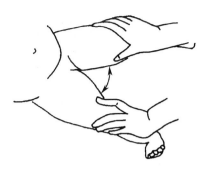

图 3-20　腘窝角　　　　　　　　图 3-21　足背屈角　　　　　　　　图 3-22　股角

6. 跟耳试验　小儿仰卧位，检查者牵拉足部尽量靠向同侧耳部，骨盆不离开床面，观察足跟与髋关节的连线与桌面的角度。正常 4 个月龄后应大于 90°（1~3 个月 80°~100°、4~6 个月 90°~130°、7~9 个月 120°~150°、10~12 个月 140°~170°）。

7. 股角（又称内收肌角）　小儿仰卧位，检查者握住小儿膝部使下肢伸直并缓缓拉向两侧，尽可能达到最大角度，观察两大腿之间的角度，左右两侧不对称时应分别记录。肌张力增高时角度减小，降低时角度增大（图 3-22）。正常 4 个月龄后应大于 90°（1~3 个月 40°~80°、4~6 个月 70°~110°、7~9 个月 100°~140°、10~12 个月 130°~150°）。

8. 牵拉试验　小儿呈仰卧位，检查者握住小儿双手向小儿前上方牵拉，正常小儿 5 个月时头不再后垂，上肢主动屈肘用力。肌张力低时头后垂，不能主动屈肘。

（六）反射发育评定

小儿反射发育十分准确地反映中枢神经系统发育情况及损伤情况，是判断婴幼儿运动发育水平的重要手段。按神经成熟度，可分别进行原始反射、姿势反射、平衡反应的评定（见本章第一节）。

（七）平衡功能评定

包括：①平衡反应评定：包括各类平衡反应及保护性伸展反应的评定；②静态平衡功能评定：即双腿站立、单腿站立、足尖对足跟站立、睁眼及闭眼站立检查或采用平衡测试仪进行测试；③动态平衡功能评定：即稳定极限和体重或重心转移能力测定，如站起、行走、转身、止步、起步以及在站立位和坐位时，身体尽可能向各个方向倾斜试验；④综合性平衡功能评定：可采用 Berg 量表；⑤对平衡障碍原因进行分析：即对运动系统的评价以及对平衡感觉组织的检查。

（八）协调功能评定

包括：①指鼻试验；②指指试验；③跟 - 膝 - 胫试验；④轮替动作；⑤闭目难立征试验；⑥站立后仰试验等。

（九）步态分析

必要时可对小儿进行步态分析，对于婴幼儿主要采用目测观察的方法，获得资料，然后根据经验进行分析。主要观察踝、膝、髋、骨盆、躯干等在步行周期的表现，进行分析。必要时可采用美国加利福尼亚 RLA 医学中心设计提出的目测观察分析法进行详细观察和分析，有条件的情况下也可采用步态定量分析系统进行检测。

二、常用粗大运动发育评定量表

婴幼儿粗大运动发育的评定量表主要包括：全身运动质量评估、Alberta 婴儿运动量表、Peabody 运动发育评定量表、粗大运动功能测试量表及粗大运动功能分级系统。

（一）全身运动质量评估

全身运动质量（qualitative of general movements，GMs）是由奥地利神经发育学家 Prechtl 首先提出的，观察胎儿至 4~5 月龄婴儿自发运动以预测其神经发育结局的评估方法。GMs 评估的基本方法是拍摄一段适龄婴儿的运动录像，再由具有资质的评估人员对录像进行评估得出结论。可早期识别出特异性的神经学症候，并且对于"后期是否发展为脑瘫"具有较高预测价值。是广泛应用的一种无创的、观察性的早期神经发育检查工具。对早产儿、低出生体重儿、围生期窒息、新生儿期中枢神经系统感染、新生儿惊厥等，在纠正月龄 4 月龄内接受两次 GMs 评估（第一次在纠正 1 月龄内，第二次在纠正 3 月龄左右），以了解有无后期严重神经发育异常可能性。

（二）Alberta 婴儿运动量表

Alberta 婴儿运动量表（Alberta infant motor scale，AIMS）是由加拿大 Albetta 大学 Mattha C.Piper 和 JohannaDarrah 创制，它通过观察来评估 0~18 个月龄（从出生到独立行走）时的运动模式和特点，可以有效地发现高危儿与正常婴儿运动发育速度的不同，以及可以敏感地发现高危儿可疑的运动模式特点。早产儿在矫正月龄 4 个月时即可发现其异于足月儿的运动模式特点，以及早产儿的运动发育水平明显落后于足月儿或常模数据，可以敏感地反映出早产儿异于正常婴儿的运动发育。

（三）Peabody 运动发育评定量表

Peabody 运动发育评定量表（Peabody developmental motor scale second edition，PDMS-2）分精细运动部分和操作部分。适于 6~72 个月的婴幼儿和学龄前期儿童（包括各种原因导致的运动发育障碍儿）的精细运动发育水平评定。包括 98 项测试项目，4 个运动技能区的能力。用途同 PDMS-2 粗大运动部分。

PDMS-2 主要用途：①用于评定相对于同龄儿的运动技能水平；②粗大运动发育商（gross motor quotient，GMQ）和精细运动发育商（fine motor quotient，FMQ），比较和判断粗大运动和精细运动的发育水平是否有差异；③对每个个体的运动技能进行定量和定性分析，并且转换到个体训练目标中，对教育和干预治疗很有价值；④可以用于评定运动技能进步情况；⑤作为研究工具很有价值，因为其评分可以用于研究不同种群儿童的运动发育水平，以及不同干预措施对运动技能发育的影响。

（四）粗大运动功能测试量表

粗大运动功能测试量表（gross motor function measure，GMFM）目前有 GMFM-88 和 GMFM-66 两个常用版本，GMFM-88 包括 88 个项目，分 5 个功能区：A 区（卧位与翻身）；B 区（坐位）；C 区（爬与跪）；D 区（站立位）；E 区（行走与跑跳）。GMFM-66 在 0~3 岁脑瘫儿童粗大运动评定中同 GMFM-88，能定量地反映脑瘫儿童粗大运动功能状况和改变，适合对早期治疗的脑瘫儿童进行粗大运动功能评定。GMFM-66 属于等距量表，能提供测试项目的难度表，便于设定康复干预目标。

GMFM 量表主要用途：①确定脑瘫儿童粗大运动功能发育水平和最新运动功能发展区域，用于运动治疗的目标选择；②跟踪观察脑瘫儿童粗大运动功能的发育状况，分析和预测不同类型、不同分级脑瘫儿童粗大运动发育轨迹和结局；③判断各种干预和治疗方法对脑瘫儿童粗大运动的影响，以及各种方法之间的疗效对比；④与其他评定指标相结合，全面地分析影响运动功能的因素。

（五）粗大运动功能分级系统

粗大运动功能分级系统（gross motor function classification system，GMFCS）以自发运动为依据，侧重于坐（躯干控制）和行走功能，按照不同年龄段粗大运动功能特点，分为 I~V 级别，级别越高，功能越差。

除上述量表外，还可选用国内外公认的其他量表，特别是国际功能分类进行综合性分析。鼓励在临床工作中，根据不同需求自制各类简单实用的量表。

（高　晶）

第四章
婴幼儿精细运动发育

精细运动能力是在人体获得了基本的姿势和移动能力发育的基础上发展起来的，视觉功能发育也受到姿势和移动能力发育的影响，同时反过来又促进了精细运动能力的发育。因此，姿势和移动、上肢功能与视觉功能三者之间是一个互相作用、互相促进而共同发育的过程，对个体适应生存及实现自身发展具有重要意义。

第一节　精细运动发育规律

精细运动能力（fine motor skills）指个体主要凭借手以及手指等部位的小肌或小肌群的运动，在感知觉、注意等心理活动的配合下完成特定任务的能力。发育早期的儿童需完成取物、画画、写字、生活自理等许多活动，精细运动能力既是这些活动的重要基础，是评价婴幼儿神经系统发育成熟度的重要指标之一，也是对婴幼儿进行早期教育的基本依据。3岁前是精细运动能力发育极为迅速的时期。

一、精细运动发育过程

手是最复杂最精细的器官，是个体认识客观世界、与外界交往的一种重要器官。由于有一双灵巧的手，学会了制造和使用工具，才使人和动物有了本质的区别。但是手的这种灵活并非与生俱来，而是要经历一个相当长的发育过程且遵循一定的发育规律。

精细运动多为小肌或小肌群的运动，在全身大肌发育后迅速发育。上肢运动功能的精细化使得手具备了操作能力，随着操作过程的不断进行，手识别物体的能力也逐步提高。

精细动作主要包括伸手取物，手掌大把抓握较大物品，拇指与其他手指分开取一些小的物品，拇指与示指分开准确捏取一些很小的东西，如花生、纽扣、小豆子、小丸等，拿铅笔画画、翻书、搭积木、串珠子等。而包括进食、更衣、书写等在内的各种精细运动活动均以抓握物体、将手伸向物体、随意放下物体、腕关节可在各个方向活动4项基本动作为基础，也就是说，4项基本动作是小儿能进行更复杂任务的前提。

（一）抓握动作发育

手的基本动作包括非抓握动作与抓握动作两大类。非抓握动作包括悬浮、约束、推、压、触、勾状抓握等；抓握动作又分为力性抓握与精细抓握，前者包括球形抓握、柱状抓握及拉，精细抓握包括指尖捏、指腹捏、侧捏及三指捏（图4-1）。

抓握动作（grasping）是个体最初的和最基本的精细动作，在此基础上发展写字、画画和生活自

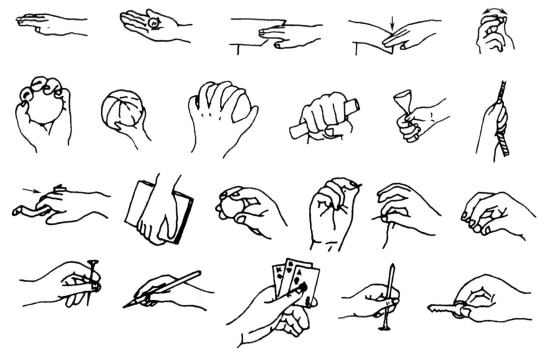

图 4-1　手的基本动作

理动作技巧。手部动作丰富了儿童探索环境的方式，拓展了获得信息的途径，使其能够主动、有效地探索环境。

　　抓握动作的不断发育表现在两个方面，一方面，是掌握更加复杂、准确而灵巧的动作，使手开始成为使用工具的工具。另一方面，是动作的概括化，就是能把某一动作推广到同一类的物体上，或把同一类的物体用于某一种动作上。例如，把给小狗（玩具）"喂食"这个动作推广到"小猫""小熊""小马"等；把饭碗、茶杯、酒杯都当作喝水的用具等。

　　1. 抓握动作发育规律　具有以下特点。

　　（1）由无意识抓握向随意抓握发育：大约 3 个月时随着握持反射的消失，开始出现无意识的抓握，如无意识抓握褓褓或被褥，抓握亲人或玩具，也抓握自己的手，这标志着手的动作开始发育（图 4-2）。

　　6 个月左右，婴儿注意到手的存在且能随意张开，开始出现随意抓握动作。由于无意识的抓握动作不断反复，同一个动作总是引起同一个结果，因此形成了反映事物关系的稳固感觉——运动表象，这就成为一种"学会了"的动作，从而使动作具有一定的随意性。随意抓握动作的出现标志着手动作发育的一个重大飞跃。主要表现：拇指和其余四指对立的抓握动作，抓握动作过程中的手眼逐渐协调。

　　（2）由手掌的尺侧抓握向桡侧抓握发育：开始抓握时，往往是用手掌的尺侧（小拇指侧）握物；然后是全手掌抓握；当前臂旋转运动功能发育后，然后逐渐向桡侧发育（大拇指侧），并开始桡侧抓握或抓捏动作的发育；最后发展到用手指握物，即拇指、示指对指捏物（图 4-3）。

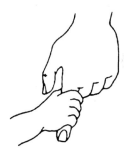

图 4-2　握持反射

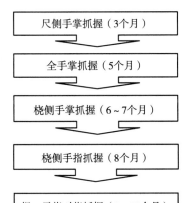

尺侧手掌抓握（3个月）

全手掌抓握（5个月）

桡侧手掌抓握（6～7个月）

桡侧手指抓握（8个月）

拇、示指对指抓握（9～10个月）

图 4-3　抓握动作由手掌的尺侧抓握向桡侧抓握发育模式图

以动态三指捏为例，当尺侧三指弯曲形成稳定点后，就能精确控制桡侧手指运动。也就是说手的动作从小拇指侧向大拇指侧发展。两个同样年龄的孩子，用靠近小拇指侧取物的孩子手的动作就没有用大拇指侧取物的孩子发育得好。

（3）由不成熟的抓握模式（全手掌抓握模式）向成熟的对指抓握模式发育：即抓握手向抓捏手发育阶段。不成熟的抓握模式即拇指向下或在与手背平行的高度弯曲取物的模式，在上肢动作未分化阶段，婴儿往往采取此种模式抓握（图4-4）。

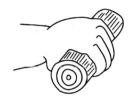

图 4-4　全手抓握模式

生后7个月开始，随着稳定点由近端关节向远端关节移动，使得手指能够捏住物体。手的抓握动作有了进一步的发展，主要表现在以下两个方面。

第一，逐步学会拇指与其余四指对立的抓握动作，这是人类操作的典型方式。因为这样，人才能根据物体的特点去抓握，手才能灵活运动。随着这种操作方式的发育，手才有可能从自然的工具逐步变成使用或制造工具的工具，手才能随心所欲地进行各种精细动作。

第二，在抓握动作过程中，逐步形成眼和手，即视觉和运动觉联合的协调运动，这就发展了儿童对隐藏在物体当中的复杂属性和关系进行分析综合的能力，知觉和具体思维能力也得到发展。

（4）由抓握物体向放开物体发育：人类首先会抓握动作，然后逐渐学会张开手放开物体。也就是小儿先会拿起物体，然后才会把物体放到一处。放开较抓握更为精细，更具有目的性（图4-5）。

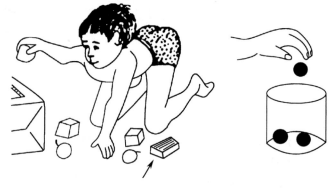

图 4-5　抓握与放开

2. 抓握动作发育过程　抓握动作的发育是逐渐由最初的肩、肘部的活动发展为成熟阶段的指尖活动的过程，需要经过一个比较复杂的过程。

Halberson 设计了一个1英寸大小的红色立方体作为研究工具，通过观察记录不同年龄段小儿抓握这个红色立方体的动作特征，来描述和分析婴儿在出生后4~13个月的抓握动作发育过程。发现任何阶段的抓握动作都包括四种连续的动作过程：①视觉搜索物体；②接近物体；③抓住物体；④放开物体。抓握动作发育可分为以下9个阶段，见图4-6。

第一阶段（4个月）：抓不到立方体。

第二阶段（5个月初）：能碰触立方体但不能抓握。

第三阶段（5个月末）：原始抓握阶段（primitive squeeze），用手臂圈住立方体，然后再在另一只手或者胸部的支撑帮助下使立方体离开支持面，但这一动作过程中手指的精细运动不占据主要地位，并不是真正意义的抓握运动。

第四阶段（6个月）：已经出现真正意义的抓握动作，能够弯曲手指包住立方体，然后用手指的力量稳稳地抓住立方体。

第五阶段（7个月）：与第四阶段的动作形式非常相似。不同的是，手指的力量已能克服重力作用，使立方体离开地面。在抓握时其拇指保持与其他四指平行，同时用力抓握立方体。

第六阶段：表现出初步的"对指"能力，即抓握过程中的拇指与其他四指相对（拇指的指腹与其他四指的指腹相对）。

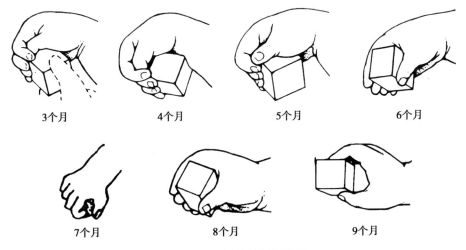

图 4-6 不同月龄抓握特征

第七阶段（8 个月）：抓握过程中，手在立方体一侧放下，拇指接触立方体的一个平面，示指、中指接触与拇指所在立方体的平面平行的另一个平面，然后在 3 个手指的共同努力下抓起 1 立方英寸的立方体。

第八阶段（8~9 个月）：抓握精确性越来越高，抓握时，不再把东西夹在手指与手掌之间，而是夹在拇指与示指间，拇指与示指相对，可用 2 个手指抓起立方体。

第九阶段：区别于在前八个阶段抓的动作中使用全部手指的情况，13 个月左右的婴儿可以拇指与示指、中指相对，用拇指尖与示指尖捏起立方体。

立方体的大小，特别是与手的大小之比，是影响抓握形式的重要因素。4 个月大的婴儿具备了根据物体大小选择使用单手或双手来抓握物体的能力；抓握动作中的手指随物体尺寸增大而增多，且受物体形状影响。4~8 个月，抓握动作中还没有出现右手或左手优势。

3. 抓握动作发育的意义　手的抓握动作能力的发育，在儿童心理发展上具有极其重要的意义。

（1）通过抓握物体的动作来掌握使用物体的方法，这就初步地体验了成人使用工具的方法和经验。

（2）在抓握和使用各种物体的同时，认识了这一类物体的共性，因而使知觉更加具有概括性，并为概括表象和概念的产生准备条件。

（二）双手协调动作发育

双手协调（both hands coordination）是指同时使用双手操作物体的能力，如将物体从一只手中传递到另一只手中，同时使用双手进行游戏（一只手固定小棍，另一只手将圆环套上或取下；一只手固定容器，另一只手从中取或向其中放物体；串珠子；一只手固定纸张，另一只手在上面写字；拍手等）。随双手协调动作的发育，每只手可完成不同的动作。双手协调动作发育规律如下。

4~5 个月：能够有意识地控制伸手，可能会同时向物体伸出双臂，并用双手抓住物体并保持在身体中线处。

6 个月后：能抓住物体，可以用双手抓住，或是夹在手指与手掌之间，这时的灵活控制能力还不强。能够区分出物体的大小，并能根据物体的大小张开手。特别喜欢感受物体。仰卧位时会抓住自己的脚，再将其放到口中。会抓住给他的一个方块，如果再给他一个方块，便会扔掉第一块，去接第二块。

7个月后：手的动作又有了进一步的发展，这时不仅是简单的抓握，而且开始摆弄抓到的物体；不但摆弄一个物体，而且能同时摆弄两个物体，并用种种不同的方式来摆弄各种物体。例如，把小盒子放在大盒子里，用小棍敲击铃铛，把一只手里的玩具传递到另一只手等。此阶段不但要求手眼协调，而且还要求双手配合，所以这个阶段可以称为双手开始协调动作阶段。

8~10个月：开始学习操作动作，可以在物体上做挤、拍、滑动、捅、擦、敲和打动作。用手探索所有的东西，包括食物等，并混合在一起，可以涂抹或倒出流质物质。可以准确地把大多数固体物质放入口中，例如脚、手指、塑料玩具或盖子等。随着操作能力的不断提高，不再喜欢把东西放进口中，而开始玩一些游戏。

12~15个月：可一只手固定容器，另一只手从中取或向其中放物体；会打开瓶盖。

（三）生活自理动作发育

包括更衣、进食、保持个人卫生（如厕、洗漱、修饰）在内的自理活动（self-care activities）是基本日常生活活动（basic activities of daily living，BADL）的重要内容。这些在成年人看起来很简单的生活自理活动，对于发育早期的儿童而言却要付出极大努力、达到一定的发育水平后才能完成。例如，只有当动作协调能力发育到一定水平后，才能使身体各部分进入相应的衣服空间中。不同生活自理动作发育对个体能力的要求不尽相同，因此其发育过程与顺序也存在一定的差异，见表4-1。

表4-1　生活自理动作发育时间顺序

动作名称	出现时间（月）	动作名称	出现时间（月）
稳稳地拿住茶杯	21	解开能够到的纽扣	36
穿上衣和外套	24	扣上纽扣	36
拿稳勺子，不倾斜	24	独立进餐，几乎没有食物外溢	36
在帮助下穿衣服	32	从水罐中倒水	36
穿鞋	36		

（四）书写与绘画动作发育

1. 握笔姿势与动作发育　无论绘画还是书写都要以灵活运用手中的笔类工具为前提。一般而言，2~6岁是儿童握笔动作技能迅速发育阶段。

（1）手掌向上的握笔动作：是最早的握笔动作形式，包括整个手和手臂的运动，表现为抓笔时手掌心向上，手掌与手指一起活动来抓握笔。运用这种笨拙的握笔动作形式，儿童很难进行有目的的绘画和书写动作（图4-7）。

（2）手掌向下的握笔动作：手掌向上的握笔动作逐渐被手掌向下的握笔动作取代，拇指与其他四指开始在绘画和书写动作中起到越来越重要的作用（图4-8）。

（3）手指握笔动作：主要以拇指、示指及中指握笔（图4-9）。随着手的协调运动能力发育，儿童握笔的部位逐渐向笔尖部位靠近，可用手指调整握笔的姿势和位置，手臂及肘部的动作频率逐渐减少。2~3岁儿童可握住靠近笔尖的部位，主要依靠肩关节的活动进行绘画和书写，之后，逐渐发展为用肘部来控制笔的运动，最后发展为用手指的活动来控制笔的运动。

（4）握笔动作发育特征：①握笔部位逐渐靠近笔尖；②随着运笔动作的不断成熟，身体坐位姿势趋于垂直，这种姿势可以减少手臂的支撑作用，使手的动作更为灵活、自由。也就是说，在握笔绘画和书写动作中，离躯干中线越近部位的活动越来越少，而躯干远端部位的活动越来越频繁。

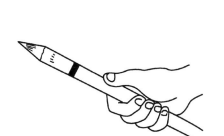
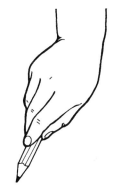
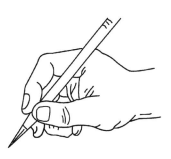

图 4-7　手掌向上的握笔动作　　　图 4-8　手掌向下的握笔动作　　　图 4-9　手指握笔动作

2. 绘画动作发育　大多数小儿在 15~20 个月就开始出现无规则、无目的的乱涂乱画动作。大约 4 岁 11 个月左右能达到完成水平线、垂直线、圆圈、正十字、右角平分线、正方形、左角平分线、交叉线和三角形 9 种图形的水平。随着手的动作控制能力的发育以及练习经验的增多，从最初无目的地涂抹到开始有目的地画画需要经历以下几个阶段。

（1）乱涂阶段（scribbling stage）：主要是获得绘画所必需的手眼协调能力。

（2）组合阶段（combining stage）：主要是图形的出现与混合，开始学会描绘螺旋、十字等基本几何图形，2 岁左右的小儿能画出一系列螺旋和圆圈，随着动作协调控制能力及目的性的增强，能对正方形、长方形、三角形等基本图形进行较为精确地临摹和绘画。之后，能够进行简单的几何图形组合的绘画。

（3）集合阶段（aggregate stage）：不仅能够完成几个简单图形混合的较为复杂的图形，而且能将几个图形、图像组合，例如，同时有人物和图像的图片。

（4）图画阶段（pictorial stage）：在绘画中混合图形的数量增多，图画的内容也更为复杂，绘画动作也更为精确、复杂。

几乎所有小儿绘画动作的发育都经历上述四个阶段，但达到每一阶段的具体年龄存在较大的个体差异。

（五）手的知觉功能发育

眼睛和耳是人们认识事物的重要器官，人们获得的各种信息绝大多数是通过视觉和听觉获取的。除此之外，手的触觉也是人们认识事物的重要途径。只有视觉和听觉而没有触觉参与，人们对事物的认识就不全面，也不准确。例如，棉花和铁，通过肉眼可以知道体积大小和形状异同，如果从未通过手的触摸，就无法感知轻重、粗细、软硬等。所以，对事物认识要做到精细准确，必须要有各种感觉共同参与，互相补充。

（1）基本概念：触觉识别（tactile gnosia）是人类单凭用手触及物体而无需用眼看就能识别物体的能力，是手指的精细感觉。发育初期触觉识别能力优先发育，功能完善后通常通过视觉功能弥补。

（2）手的知觉功能发育规律：对一些物体属性的触觉，如尺寸、温度，在出生后前几个月就发育得很好。但对于质地、重量等属性的感知却需在 6~9 个月之后。对物体形状的探索则更晚。手的知觉功能发育与手的动作发育密切相关，新获得的动作技能与越来越精确的感知功能均在彼此的进一步发育中起到重要作用。

（3）手识别物体与视觉识别物体的区别：能够感知身体的位置变化，如通过触摸，了解手部动作与身体部位之间的空间位置关系；能够识别物体的属性，如形状、大小、质地、重量、性质等。手的触觉识别和动作的发育，又可以促使大脑思维更活跃，并且还可以代替其他感觉器官。如在不能说话而又必须交流思想的情况下，手可以表示语言，在黑暗中手可以代替眼睛。

（六）婴幼儿精细运动发育顺序

随着年龄的增长，动作的随意性也日益提高。但是，在婴儿期内有目的、有计划、有预见性的随意性动作不能被看到，因为有目的、有计划、有预见性的随意性动作与言语的发育直接相联系。有人对婴幼儿精细运动发育顺序进行研究，发现动作发育有规律可循（图 4-10，表 4-2）。

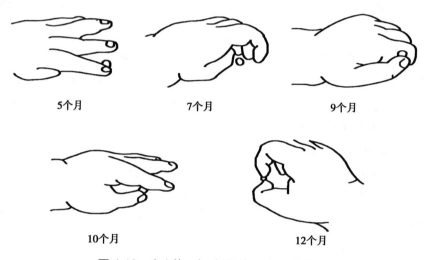

5个月　　7个月　　9个月

10个月　　12个月

图 4-10　出生第一年手的抓握动作发育顺序

表 4-2　婴幼儿精细运动发育顺序

年龄	精细运动
新生儿	紧握拳，触碰时能收缩 可引出握持反射，持续 2~3 个月，主动握物动作出现时，此反射消失
1 个月	双手常常握拳，物体碰到手时，握得更紧
2 个月	偶尔能张开手，给物体能拿住 偶尔把手或手里的物体送到口中舔舔
3 个月	用手摸物体，触到时偶尔能抓住 手经常呈张开姿势，将哗啦棒放在手中，能握住数秒钟
4 个月	仰卧清醒状态时，双手能凑到一起在眼前玩弄手指，称之为"注视手的动作"，此动作 6 个月以后消失 常常去抓东西，但距离判断不准，手常常伸过了物体 用整个手掌握持物体，手握哗啦棒的时间较以前长些，而且会摇晃，并用眼睛看手里的哗啦棒片刻，出现最初的手眼协调
5 个月	物体碰到手时出现主动抓握动作，但动作不协调，不准确 会玩衣服，把衣服拉到脸上 能玩玩具并将玩具抓握较长时间 往往双手去拿，把东西放到口中

续表

年龄	精细运动
6 个月	迅速伸手抓面前的玩具，玩具掉下后会再抓起 用全手抓积木，能握奶瓶，玩自己的脚 准确地拿取悬垂在胸前的物体 会撕纸玩 当手中拿着一块积木再给另一块积木时，会扔掉手中原有的积木然后去接新的一块
7 个月	可用拇指及另外 2 个手指握物 会用一只手去触物，能自己将饼干放入口中，玩积木时可以将积木从一只手倒换到另一只手上（传递） 手中有积木再给另一块积木时，能保留手中原有的一块不扔掉。会模仿对击积木
8 个月	桡侧手掌或桡侧手指抓握，用拇指和三指捏起桌上的小物体 会用多种方法玩同一个玩具，如放入口中咬、敲打、摇晃等 能将物体递给旁边的人，但还不知道怎样松手、怎样给 喜欢从高椅或是小车上故意让物体掉下去
9 个月	能将双手拿的物体对敲 可用拇指和示指捏起小物体（大米花、葡萄干等）
10 个月	用拇指与另一手指准确捏起 0.6cm 的串珠，很熟练 可用示指触物，能扔掉手中的物品或主动将手中物品放下，向小儿索取玩具时，不松手
11 个月	喜欢将物体扔到地上听响；主动打开包方积木的花纸
12 个月	能用拇指与示指捏较小的物体，单手抓 2~3 个小物品，会轻轻抛球 会将物体放入容器中并拿出另一个 全手握住笔在纸上留下笔道
15 个月	搭 2 块或 3 块积木（边长 2.5cm 的正方体） 用匙取物 全手握笔，自发乱画 会打开盒盖（不是螺纹的） 能倾斜瓶子倒出小物体，然后用手去捏
18 个月	搭 3~4 块积木，能几页几页翻书 用小线绳穿进大珠子或大扣子孔 用匙外溢 自发地从瓶中倒出小丸
21 个月	搭 4~5 块积木 模仿画线条，但不像 用双手端碗
24 个月	搭 6~7 块积木 会转动门把手 旋转圆盖子 穿直径 1.2cm 的串珠 正确用勺 开始用手指握笔，模仿画垂直线 能一页一页翻书 用匙稍外溢
27 个月	能模仿画直线，基本像 会拆装简单拼插玩具 会脱鞋袜

年龄	精细运动
30 个月	搭 8~9 块积木
	模仿画水平线和交叉线，基本像
	能较准确地把线绳穿入珠子孔，练习后每分钟可穿入约 20 个珠子
	会穿裤子、短袜和便鞋，解开衣扣
	一手端碗
36 个月	搭 9~10 块积木
	将珠子放入直径 5cm 的瓶中
	会折纸，折成正方形、长方形或三角形，边角整齐
	能模仿画圆形、十字形；能临摹"〇"和十字，基本像
	系钮扣
	向杯中倒水，控制流量

（七）婴幼儿精细运动发育的关键年龄

婴幼儿精细运动发育的关键年龄见表 4-3。

表 4-3　婴幼儿精细运动发育的关键年龄

精细运动	关键年龄
主动用手抓物	5 个月
可用拇指及另外 2 个手指握物且可将积木在双手间传递	7 个月
拇指能与其他手指相对	9 个月
能用拇指与示指捏较小的物体	12 个月
搭 2~3 块积木，全手握笔，自发乱画	15 个月
搭 3~4 块积木，几页几页翻书，用小线绳穿进大珠子或大扣子孔	18 个月
搭 6~7 块积木，模仿画垂直线	24 个月
搭 8~9 块积木，模仿画水平线和交叉线，会穿裤子、短袜和便鞋，解开衣扣	30 个月
搭 9~10 块积木，能临摹"〇"和十字；会穿珠子、系钮扣、向杯中倒水	36 个月

二、　精细运动发育特点

（一）视觉功能发育

视觉是个体最重要的感知觉之一，个体对外部环境的大多数感知信息都由视觉提供。

婴幼儿视觉功能发育的关键期是生后 6 个月，眼球运动的自由控制能力在出生后 6 个月左右完成。视觉功能首先发育，大约于 1 岁左右接近成人，进而引导了精细运动能力的发育，并使其更加精细准确、更为协调迅速。因此，1 岁前是婴幼儿视觉发育的黄金时期。婴幼儿的视觉功能发育尚未完善，需在外界环境不断刺激下才逐渐发育成熟，其中生后 6 个月内视功能发育最快，7 个月至 4 岁相对变慢，9 岁发育基本完善。

1. 视觉发育过程　视觉发育包括：视觉定位、注视、追视、视线转移等，分为以下 3 个阶段。

（1）视觉信息反馈处理阶段（0~2个月）　新生儿调节晶状体的能力较差，不能准确聚焦，以致视物成像模糊，无论物体距眼1米或10米，看到的图像都是模糊的。只能接受单纯和强烈的光线和颜色，例如黑色、白色、大色块或简单的线条及图形。有瞳孔对光反射、眨眼反射。能感觉到眼前摆动的手，不过距离很有限，只能看清约20cm距离处的物体。眼球只能随头颈转动而转动，头部和上肢活动限制了眼球运动，对于快速运动的物体表现更为明显，追视范围比较小，如果在20~25cm处悬挂一个直径8~10cm红色圆环，左右摆动，能注视45°范围。

能够通过周围视野捕捉运动中的物体，然后再由中心视野矫正并识别捕捉到的物体。对于刺激强烈的目标物体会出现视觉定位和注视。由于眼球控制不充分，可出现眼球向一侧固定，单眼看物体的情况。虽然非对称性紧张性颈反射会妨碍眼球随意运动，但有助于向伸手侧注视。

（2）物体辨认阶段（3~6个月）　随着头颈部稳定程度提高，眼球控制能力不断增强。出现眼球随意运动，能够辨别不同的面孔。双手向中线合拢时，双眼能够注视物体。

4个月时，随着头部左右转动动作的出现，追视和视线转移也随之发育。

6个月时，眼球已能进行快速运动，并能通过正确调整眼球转动来辨认不同焦距的物体。双眼同视功能获得。

眼球运动控制发育规律：首先是水平方向追视功能的发育，其次是垂直方向追视功能的发育，最后是斜向追视功能的发育。

（3）精细辨认物体阶段（7个月以后）　随着追视功能的发育，眼球的精细运动能力提高，开始能够辨别物体。辐辏运动是双眼朝相反方向运动的形式，比眼球在水平方向的追视运动难度大，空间深度知觉需通过眼球调节辐辏运动来实现。正确辨别空间深度不仅能对运动的物体进行辨别，而且有助于了解到自身运动时与周围物体之间的位置关系，进而能感觉到物体的存在，避免与物体发生碰撞。

2. 婴幼儿视觉功能发育顺序

（1）新生儿：有分辨人面孔能力；出生1周内视力0.01~0.02，即正常人的1/6。

（2）1个月：能看见面前20cm左右的物体，双眼能跟随水平方向移动的物体追视范围可达45°；视力0.05~0.1；能辨识红、黄、蓝三原色。

（3）1.5个月：双眼表现出轻度的辐辏。

（4）3个月：能注视近处的物体，眼球能自由运动。眼球并不能注视，但会被面孔、灯光或运动物体所吸引。中间色也没太大问题，虽然无法认识颜色的名称，但对光线的反应及辨识能力已经相当不错。双眼追视移动物体范围可达180°。

（5）4个月：双眼辐辏协调得好，开始会辨别颜色，能对双眼的视线进行调整。

（6）5个月：头眼协调好，能凝视物体。

（7）6个月：视网膜已很好发育，看物体时用双眼同时看，已获得正常的"双眼视觉"，因此，眼睛和双手可以相互协调做简单动作。对距离及深度的判断已有一定发育。

（8）6~8个月：从卧位发展到坐位，同时也代表着视力范围从左右发展到了上下，视野完全不同。此阶段眼睛、手脚、身体等协调能力较佳，所以是视觉、听觉和表情反应最佳的统合时期。

（9）8~12个月：此时通常会喜欢坐着丢东西，然后爬行追物品，或者想要站立拿东西等。那是因为宝宝看到物品，以丢东西的方式来测距离，也有了空间感，同时也证明了视觉发展程度。视力为正常人的2/3。

（10）1~2岁：随着生长发育以及环境的不断刺激，视力逐渐在发展，1.5岁时视力可达0.4左右。1岁后喜欢看图书，能够看见细小的东西如掉在床上的头发等，能注视3米远的小玩具。

（11）2~3岁：是双眼视觉发育最为旺盛的阶段，视力大约达到0.5~0.6，已经快接近成人视力。能区别简单的形状，例如圆形、三角形、方形。

通过游戏提高儿童视觉认知能力如七巧板拼图、彩纸拼图、搭积木、木珠拼图、猜谜、分类、各种智力拼图、摹写图、几何形状的匹配、纸牌游戏、数字、简单字或词的游戏、迷宫训练、手影游戏、视觉记忆训练等可提升视知觉落后儿童的能力，练习眼睛对各种图形、线条和空间的认识，如果不断地给以练习或视觉刺激，就能由简而难地提升视知觉能力，从而奠定儿童以后识字、写字和阅读的基础。

（二）手眼协调能力发育

为了抓握物体，除需要把抓握的对象从周围其他事物中区分出来，还需学会拇指与其余四指对立的抓握动作和手眼协调。

手眼协调（hand-eye coordination）是指在视觉配合下手的精细动作的协调性。手眼协调能力的发育随神经心理发育的成熟而逐渐发展起来，标志着发育的成熟度。

随着精细运动能力提高，手眼协调能力愈来愈占重要地位，贯穿于精细运动之中，精细运动能力发育离不开手眼协调能力发育，手眼协调能力发育是精细运动能力发育的关键。

从婴儿手的抓握动作发育可以看到，婴儿期抓握动作出现了初步的手眼协调——摆弄物体的动作。但是，这些动作往往还不是准确而灵活的。进入幼儿期，在日常生活和教育条件下，由于成人反复示范和儿童不断模仿，儿童在经常接触日常生活中的物体过程中，逐步学会了熟练地摆弄和运用这些物体的动作能力，例如，用茶杯喝水、用匙子吃东西、自己穿衣服、扣纽扣、戴帽子、揩鼻涕、洗手等。

虽然手眼协调能力的发育是一个缓慢的过程，但是如果平时注意培养训练，手眼协调能力会不断得到提高。

1. 手眼协调能力发育过程

（1）手张开及双手抱握阶段（0~3个月）

1）俯卧位：由于紧张性迷路反射作用，全身呈屈曲状态，四肢活动多见，上肢无法做分离运动，一旦紧张稍有缓解可见到腕关节背伸，五指张开的动作。但由于俯卧位时颈部尚不能保持稳定，会再次出现手握拳状态。偶尔出现无意识抓握物体动作，随着肘关节伸展手掌会突然张开，致使手中的物体掉落。

2）仰卧位：随着双肩对称姿势的出现，手可以移到中线位置。当手能够移到口的位置时，首先必须由视觉确认手和口之间的身体位置，然后可看到一只手，进而看到另一只手。伴随颈部控制能力的进一步提高，不仅可以看到自己运动的手，视线还会从手移向物体，再从物体移向手。

3）上肢与躯干运动分离、眼和手协调运动发育机制：①腕关节的不规则运动；②拥抱反射、非对称性紧张性颈反射等使上肢出现强制性伸展反射；③俯卧位时抬头、压低双肩，双肩压低又促使头的上抬，这种抗重力状态使身体各部位间产生相互作用。

4）原始反射的作用：原始反射具有双刃剑的作用，虽然妨碍身体的自由活动，但对协调运动起到促进作用。触摸手指甲和手掌尺侧会出现逃避反应，这在发育早期占主要地位。随后出现握持反射并逐渐增强。逃避反应表现为腕关节背伸和手指伸直外展，而握持反射则表现为腕关节掌屈和手指屈曲内收。由于两种反射的相互拮抗作用，最初的握拳姿势逐渐发育成为具有腕关节背伸和手指屈曲、内收能力的功能手（图4-11）。

（2）手功能开始发育阶段（4~6个月）

1）仰卧位：从颈部到肩部乃至躯干的抗重力伸展活动得到进一步发育，身体的姿势位置对上肢

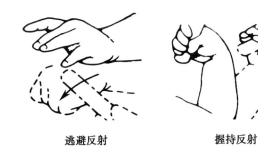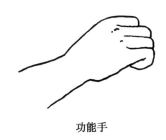

逃避反射　　　　　　握持反射　　　　　　功能手

图 4-11　功能手的发育过程

的影响逐渐减弱，仰卧位时手能向前方伸出。此时，随着躯干稳定性的提高，上肢能够带动肩部一起向前伸出。

2）俯卧位：当需要将一侧上肢向前伸展时，与仰卧位不同，为了支撑躯干维持姿势平衡，会诱发整个腕关节呈过伸展状态。因为在这一时期，无论上肢或是下肢，只要有某个关节出现伸展或屈曲动作就会引起其他所有关节的伸展或屈曲，即各关节间还未出现分离运动；同样，不仅仅是上下肢，躯干的伸展也会诱发四肢的伸展以至波及全身。随着躯干向抗重力方向的伸展幅度增加，要使俯卧位时髋关节呈完全伸展状态，必须使身体重心转移至臀部下方，只有这样，才能比较容易地完成向前伸出一侧上肢的动作（图 4-12）。

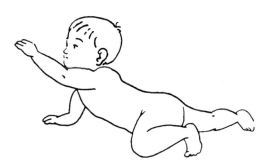

图 4-12　俯卧位重心下移

3）视觉功能：眼球运动已经平稳，能够完成视觉诱导下的伸手和握持动作。握持反射有助于手伸向目标物体，这是视觉诱导的握持能力获得前的伸手动作。在双上肢支撑下身体左右移动促进了上臂回旋动作的熟练，上臂的外旋动作使得眼睛容易看到手中握持的物体。随着视线同时对手和物体注视，使得手的活动、手的感觉以及视觉信息有机统合在一起，最终经视觉神经传导通路对物体产生感知觉和认知，即只要是看到过的物体，就能回想起该物体的性质、质地、大小、形状、重量等。

4）机制：在上肢支撑还不充分阶段，常通过颈部过度伸展、利用对称性紧张性颈反射来增加上肢的支撑能力。婴儿早期上下肢运动受颈部活动的影响较大，随着用手支撑并抬高身体使得身体重心可以向左右移动，上肢渐渐出现选择性动作的发育。通过不断的俯卧位维持及姿势变换练习，促进了上肢支撑能力增强，进而促进手的伸展、物体握持及维持动作的发育。

（3）手功能多样化发育阶段（7~9个月）　独坐能力的获得解放了婴儿的双手，使婴儿手眼协调能力和双手协调自主控制动作得到迅速发育，即进入了用眼睛引导手的动作、手功能呈现多样化发育阶段。

1）姿势变换对手功能多样化发育的作用：坐位和膝立位姿势有利于婴儿对环境的探索，所需的发育时间也比较长。但又不能一直停留在某一种姿势上，还必须学会从卧位到坐位、从坐位到膝立位等多种姿势的变换。姿势变换时常通过伸展上肢动作作为支撑，跌倒时常通过伸展上肢动作以保护身体，这样使得手功能得到迅速发育和提高。随着抗重力伸展姿势的稳定发育，腕关节背伸和伸手功能得到发育。在坐位按住某物时，躯干已经具备了伸展能力。由于目测距离准确性的提高，伸手抓物时手够不到或伸过头的情况开始减少，逐渐发育成手能伸向目标物体。

2）爬行对手功能多样化发育的作用：爬行练习使得手掌逐渐具备了支撑体重的能力，同时也促进手掌拱形形状的形成以便能稳固地抓住物体。承重与手功能发育关系密切，承重可提供信息反馈使小儿注意到手，同时有助于手张开，上肢伸出。

　　婴儿通过手掌向前后、左右做爬行运动，也促进手指的外展、伸展，以及手掌桡侧和尺侧功能的分离（图4-13）。这些活动均有利于促进拇指与其他手指对指功能的发育，也为下一阶段手指的抓捏或翻阅动作发育奠定基础。

　　（4）手功能熟练阶段（10~12个月）

　　1）坐位：不再需要上肢保持身体平衡，使得腕关节和手指得到解放，逐渐能用指尖转动物体，使得手指功能得到进一步发育。

　　2）立位与步行：当获得稳定的立位平衡后，上肢运动功能发育逐渐从姿势的影响中摆脱出来，能够完成更有自主选择性的够取、抓握、放下等动作。但在学步过程中，需借助上肢伸展（挑担样姿势）来保持步态的平衡。独立行走能力的获得更进一步解放了小儿的双手，使精细运动有机会得到进一步发育。

　　3）手指分离动作发育：当尺侧3个手指能够屈曲之后，使得尺侧有了较好的稳定性，能够完成使用示指指物的动作（图4-14）。能将小的物体放入比较小的容器内等取物动作的获得，为分离动作的完成提供保证。

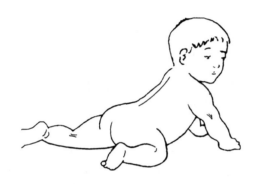

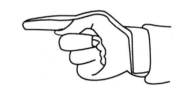

图4-13　手掌支撑向左右移动身体　　　　　　图4-14　示指指物动作

　　开始时，使腕关节保持在悬空的位置进行手指动作非常困难，可以先将手放在容器的边缘以固定腕关节，然后再进行操作。此外，由于手指伸展常常会引起前臂旋后的联合运动，因此，当前臂旋后时可能会出现手指张开、手中物体掉落的现象。

　　手的动作开始前，一般先由视觉引导手指的活动，熟练后，即使眼睛不看手指也能顺利完成操作活动。

　　（5）手眼协调能力快速发展阶段（1~3岁）：涂鸦、挖沙、捞鱼、穿珠子、玩积木、堆各种建筑、捏橡皮泥等都进一步加强了手眼协调能力的发展。"涂鸦阶段"的孩子，不仅能发展创造力、想象力，而且极好地训练了他们自身的手眼协调能力。鼓励孩子捏各种简单的东西，如苹果、香蕉等，借以锻炼两手揉、搓、按的能力。在水池中捞金鱼、塑料鱼或漂在水面上的玩具，也可以采用捉昆虫、摘花草、蔬菜等游戏活动，锻炼手眼协调能力，促进智能等多方面发育。这个时期的孩子能穿脱简单的衣裤、袜子等。

　　2. 手眼协调能力发育特征　随着动作灵巧性的不断提高，双手和上下肢的协调能力也得到进一步的发育。手眼协调能力发育具有以下特征。

　　（1）整体运动向分离运动发育：当眼球运动与上肢功能发育稳定后，进一步向精细化发育。随着躯干稳定性的增高，手和眼不再受姿势的影响，由最初的手腕整体运动逐渐向手指的精细运动分化发育。

（2）抓握的稳定点由近端逐渐向远端发育：首先是手的外旋抓握，上肢由肩部带动，躯干稳定使得肩的运动成为可能；其次是手内旋抓握，以肘部和前臂运动为中心，此时肩和上臂的稳定是非常必要的；再次是三指的静态抓握促进了手指关节的运动发育，手指关节的运动需要肘部和前臂的稳定；最后是三指的动态抓握，使得笔尖运动必须依靠手指运动，手指关节稳定对保障手指运动是非常必要的。因此，稳定点逐渐由近端向远端发育，最终发育成能够画画、写字的手的抓握形态（图4-15）。

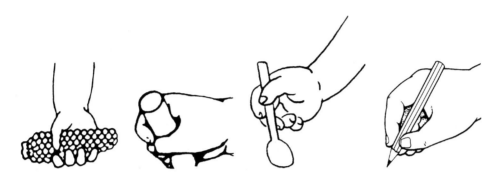

图4-15　抓握的稳定点由近端逐渐向远端发育

（3）眼和手发育的共同形式：眼和手发育过程具有共同特征，即都经过无目的（random）、到达（reach）、抓握（grasp）、操作（manipulation）的顺序性发育过程。6个月以前，由于还不会坐，卧位摆弄物体时，多数情况下，眼睛看不见手上的物体，手的活动范围与视线不交叉。6个月后，能坐起来玩时，双手可以在视线的监控下摆弄物体，此时手的活动范围与视线交叉。这样，通过手和眼的作用，可以发现物品更多的特性，更快地了解环境。比如，一个玩具，眼睛能看到它的颜色、形状，手能摸到它的软硬、质地。在眼睛的监控下，通过手的摆弄，还可以发现物体的上下、左右、前后的特性等。

第一阶段：不随意的动作或以反射为中心的无规则状态，如视觉主要以视觉反射、不规则的眼球转动为主，上肢以全伸展或全屈曲等共同运动形式或反射为主。

第二阶段：为达到目标物体出现了定向运动的发育阶段。此时，视觉发挥了定向作用，上肢功能是能将手伸向目标物体。

第三阶段：能紧紧抓牢目标物体的发育阶段。视觉起固定作用，即双眼注视物体，上肢功能是紧紧抓牢物体。经过这一阶段最后达到操作阶段。

第四阶段：操作阶段。视觉操作是指调节集合和视线移动，上肢功能操作是指抓、捏、回旋等手的精细动作的操作。手与眼之间的关系是视觉先于上肢，上肢接受视觉引导的同时共同协调发育。

（4）从防御向功能发育：当手遇到危险刺激时会做出防御反应，从最初只具有感觉、防御的手向具有探索、功能的手方向发育。

（5）从手到眼的发育：发育早期手活动主要有逃避反应、握持反应，由本体感觉和触觉刺激诱导产生，逐渐发育到由视觉刺激诱导，最终发育成为触摸物体后就能像看见物体一样感知物体。

（6）利手（handedness）的发育：对称姿势的获得促进双手动作发育，当手能越过中线伸展时，不论哪只手都可作为利手优先使用，而另一只手作为辅助手使用。

出生后6个月内，表现不出哪一只手优先，但是大多数婴儿头向右侧偏的机会比向左侧偏的机会多一些。随着协调能力提高，具有动手能力，一定会表现出常用哪一只手，这属于正常现象。

如果父母都是左利手，子女就会有30%的可能是左利手；如果父母都是右利手，子女左利手的可能是10%。

一般需到动态三指捏阶段（4~6岁）才能判断哪只手为利手。

3. 手眼协调能力发育的意义 眼睛是心灵的窗户，通过眼睛才能真实地了解周围的事物。手也是认识事物的重要器官，手的活动可以促进脑的发育。

眼睛可以看到物品的色彩、形状、大小等特性，而手则可以触摸物品，感受它的软硬、粗糙度、冷热等特性，通过手和眼的共同作用，可以发现手中物品更多的特性，可以更快更全面地了解周围环境。此外，在眼睛的监控下，通过手的动作，还可以发现物体的上下、左右、前后等空间特性。

眼睛的单独活动与手的单独活动对小儿的成长没有特别的意义，只有手眼协调活动才能真正有效地促进小儿各项能力的全面发展，因此，手眼协调能力的发育对促进运动能力、智力和行为起着非常重要的作用，对小儿来说具有划时代的意义。

第二节　精细运动发育的影响因素及异常发育

个别小儿在 3 个月时便可以随意握物，也有正常足月儿到 6 个月时还不会随意握物。相同智力水平的小儿，手的操作技能不一定相同。精神发育迟滞、失明、严重肌张力低下或增高（如脑性瘫痪）都会导致精细运动发育迟缓或异常。

一、精细运动发育的影响因素

1. 性别 女婴精细运动优于男婴，说明婴儿运动发育不但与脑的形态及功能发育有关，而且与脊髓和肌肉的发育密切相关。

2. 父母文化程度 文化程度较高的父母对子女的智力发育、运动发育特别重视，从小给予有序的、符合婴儿发育规律的运动训练，提供适宜的活动场所，对婴儿精细运动能力发育、认知能力发育有很大的促进作用。

3. 抚养人 非父母抚养者，往往较注意婴儿的卫生，更多考虑的是婴儿的安全，如担心摔跤、异物吸入等意外伤害。祖父母们心疼孙子、孙女，从而剥夺了婴儿运动的权利，导致运动发育水平偏低。

4. 围生期危险因素 包括以下两方面。

（1）母亲因素：孕期吸烟、酗酒、饮浓茶或浓咖啡、缺乏科学性运动、情绪异常等。

（2）早产：与大脑发育密切相关，由于早产儿、低出生体重儿出生时脑发育不成熟、功能不健全，因此，易发生精细运动发育迟缓甚至异常。

5. 感觉输入、姿势控制（身体稳定）以及粗大运动模式 手功能发育与感觉输入、姿势控制（身体稳定）以及粗大运动模式密切相关且以其为基础。姿势控制不良、异常姿势和运动模式通过以下几个途径影响手功能发育。

（1）躯干及骨盆不稳定导致身体一部分活动时另一部分不能保持稳定。

（2）躯干、上肢、手的异常姿势及运动模式影响伸手、抓握、释放以及精细运动功能的发育。

（3）伴随整体异常姿势或上肢受累，手可能呈握拳或半握拳，此外，可能有手部感觉减退。

（4）由于平衡功能不佳，需使用单手或双手支撑体重。

（5）手功能保持在较低水平，如原始手抓握（尺侧握）或镜像运动。

（6）释放动作不成熟或异常，如肌张力增高的脑瘫患儿放下物体时出现屈腕、手指伸展，中度痉挛伴不随意运动的脑瘫患儿放下物体时出现上肢屈曲，手张开，手指过伸展。

6. **视觉发育异常**　最常见及最主要的是各种先天性异常如先天性白内障、屈光不正（近视、远视、斜视、散光）、后天性眼病及外伤等。许多眼病如斜视，可引发弱视及立体视觉异常。

诱发视觉功能发育异常的因素还见于营养不良，尤其是偏食造成的食物摄入不均衡、非母乳喂养引起的微量元素失调、琴棋书画幼年化、视觉负担过重等。过近过久看电视、用眼环境不佳，如光线过亮或过暗，新生儿的室内过度照明，通宵开灯等。

二、精细运动的异常发育

1. **运动功能的特殊发育障碍**（specific developmental disorder of motor function，SDD-MF）　也称发育性协调障碍（developmental coordination disorder，DCD）。

（1）概念：存在于儿童发育早期，在完成精细与粗大运动时的动作协调水平显著低于正常同龄儿童水平的协调困难。

（2）类型：包括共济失调、动作运用障碍、张力减退等几种亚型。

共济失调（ataxic）：①动作不稳及轻微震颤，仅手部出现有规律、小幅度摆动，或者在握笔和用笔时出现震颤，下肢无此表现；②手眼协调问题，如距离辨别困难，难以在精确的距离内够取物体，难以准确画出线段等。

动作运用障碍：难以将一个一个分散动作按正确的顺序连成连贯的动作，因此无法完成流畅、完整的动作技能。

张力减退：在清醒状态下眼睛呈半闭半睁的困倦状态；出现书写、绘画困难。

（3）主要表现：肌张力不足或过高、动作的计划性不足、动作控制性失调、运用持久性障碍、动作稳定性缺失、动作协调性缺陷等6个方面。

（4）诊断标准：①动作技能水平低于同年龄常模两个标准差；②除外神经系统的器质性病变；③智力正常。

（5）代表性的测验工具：①Oseretsky 动作熟练测验；②Frostig 运动技能测验；③Gibson 螺旋迷宫测验；④ Hamm-Marburg 测验。

2. **全面性发育迟缓**（global developmental delay，GDD）

（1）概念：是指 5 岁以下儿童在粗大运动 / 精细运动、语言 / 言语、认知、个人 / 社会、日常活动能力等发育能区中，存在两个或两个以上的发育能区显著落后于同龄儿童的神经发育障碍性疾病。它属于暂时性 / 过渡性、症状描述性诊断，DSM-Ⅴ将 DSM-Ⅳ中诊断年龄小于 6 岁调整到 5 岁以下，发病率为 3% 左右。

（2）类型：有运动合并语言发育落后，运动、语言和认知发育均落后，语言合并认知发育落后，运动合并认知发育落后等临床类型。

（3）主要表现：临床上虽然发育落后具有暂时性、预后具有不确定性等特点，但其往往与精神发育迟滞、语言障碍、学龄期学习困难、脑性瘫痪、注意力缺陷伴多动障碍、视力或听力损伤、退行性疾病、孤独症以及相关的遗传代谢病等临床神经精神疾病或症状高度相关。

（4）代表性筛查量表：常采用丹佛发育筛查量表（DDST）、0~6 岁儿童发育筛查量表（DST）、Peabody 运动量表、早期语言发展量表、婴儿 ~ 初中生社会能力量表、儿童适应行为评定量表等。代表性诊断量表：贝利婴幼儿发育量表、Gesell 发育诊断量表、0~6 岁小儿神经心理发育检查量表（儿-

心量表）、韦氏儿童智力量表等。

（5）预后：多为正常儿或发育指标延迟（DD），如果超过5岁仍表现为GDD，则诊断为智力残疾/智力发育障碍（intellectual disability /intellectual developmental disorder，ID/IDD）或脑瘫或孤独症，需再次进行评估，积极进行早期干预。

3. 脑性瘫痪 精细运动发育异常主要表现在以下两个方面。

（1）精细运动发育落后：精细运动未按照正常规律发育，达不到同一年龄段小儿精细运动发育水平。

（2）精细运动发育障碍：脑瘫患儿常出现上肢姿势异常，主要表现为手指关节掌屈，拇指内收，手握拳，腕关节屈曲，前臂旋前，肘关节屈曲，肩关节内收。上肢姿势异常可导致手的抓握动作、手的知觉功能、双手协调动作、手眼协调功能等精细运动障碍。

4. 精神发育迟滞 大多数患儿精细运动发育较正常儿童延迟。但患儿不存在异常姿势，都能够学会粗大运动的基本功能。

5. 注意缺陷多动障碍 常出现扣纽扣、系鞋带、画圈、用剪刀等精细动作发育缓慢且不灵巧。

6. 学习障碍 往往表现有视觉-运动方面不协调，动作较笨拙，注意力不集中，情绪不稳定，自我控制能力差。

第三节　精细运动发育评定

为了解儿童精细运动发育水平，及时发现精细运动发育过程中存在的问题与缺陷，以及对实施的干预效果进行评价，根据患儿功能障碍、测试目的、受试对象的不同，可选用不同的评定内容、方法和标准化心理测验量表。

一、精细运动发育评定内容和方法

（一）手功能发育评定内容和方法

1. 按精细动作发育顺序进行评定 包括以下几方面。

（1）抓握动作

1）新生儿：握持反射存在，1个月内攥得很紧（拇指放在其他手指的外面）。

2）2个月：用拨浪鼓柄碰手掌，能握住拨浪鼓2~3秒钟不松手。

3）3个月：握持反射消失，将拨浪鼓柄放在小儿手掌中，能握住数秒钟。

（2）抓住动作

1）3个月：仰卧位能用手指抓自己的身体、头发和衣服。

2）4个月：手与拨浪鼓接触时，手会主动张开来抓，并握住、摇动及注视拨浪鼓。

3）5个月：能抓住近处的玩具。

4）6个月：两只手能同时各抓住一个小玩具。

5）7个月：能伸手抓住远处的玩具。

（3）耙抓动作

1）6个月：能够伸手去触摸小玩具并抓住拿起来，而不仅仅是接触。

2）7个月：所有的手指都可弯曲地做耙抓的动作，并能成功地抓住小玩具。

（4）倒手动作

1）7个月：先给一个小玩具，待拿住后再给另一个玩具，会把第一个玩具换到另一只手里，再去接第二个玩具。

2）8个月：倒手的动作更加熟练。

（5）对捏动作

1）8个月：逐渐形成拇指和其他手指，特别是拇指和示指的对捏。如果将一粒小丸放在桌面上，能用拇指和其他手指捏起小丸。

2）9个月：将小丸放在桌面上，能用拇指和示指捏起小丸。

3）10个月：能用拇指和示指的指端捏起小丸，动作比较熟练、迅速。

4）12个月：给一粒小丸，会捏起并往瓶子里投放，但不一定准确。

（6）翻书动作

1）15个月：开始在大人鼓励下出现翻书动作。

2）24个月：能用手捻书页，每次一页，可以连续翻3次以上。

（7）折纸动作

1）24个月：会将一张纸折成两折或三折，但不成规则。

2）30个月：能将纸叠成方块，边角基本整齐。

3）36个月：能折正方形、长方形和三角形，边角整齐。

2. 其他评定方法

（1）手粗大抓握功能评定：①可将五指自然伸展抓住大号木钉；②可抓住大号木钉，但拇指内收，只用四个手指抓握；③可抓住大号木钉，但掌指关节伸展，指间关节屈曲如"猿掌样"抓握；不能抓住大号木钉，只有将木钉放到他手中时患儿可用手握住；④即使将木钉放到患儿手中，也不能握住。

（2）手精细抓握功能评定：

① 指腹捏：可用拇指的指腹和示指的指腹捏起中号木钉；可用拇指的指腹和示指的指侧捏起中号木钉；可4个手指屈曲将木钉"捞"到手中；不能使用手指取物。

② 指尖捏：可用拇指和示指指尖捏起小木钉；用手指先将小木钉移至桌边，再用指腹捏起；不能运用手指指尖捏取细小物品。

（3）传递物体功能评定：①可随意自如地将这只手中的积木传递到另一只手中去玩，而不会让积木掉到地上；②可完成双手间传递积木动作，但是用一只手从另一只手中将积木抽出来的；③可偶尔将一只手中的积木递到另一只手中，有时积木会掉到地上；④不能用双手传递积木。

（4）双手协调性评定：

① 双手粗大协调性评定：双手可在体前正中线，自如地将两块拼插块拼插在一起；双手可完成拼插动作，但不能在体前进行，而是在体侧完成；先将一拼插块放在体前，再用另一只手抓住另一块拼插上去；不能完成拼插动作。

② 双手精细协调性评定：双手可在体前正中线，将螺丝拧下来；只能一只手固定，另一只手去拧，反过来就不能完成；在体侧完成拧螺丝动作；只会双手同时转来转去，不能将螺丝拧下来。

（二）视觉功能评定

婴幼儿期是视觉发育的关键阶段，在此期间任何不利因素，都可能引起视觉障碍，因此，早期、及时发现视觉异常非常重要。

1. 评定特点 婴幼儿视觉功能评定具有以下 3 个方面的特点。

（1）不仅要对视力及视野大小进行评定，还要对图形知觉、颜色知觉以及运动知觉进行评定。

（2）目的是对视觉功能的所有方面进行全面评价以便早期发现问题、及早实施干预。

（3）需要多学科合作完成。

2. 评定方法 婴幼儿视觉功能评定方法非常有限。评定开始时，可以首先观察婴儿如何看周围环境、是否与父母有视觉交流，然后评定运动功能、注视、追视、辐辏功能、双眼同视功能（Hirshberg 测验）、视野检查、视力检查。

（1）单眼遮盖试验：用于辨别单眼视力情况。当被遮盖的眼视力弱或失明时，患儿不会出现反抗；当被遮盖的眼没有问题时，患儿会躁动不安，出现反抗动作。重复数次，以便得出正确的判断。

（2）光觉反应：出生时就有光觉反应，强光可引起闭目、皱眉；2 个月时对光觉反应已很强。如果对强光照射无反应，说明其视觉功能可能存在严重的障碍。

（3）注视和追视：婴儿出生后的第 2 个月就能协调地注视物体，并在一定的范围内眼球随着物体运动；3 个月时可追寻活动的玩具或人的所在，头眼反射建立，即眼球在随注视目标转动时，头部也跟着活动；4~5 个月开始能认识母亲，看到奶瓶等物时表现出喜悦。如果在此期间上述反应没有出现，或表现出无目的寻找，则说明其可能视力不佳或有眼球运动障碍。

（4）眨眼反射：从出生后的第 2 个月起，除了能协调注视物体外，当一个物体很快地接近眼前时可出现眨眼反射，又称瞬目反应，这是保护小儿眼角膜免受伤害的一种保护性反射。它不一定要求婴儿能看清物体，只要有光觉就可完成。如果眨眼反射消失，往往提示存在严重的视觉障碍。

（5）双眼同视功能：6 个月时仍不能双眼同视一物就是异常情况。

（三）手眼协调功能发育评定

1. 按手眼协调能力发育顺序评定 婴幼儿手眼协调能力按照一定的顺序发育，每个小儿手眼协调能力发育的早晚不尽相同。可以根据表 4-4 以婴幼儿手眼协调能力发育情况进行评定。

表 4-4 手眼协调能力发育顺序

年龄	手眼协调能力
3~4 个月	开始看自己的手和辨认眼前目标
5~7 个月	6 个月前，手的活动范围与视线不交叉 6 个月后，手的活动范围与视线交叉，但手眼协调能力仍然比较差
9 个月	能用眼睛去寻找从手中掉落的物品 喜欢用手拿着小棒敲打物品，尤其喜欢敲打能发出声音的各类玩具与物品
10~12 个月	能够理解手中抓着的玩具与掉落在地上的玩具之间的因果关系，因此喜欢故意把抓在手中的玩具扔掉，并且用眼睛看着、用手指着扔掉的玩具
12~18 个月	开始尝试拿笔在纸上涂画，翻看带画的图书
18~24 个月	发展出更高级的手眼协调动作 能够独自把积木搭高 拿着笔在纸上画长线条 把水从一只杯子倒入另一只杯子等
3 岁以上	手眼协调能力获得大幅度的发展

2. 手眼协调功能评定 内容如下。

（1）可准确将圆木插到木棍上，头部始终保持在身体正中直立位。

（2）可完成插木块动作，但头转向一侧，用眼余光视物。

（3）可完成插木块动作，但头转向一侧，用手去触摸木棍的位置，然后插上。

（4）无法完成这个动作。

二、常用的精细运动发育评定量表

1. Gesell 婴幼儿发育评价量表 适用于 4 周至 3 岁的婴幼儿。测试内容包括适应性行为、大运动、精细动作、语言和个人 - 社交五个方面，该量表根据检查者观察和父母报告对各项目评分，根据五个行为领域所得分数与实际年龄的关系，计算出各领域的发育商（development quotient，DQ），据此判断儿童智力发育的水平和偏离常态的程度。精细动作包括手指的抓握和操纵物体的能力。

2. 贝利（Bayley）婴儿发育量表 适用的年龄范围是 2 个月到 30 个月的婴儿。本量表有三个分量表：①智能量表，包括内容有知觉、记忆、学习、问题解决、发音、初步的语言交流、初步的抽象思维等活动；②运动量表，测量坐、站、走、爬楼等大动作能力，以及双手和手指的操作技能；③社会行为，是一种等级评定量表，用来评价儿童个性发展的各个方面，如情绪、社会行为、注意广度及目标定向等。贝利量表共有 244 个行为项目，其中心理量表 163 项，运动量表 81 项。常用它作智力前后变化的对比，主要用来测量当时的发展状况，不能预测将来的能力水平。

3. 丹佛发育筛查测验（DDST） 1977 年由上海医科大学儿科医院完成全国城市常模，测试的年龄范围为 0~6 岁，测试项目包括个人 - 社会、精细动作 - 适应性、语言发育、大运动发育四个领域。测试的精细动作包括跟过中线、抓住拨浪鼓、坐着会找毛线团、拇指 - 他指抓握、拇指 - 示指抓握、模仿画○形、模仿画十字、模仿画"□"等项目。

4. Peabody 运动发育评定量表（Peabody Developmental Motor Scales second edition，PDMS-2） 由美国发育评估与干预治疗专家编写，1974 年由 Folio 和 DuBose 共同出版试验版，1983 年由 Folio 和 Fewell 共同出版商业版发行版，2006 年 4 月由北京大学黄真等翻译成中文版本并在国内推广应用。测试 6~72 个月儿童的运动技能，包括反射、姿势、移动、实物操作、抓握及视觉运动整合 6 个分测验，后两个分测验主要用于精细运动功能评定。精细运动测试可在 20~30 分钟内完成。主要评定儿童的精细运动功能，即运用手指、手以及在一定程度运用上臂来抓握物体、搭积木、画图和操作物体的能力。

（1）抓握分测验：包含 26 项，评定小儿用手的能力。从用一只手抓握物体开始，发展到控制性使用双手手指的动作。

（2）视觉运动整合分测验：包含 72 项，评定小儿应用视知觉技能执行复杂的手眼协调任务的能力，如伸手抓握一个物体、堆积木、模仿绘画等。

精细运动商（fine motor quotient，FMQ）是评定小肌肉系统使用的两个分测验（抓握和视觉运动整合）结果的综合分。

5. QUEST（quality of upper extremity skills test）量表 测试的年龄范围为 18 个月至 8 岁痉挛型脑瘫儿童。QUEST 量表分为 4 个计分测试（分离运动、抓握、负重、保护性伸展反射）和 3 个非计分测试（手功能分级、痉挛分级、合作性分级）。主要用于痉挛型脑瘫患儿上肢技巧质量的测试。

6. 精细运动功能测试（fine motor function measure scale，FMFM）量表 测试的年龄范围为 0~3 岁，测试项目包括视觉追踪、上肢关节活动能力、抓握能力、操作能力、手眼协调能力 5 个分测验，61 个小项。主要用于评定 0~3 岁脑性瘫痪儿童的精细运动能力，包括视觉追踪摇铃、伸手抓纸、双手合握、抓小丸、敲击杯子、搭 7 块积木的高楼等项目。

7. 香港学前儿童小肌肉发展评估 测试年龄范围是 0~6 岁学前儿童，评估范围包括基本手部技巧（视觉追踪及接收、伸展、抓握、放物和基本手部操作技巧）、手部操作技巧（双手配合运用、手指灵活性、手眼协调和物件操作等技巧）及写前技巧（执笔、手眼协调和仿画等技巧）三部分，共 87 个评估项目。

（孙　颖）

第五章
婴幼儿言语语言发育

　　语言是传递信息的重要媒介，是一种交际和思维工具，也是人区别于其他动物的本质特征之一。语言发育（language development）也称语言习得，是指个体对母语的语音、词汇、语义、语法等系统要素以及语言运用技能的理解和产生的发育过程。有研究表明，儿童到了5岁左右，语言系统就已基本完善，可以在社会环境中进行最基本的语言交流。而婴幼儿时期也正是语言发育的关键期。同时，语言发育在婴幼儿认知和社会功能的发生发育过程中起着重要作用。

第一节　语言发育的规律

一、语言概述

（一）语言与言语

　　日常生活中，语言和言语经常混用，但在研究言语交际过程时，区分语言和言语这两个概念十分必要。语言和言语是两个彼此不同而又紧密联系的概念。

　　1. 语言（language）　是以语音或字形为物质外壳，以词汇为基本单位，以语法为构造规则的符号系统。作为语言基本单位的词，具有音、形和义三方面的特点。词音和词形是词外在的物质形式，而词的意义即词的内容，则是词这种符号对现实世界中各种对象和现象的抽象、概括表达。语言具有创造性、结构性、意义性、指代性、社会性等特征，其中创造性和社会性是语言符号系统与其他符号系统的主要区别。语言是保存、传授和领会社会历史经验的手段，是人们之间进行交际、交流思想的工具，是人类进行思维活动的武器。

　　2. 言语（speech）　是人们运用语言材料和语言规则所进行交际活动的过程和产物，即人们说出的话和听到的话，又叫"话语"。言语交际的具体过程，实际上就是言语产生（编码）和言语理解（译码）的过程，是在社会交往中运用语言的过程。使用一定语言的人，或者说话、或者听话、或者阅读、或者写作。这些听、说、读、写的活动，就是作为交际过程的言语。言语既是说话行为的产物，又是听话行为的对象。言语总是联系着特定的说话者（作者）、有特定的场合和特定的交际目的。

　　3. 语言与言语的关系　语言和言语两者互相影响，互相依存。一方面，言语活动是依靠语言材料和语言规则来进行，个人言语活动的效能如何，受到他对语言掌握程度的制约，因此离开了语言，就不会有言语活动；另一方面，语言也离不开言语活动。因为语言是人在具体的言语交际中逐步创造和发展起来的，并且任何一种语言都必须通过人们的言语活动才能发挥它的交际工具的作用；如果某种语言不再被人们用来进行交际，它最终将从社会中消失。对儿童来说，只有在具体的语言环境中，通过个别的、具体的词和句子的学习，才具备一定的言语能力，学会与人进行交流，逐步掌握语言的普遍规则。儿童说的、听的都是言语，要促进发育的也是言语能力。

（二）言语语言活动的不同形式

对言语活动的各种形式，可以根据其不同的特征加以分类。

1. 外部言语和内部言语　根据言语的功用和结构，可以把言语分为外部言语和内部言语。所谓外部言语（external language），就是指用来进行交际的言语。因此，外部言语在结构上一般来说比较严谨，其目的是为了正确地传递信息，不致引起交际对方的误解。所以，外部言语一般前后连贯、完整，严格遵守语法规则的，用词力求准确。所谓内部言语（internal language），是在进行思维时所伴随的言语活动。这种言语大都是不出声的（或声音很小、旁人听不清的），因为它不是用于同别人进行交际，而是针对自己发出的。所以，内部言语在结构上比较松散、往往不连贯、不完整，不一定遵守语法规则，只要言语者本人理解就可以。

2. 口头言语和书面言语　外部言语又可分为口头言语和书面言语。

（1）口头言语：一个人通过自己的发音器官说出某种语言的词声来表达自己的思想，并借此来进行交际的过程，称为口头言语（oral language）。口头言语是人类基本的言语活动。口头言语又可以分成两种：独白言语和对话言语。

独白言语是个人独自进行的，与叙述思想、情感相联系，较长而连贯的言语活动，如演讲、报告、讲课等。独白言语是一种比较展开的言语，是主动的、有组织的形式。对话言语是指两个或几个人直接交际时的言语活动，如聊天、座谈、辩论等。对话言语是一种情景性的言语，是简缩的、反应性的言语。一般认为，对话言语是一种最基本的言语形式，其他形式的口语和书面言语都是在对话言语的基础上发展起来的。

（2）书面言语（written language）：是人们借助某种语言的词形（文字）表达思想或阅读接受别人言语影响，进行交际的言语活动。书面言语是独白言语的一种变式。书面言语更具有计划性、随意性。文字是在有声言语的基础上发展起来的。每个人的书面言语也是在口头言语的基础上发生和发展起来的。

3. 体态语言　体态语言是交际中一种传情达意的方式，在日常人际交往中有一定的规律可循。常见的体态语言主要有：情态语言、身势（动作）语言、空间语言等。体态语言对儿童言语语言发育具有促进、补充的作用。

儿童首先掌握口头言语，然后才逐渐掌握书面言语。对体态语言的理解优于对口头语言的理解。

二、 言语功能发育的生理学及心理学基础

言语活动包括听、说、读、写四个方面，其中说话和书写是言语的表达过程，称为表达性言语。主要通过言语运动分析器的活动来实现。听话和阅读是言语的感受过程，称为印入性言语。主要通过言语听觉分析器和言语视觉分析器的活动来实现。此外，为了说出有声言语，还需要专门的发音器官。因此，儿童语言的发生依赖其发音器官、语音听觉系统和神经中枢的发育与成熟。

（一）发音器官的成熟

人的发音器官包括三大部分。

1. 呼吸器官　包括从口腔、鼻腔，通过咽喉和气管到达肺脏的一连串管道，主要部分是肺和气

管。呼吸器官产生的气流是发音的原动力。语音一般都是在气流呼出时发出的。

2. 喉和声带 喉是由四块软骨组成的一个圆筒形的小室。小室的中央是声带。声音的高低取决于声带的厚薄、长短及其收缩的程度。

新生儿的喉是由很薄的软骨组成，位置比成人高三个颈椎，会厌软骨和膈的位置都比较高，膈肌也不发达。新生儿能发出声音，但却不能发出音节分明的语音。儿童的声带比成人的短，所以儿童的声音比成人的高。

3. 口腔、鼻腔和咽腔 均是发音时重要的共鸣器。鼻腔是固定的形式，而口腔有形式上的变化。口腔中的舌、悬雍垂、软腭等部位可以自由活动，使共鸣器的容积和形状发生种种变化，产生各种不同的语音音色；声音节奏的快慢和清晰度也受到这些部位活动程度的制约。

婴儿的口腔、鼻腔和咽腔比较狭窄、短小，因此，发音也受到影响和限制。婴儿唇、舌的活动性差以及出牙的情况也影响发音。

概括地说，人的发音器官发出声音主要通过如下程序：空气在一定压力下由肺部通过声带间的狭缝时使声带振动，产生声音。由于共鸣器的共鸣作用，大大增强了声音的响度，又由于口腔容积以及舌、悬雍垂、软腭、唇、齿等的相对位置的变化，形成种种各具风格的语音音色。

（二）听觉器官的发育

人的听觉器官主要包括：外耳、中耳和内耳。婴幼儿的外耳道比较狭窄，鼓膜较厚；5岁时外耳道壁还未完全骨化。儿童的咽鼓管较成人粗短，近水平位。因此，当鼻咽部受到感染时，容易引发中耳炎。内耳的耳蜗是听觉感受器，出生前已发育成熟。由于耳的大小不同以及儿童内耳基底膜纤维的感受能力较成人强，所以婴儿的听觉较成人敏锐。

人耳的构造与感受声音的能力相对应。人类发出声音的范围与听觉知觉的范围相符合。人耳对语音的各种频率特别敏感，使人有可能在感知言语时区别细微的差异。在个体的发育过程中听觉发育的比较早。妊娠20周的胎儿就已具备听觉能力；6个月以上的胎儿对母亲的语言有反应，对不同的乐曲声也有不同的反应。婴儿对人类发音器官发出的各种声音，在出生后1~4个月，就产生了特殊的敏感性，使他易于感受母亲和周围成人嗓音中的细微差别。这种对嗓音的兴趣和敏感性以及已经准备好发挥作用的发音器官，为婴儿和成人的"咿呀对话"提供了条件。

（三）大脑神经中枢的成熟

1. 语言中枢 言语器官的活动由大脑皮层有关的神经中枢支配。运用性语言中枢（即说话中枢和书写中枢）和感觉性语言中枢（即听话中枢和阅读中枢），分别分布于不同的脑回（绝大多数人是在大脑左半球）。运动性语言中枢位于额下回的Broca区，书写中枢位于额中回后部，听觉性语言中枢位于颞上回后部的Wernicke区，视觉性语言中枢（阅读中枢）位于顶叶-枕叶-颞叶交界处的角回。

2. 语言中枢的定位 大脑语言中枢定位的发育缓慢。6个月的胎儿两侧大脑半球的结构就是不对称的，由此可见，解剖上的不对称在出生前就已经建立。但是，从出生到2岁，两侧半球的功能几乎相同。在出生的前两年，左半球受损的儿童，其中50%语言发展迟缓。儿童两侧大脑半球单侧性的形成，即把语言中枢单侧化于左半球，通常发生在2~12岁之间，这是语音定型的年龄，也是语言发育的最佳期。说明单侧化过程中大脑的可塑性最大。这与利手分化也是一致的。10~15岁的儿童左半球严重受损后，右半球仍然能承担起言语功能，表明脑功能的定位有可能通过学习或通过脑结构的不断使用来实现。当然也不排除，大脑定位是脑功能逐渐成熟的结果。

3. 神经中枢的发育顺序 大脑皮层的发育顺序是从后到前，即中央后回部的各皮层区先发育，逐渐向中央前回部推进，额叶最后发育完成。这与儿童言语行为发育顺序基本一致。婴儿的听音、辨音能力和对词意最初的理解能力的发育，早于发音能力和表达能力，这与听觉中枢发育较早有关。当语言单位积累到一定数量，口腔的协调动作能力达到能发出语音的时候，婴儿便开口说话。阅读和书写属于书面言语过程，均以口语发育为基础，因为书面言语必须经过两次转换，是在口语发育到一定程度后才发育起来。书写中枢在大脑半球的前部，在与手眼协调动作的相互作用中得到发育。无论从大脑皮层的发育顺序还是手部精细动作的发育顺序看，在听、说、阅读能力后面发育是有根据的。由此可见，婴幼儿听、说、读、写的先后顺序是由语言中枢的发育成熟顺序决定的，而语言中枢成熟水平的个体差异影响言语能力的发育。

儿童的言语能力依赖于大脑的整体功能及言语中枢的功能成熟。然而，人脑的结构和功能在社会环境中生长发育并逐步趋向成熟，人脑的遗传信息决定了潜在的发展趋势，后天的言语刺激使这种趋势成为现实。人脑要到18岁才发育成熟，脑功能在社会环境中的成熟，使儿童的大脑潜力得到充分的发挥，早期语言中枢可以移位，早期阅读教育可以使儿童提前阅读，早期的书法练习可以使书写能力提前发育，早期词语概括范围的大小以及句法掌握的复杂程度，都可以因为语言环境的不同而存在很大的差别。而儿童语言发育也必须在合适的语言环境下获得。

（四）言语传递的过程——"言语链"

"言语链"（speech chain）是借用"链"的结构形式，形象地说明说话人的意思到达听话人、从而完成言语交际任务的紧紧相扣的转换过程。根据信息加工原理，语言是社会信息的主要载体，言语交际与其他信息的传递过程相似，包括编码-发送-传递-接收-译码5个环节，其中每个环节都在信息传递过程中发挥着独特的作用，这5个环节又经过3个不同平面的转换才能完成交际任务（图5-1）。

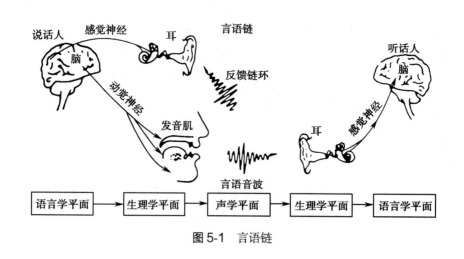

图 5-1 言语链

言语交际是极为复杂的过程，言语链从言语交际开始，说话人产生动机、整理想法、决定说话内容，选择适当的词语并根据语法规则组词成句，这是言语链的语言学平面。大脑通过运动神经将特定的指令传达到声带、舌、口唇等发音器官，引起发音器官的肌肉运动，这是生理学平面。发音器官的运动使它周围的空气产生了微小的压力变化，即言语声波。言语声波以空气为媒介，从说话人传到听话人，这是物理学（声学）平面。言语声波作用于听话人的听觉器官——鼓膜，并产生神经冲动，沿着听觉神经传递到听话人的大脑，又转到了生理学平面。听话人的大脑，将传入的声音信息经过加工整理，以一种特定的方式由神经冲动还原为特定的语义，从而达到理解的目的，言语链又转到了语言学平面。

言语链除了主干以外，还有一条重要的侧链，叫做反馈链环，说话人一边说，一边"监听"实际发出的声音和他想要说的话是否一致，并随时作必要的调整和修改，使说话的效果符合自己的意图。

儿童的言语交际过程与成人相同，但是由于儿童处在语言获得过程中，也就是说处在非言语交际向言语交际的过渡中，运用语言的技能还不熟练，因此在言语交际中有自身的特点（图 5-2）。

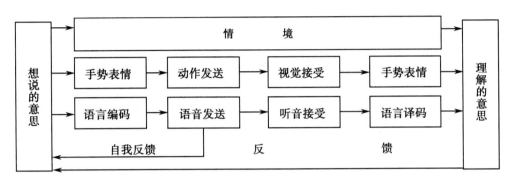

图 5-2 儿童言语交际示意图

从图中可以看出，儿童在交际中的言语链和非言语交际链相互作用、同等重要，无论是编码或者译码都必须借助大量的非言语信息（包括情景、肢体语言等）。随着语言的发育，非言语交际链的作用逐渐退居次要地位。儿童言语链的另一个特点是，在与成人交际和与儿童交际时，言语链所发挥的作用并不相同。与成人交际时，成人言语水平远远高于儿童言语水平，成人依靠自己的能力和威望，将儿童的言语拉高。儿童之间交际时，非言语交际链的作用则更大些。因为儿童间的交际一般都在游戏活动中进行，气氛轻松自然，心情愉快，在相互模仿中可相互促进，这一作用不是单纯地与成人之间的相互作用所能代替的。

（五）语言发育的观点和理论

儿童的语言知识和能力是先天具有的还是后天习得的？在语言习得过程中儿童是主动的创造者还是被动的接受者？这是近 20 年来心理学家和语言学家热烈讨论的问题，由此形成了各种关于语言习得的观点和理论。主要有先天决定论、后天环境论、先天与后天相互作用论等三派理论。其中比较有影响主要有以下五种：

1. "模仿说"　即认为儿童是通过模仿成人语言来掌握语言的。其依据有：一方面，每个做父母的都有过教幼儿说话的经历，而且会使用各种办法调整自己的语言，以便幼儿模仿。另一方面，儿童习得语言必然有一个语言环境，与语言环境完全隔绝的幼儿是不可能习得语言的。

2. "强化说"　认为儿童习得语言不但要通过模仿，还要通过强化刺激来完成。如夸奖就是一种正强化，纠正就是一种负强化。这种学说来源于巴甫洛夫的"条件反射"理论与布龙菲尔德和斯金纳等的"刺激反应"理论。

3. "天赋说"　是建立在人的大脑中存在语言遗传机制的假说，即语言获得装置（language acquisition devise，LAD）。其认为人的语言知识中有一部分，如普遍语法等最基本的语法结构，是人类先天就有的并可以通过遗传获得的，这些语言知识通过在后天接触的语言环境中不断加以调整和补充，最后习得完整的语言知识。

4. **"认知说"** 是建立在皮亚杰的认知心理学基础上的，认为语言的习得是儿童先天遗传的认知能力使儿童具有了能够习得包括语言在内的各种知识的基础，而儿童后天发育的认知能力，使他们能够通过包括语言环境在内的各种环境的多种影响建立新的认知起点，不断获取更多的知识，包括语言知识在内。

5. **"社会交往说"** 是布鲁纳、贝茨等学者的理论，认为语言习得不仅需要先天的语言能力，而且也需要一定的生理成熟和认知的发育，更需要在交往中发挥语言的实际功能。

目前，关于语言习得多认为是：儿童语言发育肯定具有先天的生物学基础，特别是大脑的语言功能或语言的遗传机制起着决定性的作用；语言环境是儿童习得语言的必要条件，其中包括模仿和强化刺激，这些都具有重要的作用；儿童认知功能的发育影响儿童语言的习得。

三、婴儿期前言语行为

人的语言不是从会说话的那天开始的，儿童自呱呱坠地起便开始学习语言。从出生到 1 岁左右的语言学习，为儿童正式的语言运用做好了准备。可以认为，出生后第一年是儿童言语发生的准备阶段，这段时间内围绕着语言最外在的实际显现——语音，儿童三方面的能力得到发育，即前语音感知能力、前言语发音能力和前言语交际能力。即儿童的前言语阶段或语言准备期，一般指从婴儿出生到说出第一个具有真正意义的词之前的一段时期。西方学者通常将前言语阶段分为啼哭阶段、咕咕声阶段、咿呀学语阶段以及过渡音阶段。我国学者根据对汉语儿童早期语言发育情况的追踪调查，将前言语阶段—婴儿语音发育分为三个阶段。

（一）简单发音阶段（0~3 个月）

新生儿伴随着哭声来到这个世界，哭便是婴儿最初的发音，也是表达自己生理需求和感受。出生不到 10 天的新生儿就能区别语音和其他声音；12 天的新生儿具有目光凝视或转移、停止吮吸或继续吮吸、停止蹬腿或继续蹬腿等身体行为，对说话声音和敲击物体声音的刺激作出不同的反应；24 天之后的婴儿能够对男人的声音和女人的声音，抚养者（父母）和不熟悉者的声音作出明显不同的反应。婴儿的发音是从反射性发生开始的，哭叫是婴儿第一个月的主要发音。此间婴儿学会了调节哭叫的音长、音量和音高，能够用不同的哭声表达需要，吸引成人的注意。2 个月的婴儿能够从各种混合组成的话语中分辨出不同的语音，在生理需要得到满足之后，对成人的逗笑报以微笑，并出现喁喁做声来吸引抚养者的注意。此时汉语婴儿的发音大多为简单的音节，以单音节为主，类似于汉语单韵母（如 /a/、/u/、/o/、/i/、/e/）和少量的复韵母（如 /ai/、/ei/、/ou/、/en/ 等）。此外，还有打嗝、咽食、吐唾沫以及笑声都类似于声母（如 /h/、/m/）。

（二）连续音节阶段（4~8 个月）

大约从 4 个月起，婴儿发音出现明显的变化，增加了很多重复的、连续的音节。一方面，婴儿发音较多的是对成人的社会性刺激作出的反应；另一方面，发音内容大多以辅音和元音相结合的音节为主，并且有一个从单音节发声过渡到重复连续音节发声的过程。4~7 个月，汉语婴儿发音大多类似于零声母音节和部分声母加韵母的单音节，如拉长音的 /ya/、/ao/、/wa/、/ba/、/bei/、/da/、/dei/、/hi/、/gong/ 等。这种情况反映出婴儿发音结构和中枢神经系统的变化。同时，这一时期的婴儿正处于辨调阶段，他们能区别男声和女声、熟悉和陌生的声音、愤怒和友好的声音。但对区别语义的汉语字、词、声调并不敏感，而是对父母或其他成人说话时表现情感态度的语调十分注意，能从不同语调的话语中判断出交往对象的态度。父母用愉快的语气与婴儿说话时，语调出现升扬的变化，4 个月婴儿便能用微笑和喁喁做声作出反应。6 个月之后的婴儿能感知三种不同的语调（愉悦的、冷淡的、恼怒的），同时出现较多的重叠性双音节和多音节现象，开始有近似词的发音，如 /mama-ma-mama/、/ba-ba-baba/。可以说，这是婴儿对发音结构更高级的控制的反映。4~10 个月，逐渐学会使用不同的语调来表达自己的态度，而这种表达往往伴一定的动作和表情。

（三）学话萌芽阶段（9~12 个月）

连续音节的发育，又有新的特点，即不单是同一音节的重复，而是明显地增加了不同音节的连续发音，音调也开始多样化。近似词的发音也增多，同时婴儿也开始模仿一些非语言的声音或成人发出的语音，这标志着婴儿学说话的萌芽。此时，汉语儿童能够发出一连串变化不同的辅音加元音的音节，发音形式更加接近汉语的口语表达，有重叠音和升调，似乎在说某个句子；婴儿此时的发音往往是一种固定情景的学说话活动，他们力图使自己的发音接近某些词语的发声；在这段时间的发音更加复杂多样，有些前阶段没有出现的辅音，如汉语声母的 x、j、q、s、z、i 也开始出现。上述情况反映出婴儿口腔发音器官和脑的成熟化，生理发育为他们提供了更多的去形成各种声音的空间。

大约 6 个月时，已有话语理解的萌芽。从 9 个月开始才真正理解成人的语言，并迅速发展，即进入对语音的辨义阶段，随着他们对父母所说的某个词，如"灯"或者"花"作出正确的反应后，他们越来越多地在感知人们说话时将语音表征和语义表征联系起来，从而分辨出一定语音的语义内容。虽然婴儿在此阶段还不能说话，但是他的听觉已经开始语言化。实际上，这时的汉语儿童开始学习通过对汉语声、韵、调整合一体的感知来接受语言。10 个月的婴儿大约可以理解 10 个左右的表示人称、物体和动作的词。1 岁时，发生理解反应的祈使句和疑问句超过十个。婴儿说得少，说得不清楚、不准确，但"懂得"很多，也能执行简单的指令，并建立相应的动作联系。如成人说："跟奶奶再见！"婴儿就会挥挥小手。这表明婴儿对某种"交际信号"具有相当稳定和牢固的印象。

婴儿最初掌握的词语，都与某一特定的对象相联系，与他们每日所感知接受的语言有着必然的联系，具有专指的性质。如"狗狗"就是指他自己的玩具狗；听到"灯"这个音，只对某一特定的灯反应，而对其他的灯却不会发生反应。所以，这个音没有概括性，并不是一个真正的词。大约从 10 个月开始，婴儿会说出第一个有意义的单词，这是婴儿语言发展过程中最为重要的里程碑。

四、 言语的发生发育

经历了近一年的言语准备阶段，婴儿开始进入学习口语的全盛时期。1~2 岁婴幼儿开始进入正式的学说话阶段，当婴儿讲出第一批有真正意义的、具有概括性词时，标志着婴儿开始发生言语，又称为言语发生阶段；2~3 岁是幼儿基本掌握口语阶段，这一阶段将持续到入学前。西方学者根据有形态变化的儿童语言中出现的语言形式（即语言单位的长度），把儿童早期的语言发育划分为：单词句阶段、双词句阶段、电报句阶段。认为这个时期的语言状况标志着儿童语言习得由语音习得转向语法习得。我国学者分别采用纵向研究和横向研究的方法通过对儿童语言发育中句法结构的复杂程度和发育层次分析，将汉语儿童后期语言的发育分为不完整句（单词句、双词句和电报句）、完整句（简单句和复合句）以及特殊句型等阶段，每个阶段都有其明显的标志。各阶段之间的界限具有过渡性，有相互重叠的部分。

（一）单词句阶段的发育

1. **儿童在1岁左右开始说出有意义的单词** 这一时期习得的词语具有如下特点 所指称的对象或者是儿童生活中接触的重要人物，如父母和一些亲属等；或者是儿童接触到的生活必需品；或者是儿童视觉、听觉、触觉等可感知的物品，如奶瓶、玩具等；或者是表达儿童某种要求、愿望的动词，如"给""要""拿"等。这些词语既具有现实的可感性，又接近儿童，因而成为儿童最早习得的词汇。

2. **1岁左右的儿童对一些经常接触的人或物已经能正确地称呼** 如看到父母时能分别叫出"爸爸""妈妈"；要大人抱时，会伸出两臂叫"抱抱"。随后不久儿童会用单词来表达自己的愿望、要求或情绪，或用单词来描述周围的情境或事件，以一个词的含义表示一个句子的意思，所以称为单词句（word sentence）。

3. **单词句的特点** ①没有语法，只有环境与语音的结合：当儿童用单词句表达某个意思时，常伴随着动作和表情；②词性不确定：虽然儿童最先学到的是名词和动词，但在使用时并没有明确的词性分别，一个名词可以用来指物，也可用来指动作行为事件等，如"嘟嘟"既可以指汽车，也可以指开汽车；③意义不明确，语音不清晰：成人必须根据说话时的情景、语调、态度等线索才能推测出意思。

4. **非言语经验的积累和言语理解能力的发展是单词句发展的基础** 婴儿在学讲单词句前已能理解简单的词、手势和命令。单词句阶段，婴儿所能理解的语言大量增加，对成人命令式的语言能理解并执行，如"把娃娃给妈妈"。能理解的句子有呼应句（婴儿呼唤他人或是对他人呼唤的应答）、述事句（婴儿对自己发现的事情的述说）和述意句（婴儿述说自己意愿的句子，大多表示否定）。但是会说出的词语相对比较少。在这一阶段，婴儿还会出现发音紧缩现象。在前言语阶段所能发出的母语中有的或者没有的语音这时都不能发出，无意义的连续音节大大减少，往往只用手势和动作示意，独处时也停止了自发发音的活动，出现了一个短暂的相对沉默期。

（二）双词句阶段的发育

1. 经过单词句阶段的准备，到1.5岁左右开始说出由两三个词组合起来的语句，如"妈妈鞋""宝宝帽帽"等，儿童语言进入了双词句（double word）阶段。这一阶段，婴幼儿似乎突然开口，说话的积极性很高，语词大量增加，出现了"词语爆炸现象"。婴幼儿能理解的词汇越来越多，每天都在增加新的词汇，对名词和动词的理解在本阶段出现飞跃。婴幼儿已经可以脱离具体情境、准确地把词与物体或动作联系起来，它的标志就是词语所特有的功能初步形成。随着婴儿对词义理解的加深，词的概括性也逐渐形成。但婴儿对词义还难以达到完全理解概括的水平，始终在日常词义的范围内，对科技词义、文学词义等还不能理解。

2. 双词句是婴儿自己创造语言最典型的样品，一部分双词句是通过模仿或者省略模仿产成的，而多数双词句是婴儿在没有"语言样本"的情况下的独创。双词句一般是实词组合，主要是名词与动词的组合。双词句中的词序和意义具有高度的一致性，表达意义的结构形式主要有11种，按性质可分为指称形式和关系形式两大类，见表5-1。

3. 这一阶段的后期，婴儿开始进入人生的第一个反抗期，心理和行为上的独立，表现在婴儿语言上具有自主性和反抗性。开始不断地向成人提问，总是要求告知他各种事物的有关信息，如名称、特征、用途、构造等，这实际上也是婴儿学习语言的一个途径。同时，开始学会使用疑问句和否定句。疑问句表现在提问上，否定句则表现在语言反抗上。如常把"不"挂在嘴边以示拒绝，这是婴儿否定句发展的第一个阶段。

表 5-1　双词句的结构形式与表达意义

形式表达意义		例句
指称形式	1. 叫出名字	这狗狗
	2. 反复	还要糖糖
	3. 消失	球球没了
关系形式	4. 施事和动作	妈妈抱
	5. 动作和对象	开嘟嘟
	6. 施事和对象	妈妈（穿）鞋鞋
	7. 动作和位置	坐凳凳
	8. 物体和位置	饭饭碗
	9. 物主和所属物	妹妹娃娃
	10. 物体和属性	好看衣服
	11. 指示词和物体	这个娃娃

（三）电报句阶段的发育

1. 儿童从 2 岁或 2.5 岁开始进入电报句阶段，这时双词句以及经过有限扩展的多词句虽较单词句明确，但其形式是断续的、简略的、结构不完整的，类似于成人的电报文本，因此称为电报句。这一阶段，儿童语言中的单词句和双词句的使用频率仍然很高，但已经出现了有三、四个词构成的多词句和更长的句子。在多词句中，构句的单词以几种不同的方式组合在一起，形成各种各样的语法结构。相对于成人语法来说，儿童这一阶段的语句仍然比较简单。儿童用来构句的单词仍主要是实词。电报句在形式上像成人的电报式言语，但是形成的原因却与成人不同，成人拍发电报时使用的电报句是有意省略虚词形成的，而儿童语言中的电报句则是因为此期儿童语言能力不足而形成的。

2. 电报句的句子中开始出现较多的句法结构类型。除了主谓结构外，还有如状中结构、定中结构等结构类型。语序的发育也比双词句阶段保持相对的稳定、敏感，并逐渐向成人语言的模式发展。此期儿童对疑问句、祈使句的使用和陈述句一样好。后期儿童开始使用一些形态手段，加上已经习得的语序手段和功能词的使用，使得儿童语言中由成分组成的句法结构更为复杂，语法关系和语义关系更为多样，语句更为流畅，更接近成人的语句。

双词句和电报句是儿童语法发育由不完整句到完整句的过渡阶段，通过这一阶段，儿童开始建立句子的基本模型。

（四）简单句阶段的发育

经过不完整句阶段的准备和调整，儿童语言逐渐向成人语言靠拢，进入了完整句阶段。在不完整句阶段，就表现形式和主要功能而言，以不同语言为母语的儿童语言发育表现出较强的一致性。但在完整句阶段，则体现出不同语言之间的差别和特殊性。如形态变化比较丰富的语言，儿童语言发育表现在语法方面出现两种变化：一是句子的长度和结构的完整性与复杂性增加，开始按照一些基本的语义关系将单词组成完整句；另一方面，在单句中开始出现一些词形变化。汉语是典型的分析性语言，没有形态的变化，汉语儿童经过不完整句阶段后，其语法的发育过程与英语儿童存在着明显的差别。

简单句分为简单单句和复杂单句两种。句子根据语气可分为陈述句、疑问句、祈使句和感叹句四类，儿童最初产生的大多为陈述句，其他种类句子的比例很小。

1. **简单单句阶段**　1.5~2 岁左右的儿童在说出双词句、电报句的同时，开始说出结构完整但无修饰语的简单单句，如"娃娃觉觉""妹妹吃糖糖"。2~2.5 岁的儿童能使用一定数量的简单修饰语，如"两个娃娃玩积木""奶奶在做操"等。

汉族儿童简单单句阶段的特点和明显标志是：从无修饰语到各种修饰语的出现。2 岁以后，儿童语言中有修饰语的语句表现出随年龄增长而逐渐增多的趋势。从修饰语的类型看，定语较多，状语次之，补语最少；充当定语、状语、补语的有单词，也有短语；有单层的，也有多层的，而且多层定语的出现早于多层状语。如："爸爸你看，那是哪吒的爸爸"。"我有一个小汽车，红色的小汽车"。"这个枪你要不要？我的枪太大了"。"爸爸，你今天跟我一起上学去好不好"。"这树叶脏死了"。"我的肚子挺得老高的"。

3 岁左右，儿童开始使用较复杂的名词性结构"的"字句和"把"字句，如"这是我玩的玩具"、"我把积木放在盒子里"；与此同时，还出现了较复杂的时间及地点状语，各种语气词也开始出现，如"你坐到沙发上去吧"、"这有什么了不起啊"。汉语儿童 3.5 岁时，在单句中使用复杂修饰语的句数和修饰语的种类增长速度最快，约为 3 岁时的两倍，以后直到 6 岁逐年增长，但不明显。3.5 岁是汉族儿童简单单句发育的关键期。

2. **复杂单句阶段**　复杂单句的特点是突破了简单单句的"主 - 谓"、"主 - 谓 - 宾"、"谓 - 宾"等无修饰成分或只有简单修饰成分的模式，出现了复杂短语充当谓语或其他句法成分的结构。在 2~6 岁的儿童语言中出现了 3 类复杂单句：①由几个动词结构连用的连动句，如"小朋友看见了就去告诉老师"；②由一个动宾结构和主谓套叠的兼语句，如"老师教我们做游戏"；③句子中的主语或宾语中又包含主谓结构，如"我看见他在哭"。

儿童各种单句发育的顺序大致是：不完整句；具有主 - 谓、谓 - 宾、主 - 谓 - 宾、主 - 谓 - 补等结构的无修饰语单句；简单修饰语单句，主 - 谓 - 双宾语句，简单连动句；复杂连动句，兼语句；主语或宾语含有主 - 谓结构的句子。

（五）复合句阶段的发育

1. **复合句的出现稍迟于简单句**　5 岁儿童的语言中就已有少量出现。出现后与简单句并行发展，到 5 岁就已发育得较为完善了。复合句阶段的特点是儿童可以将两个单句根据它们之间的逻辑关系排列成句，但是结构松散，缺少关联词语，一般是无标记的复合句，以联合复合句为主，偏正复合句所占比例较小。联合复合句中出现最多的是并列复合句，即把两件并列的事加以陈述，如，"爸爸写字，妈妈看书"。其次是连贯复合句，按事情的经过描述所发生的情况，如"把大石头搬起来，把大灰狼打死"。此外还有补充复合句，即对前面的话题加以补充说明，如"奶奶给我一本小书，是讲孙悟空的"。在偏正复合句中出现较多的是因果复合句，如"西西不去外头，因为黑"。其次是转折复合句和条件复合句，如"我叫他不要推，他非要推"，"妈妈去，我就去"。

2. **复合句的组合为意合法和形合法两种方式**　儿童复合句发育的初期以意合法为主，通过关联词语将几个分句组合起来的形合法的发育稍晚。3 岁前使用的关联词语有：还有（还要）、也（也是、也要、也有）、又、就（就是）；3.5 岁增加：只好、非要、偏要；5~6 岁出现：因为、结果、为了、要不然、反正、其实、原来、如果等说明因果、转折、条件、假设等关系的连接词以及前后呼应的成对使用的关联词语，如一边……一边……、没有……只有……、要不……就……等。另外，儿童对关联词语的使用经常有误，有时甚至使用不当。

一般认为，当儿童到了 3 岁或 3 岁半的时候，已大体上知道语言学规则的基本类型，能初步运用各种基本的语法形式。而在这个时期，儿童言语活动中出现的句型，主要是一些基本陈述句型。此后，随着年龄的增长，会出现更长的句子，更复杂的语法结构，词汇也更加丰富，且能自由地选择性运用同义词等等。当然，儿童言语的发展有个体差异。不同儿童，某个阶段或某个新特点出现的时间，有早晚之分。这种差距不只是十天半月，有时可达到二、三个月之久。

五、 语言发育的特点

儿童掌握语言是一个连续发展的从量变到质变的过程。语言发育是个体对母语的理解和产生的过程。婴幼儿期语言发育在语音、词汇、语法及语用等方面发育特点如下。

（一）语音发育的特点

语音（phone）是口头言语的物质载体，是由人类发音器官发出的表达一定意义内容的声音。婴儿离开母体，随着发音器官的发育成熟，能发出大量的母语中有或没有的声音，这些音都不能称为严格意义上的语音。但是这些发音与语音的发育有着密切的关系，经过近1年的前言语阶段的准备，儿童才能产生真正的语音。儿童语音的发生是从说出第一批真正的词开始的，经过婴幼儿期逐步习得母语的语音系统。儿童的语音发育可以从语音的辨别、发音能力的发育和语音意识的产生及语音发育中的特殊现象来说明。

1. 语音辨别能力的发育 婴儿的听觉能力在母体的子宫里就已产生，胎儿在母体内能感受到某些声音，能透过母体听到1000Hz以下的外界声音，并开始建立自己的听觉系统。婴儿出生后不久，这种听觉能力就有了很好的发育，表现出对语音与其他声音的辨别与定位能力。但并不表明此时的儿童已能区分母语中的音位或音素。Garnica曾试图通过实验分析1~3岁儿童区别清辅音和浊辅音的能力，结果显示儿童直到2岁左右才能掌握辅音的清浊区别。

除了对声音敏感外，婴儿对声调也非常敏感，大约出生后7周，就能辨别升调"ba↗"和降调"ba↘"，8个月婴儿就有相对固定的语调规则。这说明儿童在辨别词的意义之前就学会了辨别声音的声调模式。汉语是声调性语言，声调在汉语中具有十分重要的辨义作用。9个月的汉族儿童发音时就可观察到汉语声调，除阴平调外，其他3个声调都已出现。因此，汉族儿童声调系统的习得早于语音系统其他方面的习得，在习得元音和辅音之前就已完成了对声调发音的控制。

2. 发音能力的发育 儿童正确发音一般比准确辨音困难，发音能力的发育也晚于辨音能力的发育。2.5~4岁是语音发育的飞跃期，4岁以上的儿童基本掌握了汉语的大部分发音。4岁时，城市儿童能够发准97%的声母和100%的韵母；乡村儿童也能够发准74%的声母和85%的韵母。相比之下，声母的发音正确率稍低，较难掌握的声母是z、c、s、zh、ch、sh、r、n、l。这是由于此时的儿童生理上不够成熟，不能恰当地支配发音器官，同时还受到方音的干扰和影响。如混淆"zh"和"z"，"ing"和"in"。

语音的发育具有一定的顺序。在进入单词句阶段后，儿童开始习得有语言价值的、与意义相联系的音位。一般认为，人类语言中普遍存在的共有的语音先习得，母语中特有的语音后习得。具体表现为：①习得唇音/非唇音的对立先于塞音/擦音的对立；第一个辅音一般是双唇音；②习得鼻音/口腔音的对立先于唇音/齿间音的对立；③前辅音的习得先于后辅音；清辅音的习得先于浊辅音；④塞音、擦音、塞擦音三组音的习得顺序为：塞音＞擦音＞塞擦音；⑤元音习得顺序为：[a]＞[i]＞[u]＞[e]＞其他元音；⑥鼻元音、边音最后习得。汉族儿童语音发育的顺序为：辅音部位是由前后两端挤向中间，发音方法的习得顺序是鼻音、擦音、塞音先习得；元音习得为：舌面元音＞舌尖元音，不卷舌元音＞卷舌元音，不圆唇元音＞圆唇元音，低元音＞高元音，前元音＞后元音。在语音习得过程中常常通过一些发音策略，如替代、省略、简化、重复等来改变发音方式。

正常儿童汉语普通话的语音发育是从出生到 5 岁之间，即正常儿童 5 岁时就大致掌握了汉语普通话的基本发音。4 岁时可较充分地运用当地语言，而 6 岁时就可以流利地说话了。汉语普通话辅音发育情况见表 5-2。

表 5-2　汉语普通话辅音发育情况

年龄	辅音字母	字或词
2.0	/b, m/	爸爸、杯、妈妈、猫
2.5	/p, f, n/	苹（果）、飞（机）、奶
	/g, k, h/	狗、裤、花
3.0	/t, d, x/	糖、灯、鞋
3.5	/l, q, j/	可乐、气球、姐姐
4.0	/s, c, z/	伞、菜、嘴巴
5.0	/sh, ch, zh, r/	书、吃饭、猪、人

3. 语音意识的产生　语音意识是指儿童自觉地辨别发音是否正确，自觉地模仿正确的发音，并自觉地纠正错误发音的一种能力。2 岁前的儿童尚未产生对语音的意识，他们往往不能辨别自己与他人在发音方面的错误，发音主要受成人的调节，靠成人的言语强化来获得正确的发音。2~3 岁开始出现这种语音意识。有人观察到这样一个现象：一个儿童将他的玩具鱼叫做 fis（正确应是 fish），但是当成人模仿儿童的发音说"这是你的 fis？"时，儿童却一直试图纠正成人对他发音的模仿，直到成人说"那是你的 fish？"儿童才说"是的，我的 fis"。这就是"fis"现象（fis phenomenon）。表明了儿童虽然没能发出［sh］，但已经感知到［s］和［sh］的区别。汉族儿童也有类似的现象，如儿童把"爸爸"发成"wawa"，但当他爸爸让他叫"wawa"时，他却很茫然。

（二）词汇发育特点

词汇是词和固定短语的总汇。各民族语言都有其基本的词汇。词汇的发育是儿童语言发育中的重要阶段，儿童在经历了语音准备期以后，具有了发出语音的基本能力，在多种因素的影响下，儿童进入发出真正意义上的词的时期。

1. 不同年龄儿童的词汇量　词是语言的基本单位，词汇是语言的建筑材料。词汇量的多少，直接影响到儿童语言表达能力的发育。词汇量是衡量儿童语言发育水平和认知发育程度的重要标准。从 1 岁左右开始说出词，随着年龄的增长词汇量也增加。儿童各年龄段的词汇量大体上为：1 岁时词汇量在 10 个词以内；1~1.5 岁时为 50~100 个；1.5~2 岁为 300 个左右；2~2.5 岁为 600 个左右；2.5~3 岁为 1100 个左右；3~4 岁为 1600 个左右；4~5 岁为 2300 个左右；5~6 岁为 3500 个左右。从词汇的增长率来看，3 岁以后呈递减趋势。3 岁左右是词汇增长的高速期。由于环境因素、个性差异等的影响，有人提出了儿童最高词汇量与最低词汇量的概念（表 5-3）。

表 5-3　儿童最高词汇量与最低词汇量

年龄（岁）	1.0~1.2	1.3~1.5	1.6~1.9	1.9~1.11	2.0~2.2	2.3~2.6	3.0~4.0
最高词汇量	58	232	383	707	1227	1509	2356
最低词汇量	3	4	44	27	45	171	598

2. 儿童词汇习得过程中各类词的发育　衡量儿童词汇发育的另一尺度是不同年龄段儿童所习得的词汇中各类词的比例情况。这是因为，在词汇中不同的词类抽象概括程度不同。实词（包括名词、

动词、形容词、数量词、代词、副词等）代表比较具体的事物，虚词（包括介词、连词、助词、叹词、语气词等）的意义比较抽象。儿童先掌握实词，后掌握虚词。其中实词中最先和大量掌握的是名词，其次是动词，再次是形容词；虚词掌握较晚，比例也较小。从年龄增长的情况看，各类词在不同年龄儿童词汇中所占比例不同（表 5-4）。

表 5-4　1.5~3 岁各种词类比例变化表

年龄		名词	动词	形容词	副词	代词	连词	数词	象声词	语气词	词尾	合计
1.5~2.0	词数	366	299	62	88	41	6	11	9	6	62	950
	%	38.5	31.5	6.5	9.3	4.3	0.6	1.2	1.0	0.6	6.0	100
2.0~2.5	词数	287	354	55	102	145	7	14	4	27	70	1065
	%	26.9	33.2	5.2	9.6	13.7	0.6	1.3	0.4	2.5	6.6	100
2.5~3.0	词数	208	237	62	96	151	12	5	4	33	52	860
	%	24.2	27.6	7.2	11.1	17.6	1.4	0.6	0.5	3.8	6	100

从表 5-4 可以看出，不同年龄段的儿童所习得的词汇初期以名词、动词、形容词等意义比较实在的词占绝对优势，但随着年龄的增长，比较抽象的词类特别是代词逐步增长；最抽象的数词和连词也稍有增长。这反映了儿童掌握语言从具体到抽象的普遍发育过程。

3. 儿童词义的习得　在词汇量不断增加，词类不断扩大的同时，儿童对词义的理解逐步深化、不断完善。同一个词，不同年龄段的儿童对其含义的理解水平是不同的，最初掌握词时，往往对它理解不确切、笼统、具体，这表现在儿童对词所指对象及特征的把握上与成人的理解并不完全一致，有时还存在过宽过窄的现象。如在学会认猫说猫之后，有的儿童会根据猫有四条腿、能行走的特点，把牛、羊、狗等都叫做“猫”。“车子”专指自己坐的车子；“猫”仅指自己家或邻居家养的那只猫。有时也把多义词当做单义理解，如“好”的使用范围非常广泛，包括对人的行为、品质、健康、成就等方面的评价以及物体质量的评价；表示工作的进程已经完成；还表示对别人的意见和要求予以肯定等。1.5 岁幼儿只能理解行为的好坏评价；2 岁时才会用“好”来表示对成人要求的肯定回答；2 岁10 个月时才能区别问候语“好”与行为表现的“好”与“不好”之间的不同，还能区分行为表现的好坏与相貌好坏的不同。

随着年龄的增长、认知能力的发育和经验的丰富，儿童词义的获得逐渐在早期词义的基础上向两个方面进行：一是从部分的个别语义特征向较全面的语义特征发育，使对成人词义的过分扩充和缩小现象逐渐减少；二是从一个词的单义向多义发育。同时开始理解概念词和词与词之间的关系。

（三）语法发育特点

语法是组词成句的规则，儿童要掌握母语，进行言语交际，必须首先掌握母语的语法体系。语法的获得是指儿童对母语中语句结构的获得，包括理解和产生不同结构的语句。从两个方面评定儿童句子的发育，一是句子的长度，二是句子结构的完整性和复杂性。

1. 句子长度的发育　通常把儿童语言中出现的句子的平均长度作为衡量儿童语言发育的一个重要指标，以此来反映儿童在不同阶段语言能力的差别。所谓句子的平均长度（mean length of utterance，MLU）指的是，在采集的儿童自发言语样本中，对儿童的每一语句所包含的有意义单位的数目进行统计所得出的平均数。汉语缺少形态变化，记录单位分为两种：字或词。汉族儿童早期语言中有许多重叠词或叠音词，如“爸爸”、“抱抱”等，将会影响记录的结果。儿童句子的字数随着年龄的增长而增加。句子字数的增加，反映了言语表达内容的发育（表 5-5）。

表5-5　1.5~3岁儿童不同字数句子比较表

年龄		5字以下	6~10字	11~15字	16字以上	合计
1.5~2.0	句数	290	48	4		342
	%	84.8	14	1.2		100
2.0~2.5	句数	78	112	16	4	210
	%	37.2	58.3	7.6	1.9	100
2.5~3.0	句数	27	59	29	8	123
	%	21.9	48	23.6	6.5	100

2. 句子结构的发育　句子的长度虽然是一种通用的评定儿童早期语言发育的指标，但只是一种外在的和次要的指标，因为它只能表明句子中所含的字、词在数量上的发育，无法表明句子在质上的变化，不能反映句子的结构性质和复杂程度。儿童句型的发育顺序：由不完整句到完整句，从简单句到复合句，由陈述句到非陈述句，从无修饰句到修饰句的发育，反映了儿童语法规则的习得，逐步掌握如何将词组成句子的发育（表5-6）。

表5-6　1.5~3岁儿童各类句子比例表

年龄		单词句	简单句				复合句	合计
			主谓句	主谓宾句	复杂谓语句	合计		
1.5~2.0	句数	129	56	68	12	188	25	342
	%	37.7	16.4	19.9	3.5	55	7.3	100
2.0~2.5	句数	17	15	53	21	129	64	210
	%	8.1	7.1	25.2	10	61.4	30.5	100
2.5~3.0	句数	6	4	29	20	65	52	123
	%	4.9	3.2	23.6	16.2	52.8	42.3	100

儿童句法结构的获得大致呈现如下规律：

① 从混沌一体到逐步分化：儿童早期的言语由表达情感、表达意愿和指物三者紧密结合到逐步分化，语词的词性由不分化到逐步分化，句子的结构由主谓不分的不完整句发展到结构层次分明的完整句。

② 从不完整到逐步完整，从松散到逐步严谨：儿童最初的句子不仅结构简单，而且不完整，常常漏掉或缺少一些句子成分。简单完整句出现之后，才初具句子结构的基本框架，但仍常常漏掉一些主要成分，且结构比较松散，词序紊乱，句子成分之间相互制约不明显。随着年龄的增长，句子结构逐渐复杂而且严密，意义也较明确易理解。

③ 由压缩、呆板到逐步扩展和灵活：儿童最初说出的语句只有一些核心词，因此显得陈述内容单调、形式呆板，只能是千篇一律的、由几个词组成的句子。稍后能加上一些修饰词，最后达到修饰词的灵活运用，表现的内容也逐渐丰富。

3. 儿童对句子理解的发育　在儿童语法获得的过程中，对句子的理解早于对句子的产生。儿童在说出某种结构的句子前，已经能基本理解这种句子的意义。前言语期，虽然儿童不能说出有意义的单词，但已能听懂成人说出的简单句，并能按成人的指令完成相关的动作。整个语言发育期，儿童常采取一定的策略，即找出一定的"诀窍"去理解一些新句子，这些策略是个体从已有的语言和非语言的经验中概括出的一些"规则"。3岁前儿童使用的是语义策略，靠句子中几个实词所代表的意思理解整个句子；3 岁左右开始产生词序策略，从句子结构中理解词义，4 岁左右词序策略表现最为强烈。儿童在 4 岁前形成了一种规范的句子词序模式，即名—动—名的句子结构模式，也即主—谓—宾的词序。因此，会把被动句理解成主动句。5 岁后词序策略的影响逐渐降低，按句法信息进行反应的能力不断提高，基本上能对大部分简单句按句法进行正确的理解。

（四）言语功能的发育

语用（pragmatic）是指在一定的言语环境中对于语言的运用。语用技能的发育是儿童语言发育的一个重要方面。儿童不仅在语言运用中发展认知和满足自己的各种需要，而且也在语言运用中发展自己的语言。最早系统研究儿童语言功能的是瑞士心理学家皮亚杰（Piaget）。皮亚杰通过对 6 名儿童的言语交际进行观察记录，并根据对观察记录的言语统计分析，把儿童早期的言语功能分为自我中心言语（有重复、独白、集体独白三种）和社会化言语（分为传递信息、批评与嘲笑、祈使与威胁、提问与回答四种）两大类。并指出自我中心言语在早期的儿童言语交际中占有很大的比例，3~4 岁儿童的自我中心言语超过社会化言语，5~6 岁儿童的自我中心言语比例低于 50%，7 岁时自我中心言语明显下降，仅有 28%，逐渐让位于社会化言语。

婴幼儿早期 7 种语用功能为：工具功能、调节功能、相互作用功能、表达个人功能、启发功能、想象功能和表现（通讯）功能。儿童言语功能的发展经历以下三个阶段。

第一阶段：从 10.5~16.5 个月。儿童已经掌握了前四种功能。但是在这个阶段儿童的言语并没有"语言"的形式，而是用声音。

第二阶段：过渡阶段，约从 16.5~18 个月开始，到 22.5 个月结束。这一阶段儿童的词汇、语法和绘画能力得到快速发育，同时上述的语言功能类型开始组合：表达个人功能与启发功能综合发育为学习功能，而工具功能与调节功能综合发展为非"学习"功能。此外还使用语调，降调的言语结构表示学习功能，升调的言语结构表示非言语功能。

第三阶段：成人语用阶段，约从 22.5~24 个月开始。在此阶段，许多语言功能都复合化；而且第二阶段的学习功能发展为意念功能，非学习功能发展为相互关系功能；想象功能与表现功能综合发展为语篇功能。这样儿童就可以像成人那样运用语言了。

第二节　语言发育的影响因素及异常发育

一、语言发育的影响因素

儿童开始说话的年龄各不相同，有的在 8 个月就开始说单个的词，不到 1 岁就能讲简单的句子。也有些智力正常的儿童到 3、4 岁才会说话，个别儿童 5 岁才会讲话。什么原因使得儿童言语语言发育出现如此大的差距呢？这是因为言语语言发育是多重因素综合作用的结果。制约儿童言语语言发育的因素，可以大致分为遗传因素、生理因素、心理因素和环境因素。其中环境因素又有语言学因素和社会因素等。

1. 遗传因素　语言是人类独有的现象。与人类具有相似的发音器官的高等动物（如灵长类的黑猩猩）虽然能用声音来表达感情，发出各种吼叫、咆哮、呼啸、尖声等，甚至经过训练可以听懂一些词语，但始终不能发出语音和说出一句话。有学者通过调查有语言缺陷人的家族史发现，语言缺陷有一定的遗传性。如莫海德（P.Moorhead）发现在一个七口之家中，母亲和四个儿子语言能力有明显的衰退，正常的细胞应有23对染色体，但是，他（她）们的第13号和第22号染色体却都只有一个，并组配在一起。父亲和第5个孩子语言能力正常，他们的染色体配对也正常。近年来又发现了第一个与人类语言能力相关的基因（FOXP2基因），也证明了语言能力与遗传有关。女孩的语言发育要比男孩的语言发育快。女孩开始讲话比男孩平均早2~4个月，而且这种语言能力的领先一直保持到青春期。性别所表现出的语言差异，不能排除有男女后天因素的影响，但是，先天的遗传因素也起着相当的作用。

家族因素在某些语言发育迟缓儿童的父亲或母亲或其他人员在幼儿时期语言发展上存在问题。

2. **语言学因素**　可以分为语言因素和语言运用因素。语言因素对于儿童语言发育的影响最明显地表现在学习不同语言的儿童发育有不同的特点。不同民族的语言具有普遍性，但相互之间也存在着一些差异。如词汇因素差异和句法规则差异等，决定了不同民族儿童的语言习得在共同具有的普遍性的前提下，在某些语言成分的掌握上又体现出一定的特殊性。如对人称代词的掌握，英语和汉语儿童都在3~4岁基本掌握第一人称单数代词，普遍存在着对第一、第二人称的掌握先于第三人称的现象。但由于英语的人称代词有性和格的变化，而汉语没有，因而汉语儿童掌握人称代词比英语儿童早一些，也更容易一些；另外，汉语儿童掌握第一人称代词优于第二、第三人称，第二、第三人称代词之间没有明显差异；而英语儿童掌握第一、第二人称代词之间没有明显差异，由于英语第三人称代词的词形变化较多，因而掌握起来与第一、第二人称之间的差异比较明显。

儿童只有在与成人的语言交际中才能获得语言，也就是说儿童只有在语言运用中才能获得语言。相对于语言系统的发育，儿童语言运用的发育是更为艰巨而长期。语言运用要受到语言交际的各种因素的影响，如交际原则、语境因素等。儿童对于言外之意的理解是比较困难的。

3. **生理因素**　主要指整套的发音系统、各种感觉器官和神经系统是否健全。感觉器官把环境中的信息反映给大脑，大脑把信息记录、储存、分析，再运用到口语以至书面语上。例如儿童认识"苹果"这个名称，他靠视觉看到苹果的外形和颜色，靠触觉（包括手和舌）辨别出苹果的皮和肉的不同质感，靠味觉和嗅觉分辨出苹果的味道，而靠听觉听到别人说出"苹果"这个名称。于是，当儿童说"苹果"的时候，他可以把苹果的特征描述出来；当他看到符合上述特征的水果时，便能正确说出"苹果"这个名称。

如有中度以上听觉障碍，就会影响儿童对语言的理解和表达，导致语言发育障碍。如听不到高频声音，就会影响儿童对高频声音的听觉分辨能力，导致儿童出现发音不清。腭裂儿童虽然听力和理解不受影响，但腭裂儿童会出现构音障碍。上下颌咬合不良也能影响儿童的发音。儿童神经系统的损伤、疾病，尤其是中枢神经系统的疾病影响到大脑语言中枢及其相关部位的发育成熟，则必然导致语言发育障碍。

4. **社会因素**

（1）社会生活环境的影响：儿童都是在特定的社会生活环境中获得语言的。社会生活环境是由物质的和精神的、家庭的和社会的诸多因素交叉组合而成的。各种各样的因素都会对儿童的语言发育产生直接的或间接的、巨大的或细微的影响。如城乡居住环境、各地方言习惯的不同，教育的差异及儿童所处语言环境等，都会影响儿童语言的发育。

（2）成人语言观念的影响：语言观念是指人们关于语言的一系列态度和看法。诸如口语和书面语的地位，民族共同语和方言的地位等。汉族有一个根深蒂固且影响至今的传统语言观念：重视书面语，轻视口语。古今充满神彩怪环的神童，都是学习书面语的佼佼者，而鲜见学习口语的佼佼者，就是汉族传统语言观念的典型写照。而西方有较早的"说话"传统，重视演讲和说话训练，使得西方儿童口语发育较快。东西方对待口语的态度不同，导致我国儿童和西方儿童在口语发育上存在一些差异。

（3）对待儿童的态度的影响：对待儿童的态度，反映着社会的儿童教育观念。不同的儿童教育观念及其带来的对待儿童的不同态度，也会影响儿童的语言发育。比如，云南撒尼族是一个热情、讲礼貌、重团结的民族，即使是对儿童，他们也很少使用贬义词对其进行评价，而是从能力和行为上给予较多的肯定，常用"猴"（本事大）、"得"（很好、很行）来表扬孩子。所以，撒尼族儿童对于贬义词的掌握要晚于汉族儿童。汉族由于受儒家传统观念的影响，不大鼓励孩子的创造性，而总是希望孩子温顺听话，较多地用"乖不乖"来评价孩子。所以汉族儿童比撒尼族儿童较早掌握"乖"这个词。

5. **心理因素**　心理因素中，最重要的是认知能力。语言能力是受一般认知能力制约但又有特殊性的认知能力。无论是听、阅读，还是说、写，都是建立在对语言内容理解的基础上。要获得语言，学会按照社团的习惯使用语言，就必须对语言所表达的客观世界和人类社会有一定的了解，就必须掌握注入在语言系统和语言运用习惯中的文化因素；而要掌握这些因素，需要一定的认知能力。相反，如果儿童对语言中所描述的事物全无概念，又不理解词义，当他人说出一些物体的名称或描述一些物体的形状时，他便会茫然难以理解其语言内容。同样，他也不能用语言或文字去描述这些事物。因此，儿童如果缺乏认知能力和概念知识，当他听到别人说话时，便很可能产生理解错误，或者表达障碍。

除了认知因素外，其他心理因素也会影响儿童的语言学习和语言发育。比如，个性品质的差异。一般说来，性格外向、喜欢与人交往的儿童，其语言发育的速度较快，这是因为个性外向、自信、善于交际的儿童对周围人的言行比较注意，常常会自觉或不自觉地加以观察和模仿，敢于在各种场合表现自己，因此就能争取到许多语言学习和表现的机会。而个性内向的儿童往往缺乏自信、胆小怕羞，因而也就失去了许多语言学习和表现的机会，缺少成功与失败的体验，缺乏吸收语言信息的主动性和有效性。也有研究指出，女孩比男孩更乐于同成人交往，她们在做一件事情之前，往往要向成人请示。男孩和女孩的这种心理差异及其带来的行为上的差异，是导致女孩语言发育快于男孩的原因之一。

此外，儿童在学习语言的过程中，还会受到情绪因素的影响。成人对儿童表现喜爱或厌恶，都足以影响儿童说话的意愿。一个喜欢自己、喜欢身边小朋友的儿童，会乐于表现自己，说起话来充满自信。相反，一个儿童如果觉得自己在群体中不被欢迎或者感到不快乐，他说话的意愿就会降低，对他人的表述也无兴趣倾听。长此以往，他的语言能力发育自然会受到影响。另外，儿童在语言学习过程中，父母的关爱和鼓励至关重要。

二、　言语语言功能的异常发育

如上所述，儿童语言的习得和发育受到多种因素的影响，如果儿童在语言发育的过程中，遭受生理疾病、心理打击或语言环境的剥夺，那么就很有可能导致语言发育的问题，并进一步形成交流障碍。

儿童言语发育的异常，表现为语言的习得和发育中的障碍。主要有：语言障碍和言语障碍两大类。语言障碍是指儿童在理解或运用语言符号及规则方面发生的问题，或者儿童语言能力的发育明显落后于同龄伙伴的水平。包括失语症和语言发育迟缓。言语障碍是指儿童在口语的产生及运用出现的异常，并引起交际对方的注意，感到不适，甚至所说的话完全不为听话人理解。包括构音障碍、嗓音障碍和语流障碍等。

1. 语言发育迟缓（delayed language development） 是指由各种原因引起的儿童口头表达能力或语言理解能力明显落后于同龄儿童的正常发育水平。主要表现为开始说话的年龄晚，语言发育进程缓慢，语言表达能力明显低于同龄正常儿童。智力发育障碍、听力障碍、构音器官疾病、中枢神经系统疾病、语言环境不良等因素均是儿童语言发育迟缓的常见原因。因此若发现儿童有语言发育迟缓现象，应努力查找病因。若儿童无以上明确原因而出现的语言发育明显延迟现象，则称为特发性语言发育障碍或发育性语言迟缓。特发性语言发育障碍临床上分为表达性语言障碍和感受性语言障碍两种，前者能理解语言但不能表达，后者对语言的理解和表达均受限制。

汉语 2~3 岁儿童语言发育迟缓的筛查标准为：24 个月词汇量少于 30 个，30 个月男童结构表达量少于 3 个，30 个月女童结构表达量少于 5 个。2~3 岁儿童语言发育迟缓可能的筛查标准为：24 个月词汇量少于 50，30 个月男童结构表达量少于 5 个，30 个月女童结构表达量少于 8 个。

2. 构音障碍 构音（articulation）是指通过发声器官的运动即口腔、喉、鼻腔等的协调运动发出组成语言单词的言语声音即语音的过程。构音障碍（dysarthria）是指由于发音器官神经肌肉的病变或构造的异常使发声、发音、共鸣、韵律异常。表现为发声困难、发音不准、咬字不清、声响、音调及速率、节律等异常和鼻音过重等言语听觉特征的改变。构音障碍分为三大类。

（1）运动性构音障碍：指由于参与构音的器官（肺、声带、软腭、舌、下颌、口唇）的肌肉系统及神经系统的疾病所致运动功能障碍，即言语肌肉麻痹、收缩力减弱和运动不协调所致的言语障碍，一般分为六种类型：弛缓型构音障碍、痉挛型构音障碍、运动失调型构音障碍、运动过少型构音障碍、运动过多型构音障碍和混合型构音障碍。

（2）器质性构音障碍：由于构音器官的形态异常导致功能异常而出现构音障碍。

（3）功能性构音障碍：错误构音呈固定状态，但找不到构音障碍的原因，即构音器官无形态异常和运动功能异常，听力在正常水平，语言发育已达 4 岁以上水平，即构音已固定化。

3. 口吃（stuttering） 是一种言语表达或语言产生过程中的流畅性障碍，表现为结巴的、不正常的语言表达方式和各种不正常的行为，如眨眼、跺脚、清喉咙、咬手指等以及负面的情绪，如焦虑、恐惧、羞愧等。口吃者因为不自主的声音重复、延长或中断无法表达清楚自己所想表达的内容。发生率为 1%~2%，男童多见。一般随着年龄增长会逐渐改善或消失。

第三节　言语语言发育评定

为了解儿童的语言发育水平、评估语言治疗的效果或观察外界因素对语言发育的影响，就需要对儿童的语言发育水平进行评定。评定的主要目的是发现和确定儿童是否存在语言发育问题，这种语言问题属于哪一种类型。要以正常儿童言语语言发育标准为对照进行全面的评定，同时还要注意个体差异。评定的内容有：对口语的理解、口语表达、言语交流、阅读书写及流畅性等。

除常用的含有言语语言项目的综合性发育测验，如丹佛发育筛查测验（DDST）、Gesell 婴幼儿发育评价量表、贝利（Bayley）婴儿发育量表、Wechsler 智能量表等语言能区相关条目外，还可根据使用者测试目的、受试对象的不同，选用自然语言分析、实验测试和父母报告三种方法来评定儿童语言的发育水平。常用的评定量表如下。

一、 言语功能发育评定

1. 儿童沟通发育量表（父母报告） 1993 年 Fenson 等为美国说英语的儿童制定了一个早期语言与沟通发育量表（Macarthur communicative development inventory，MCDI）。根据 MCDI 的基本格式，2000 年我国对照 MCDI 制定了"普通话版中文沟通发育量表"（Chinese communicative development inventory-mandarin version，CCDI）并进行了标准化研究。与 MCDI 一样，CCDI 分为两个量表，一个用于 8~16 个月婴儿，一个用于 16~30 个月的幼儿。

婴儿量表称为"婴儿沟通发育量表 - 词汇和手势"。此量表分两部分，第一部分由早期对语言的反应、听短句、开始说话的方式以及词汇量表 4 部分组成。词汇表中有 411 个词汇，按照词性和用途又将其分为 20 类。父母或抚养者根据孩子的语言发育情况对表中的词汇进行逐一判断，看婴儿"听懂"或"会说"婴儿表中哪些词汇。第二部分为"动作及手势"。此部分对评定那些已在测定范围，但还不理解和不会表达语言，即处在语言准备阶段的儿童尤为适合。幼儿量表称为"幼儿沟通发育量表 - 词汇和句子"。此量表也分为两部分。第一部分为词汇量表，含有 799 个词，分 24 类。家长根据孩子近期的语言情况，对表中的词汇逐一判断，看孩子对表中的词汇是否"会说"。第二部分为句子和语法。要求家长例举出儿童最近说过的最长的 3 个句子，计算句子的长度。另外要求家长根据量表中提供的不同难易程度的句子类型，选择儿童使用的句型，此部分共含有 27 个句子，81 个句型。通过分析儿童表达词汇的数量和句子结构的复杂性以及句子的长度，来判断儿童语言发育的水平。

2. Peabody 图片词汇测验（Peabody picture vocabulary test，PPVT） 适用于 2.5~18 岁的筛查测验，是一套测试词汇理解能力的检验工具。全套测验共有 120~150 张图片，每张图片有 4 个图，有 120~150 个词分别与每张图片内的一个图所示的词义相对应，测验图片从易到难排列。测试者拿出一张图片并说出一个词，要求被试者指出与图片上 4 个图中哪一个所示的词义相符。同时记录被试者的反应结果，每答对一个词记 1 分，连续 8 个词错 6 个停止测试。最后将被试者的成绩转换为智龄、离差智商或百分位等级，以此来与同龄正常儿童比较，判断被试者的语言发育情况。

3. Illinois 心理语言测试（Illinois test of psycholinguistic abilities，ITPA） 适用于 3~10 岁儿童，用来测量儿童在理解、加工和产生言语和非言语性语言的能力。ITPA 由十个必测的分测验和两个备用的分测验组成。十个分测验是：语言理解、图画理解、语言推理、图画类推、语言表达、动作表达、作文、构图、数字记忆、图形记忆。1968 年美国开始使用，目前国内还未见引进报道。

4. **语言发育迟缓检查法** 中国康复研究中心按照汉语的语言特点和文化习惯，引进日本音声言语医学会语言发育迟缓委员会以语言障碍儿童为对象开始研制试用的 S-S 法（sign-significate relations），制定了汉语版 S-S 法。该检查是依照认知研究的理论（将语言行为分为语法、语义、语用三方面），检查儿童对"符号形式与指示内容关系"、"促进学习有关的基础性过程"和"交流态度"三个方面进行评定，并对其语言障碍进行诊断、评定、分类和针对性的治疗。适用于语言发育水平处于婴幼儿阶段的儿童。

二、 构音障碍运动功能评定

构音障碍的评定是通过发音器官的形态和粗大运动检查来确定构音器官是否存在器官运动异常和运动障碍。当前常用的是 Frenchay 构音障碍评定法。该测验检查内容包括反射、呼吸、唇、颌、软腭、喉、舌等方面评定构音器官运动障碍的严重程度。反射检查包括咳嗽反射、吞咽反射、流口水；

呼吸功能检查以观察静止状态和说话时的呼吸情况为主；唇功能检查主要观察静止状态、唇外展、唇闭合、唇交替运动和说话时的唇部运动；颌功能检查主要观察其静止状态和说话时颌的运动情况；软腭功能检查包括询问进食情况，观察发"啊"音时软腭上抬运动以及说话时鼻漏音和鼻共鸣情况；喉功能检查包括观察喉持续发生时间、音高、音量调节以及说话时音质、音量、音高情况；舌功能检查包括观察舌静止状态时舌体的大小、是否有皱缩、震颤、舌伸出速度以及交替运动速度等。除对构音器官功能进行检查外，还包括对个体言语理解程度的检查。同时，也通过对话了解个体总体的言语情况，比如个体的言语速度，是否有重复、歪曲语音现象以及言语能够被他人理解的程度等。

三、 其他评定

1. **普通话语音测验**　主要通过看图说词和看图做说事的方式对儿童的语音进行检查。由于所采用的图片基本都是儿童所熟悉的内容，检查词汇基本上也是学龄前儿童已经掌握并且发音清楚的音，避免了由于儿童认知发育水平造成表达困难的情况。其优点是能够在较短时间内快速地对儿童的语音进行检查并对儿童的语音错误作出初步的诊断。

2. **汉语言语流畅度诊断测验**　由徐方根据国外同类测验修订而成，用于诊断口吃患者。尚无有关信度和效度方面的检验，也没有制定常模。

3. **聋儿听力语言康复评估系统**　由中国聋儿康复研究中心孙喜斌等根据《全国聋儿康复评估提纲草案》和《五级康复标准》，结合聋儿听觉发育、汉语语音及聋幼儿言语特点，制定的一套聋儿听力康复评估系统。该系统由两部分组成：一个是听觉能力评估，包括音频补偿效果的评估和听觉功能的评估。后者又分九项内容：自然环境声识别、语音识别、数字识别、声调识别、单音节词识别、双音节词识别、三音节词识别、短句识别和选择性听取。另一个是语言能力评估，包括语音清晰度、词汇量、模仿长句、听话识图、看图说话和主题对话六方面。

（曹建国）

第六章
婴幼儿认知功能发育

认知功能（cognitive function）是大脑反映客观事物的特征、状态及其相互联系，并揭示事物对人的意义与作用的判断能力，是一种高级心理功能。认知包括内容和形式两方面，既包括事物的形态、颜色、数量、质量、重量等具体属性的内容，也包括空间、时间、因果关系、言语、意义、价值等抽象性概念等发育心理学的内容。认知功能包含了感知觉和认识等过程。认知功能的发育就是人的信息加工系统不断改进的过程，如个体成长中的感知觉、记忆、想象、思维等各方面复杂行为的发展。婴幼儿期认知功能的发育并非如人们想象的那样简单，认知功能在婴幼儿期得到了快速的发展。

第一节 认知功能发育规律

一、认知功能概述

（一）基本概念

认知过程建立在感知觉基础上，通过记忆、思维、概括、推理、想象而完成对外界事物本质的把握及其规律性的了解。

1. **感觉** 是一定的物质运动作用于感觉器官并经过外界或身体内部的神经通路传入脑的相应部位引起的意识现象，是物质的刺激向意识的最初转化，是感性认识的起点，也是整个认识过程的起点。感觉的种类可依其信息的来源分为外部感觉和内部感觉两大类。外部感觉包括视觉、听觉、味觉、嗅觉和皮肤感觉。皮肤感觉又可细分为温觉、冷觉、触觉和痛觉。内部感觉反映机体本身的状态，包括运动觉、平衡觉和机体觉。

2. **知觉** 是视觉、听觉、皮肤感觉、动觉等协同活动的结果，是人对客观物体的多种感觉的综合，是人对客观事物和身体状态整体属性的反映。在知觉过程中，人脑将感官刺激转化为整体经验。知觉在很大程度上依赖于主体的态度、知识和经验。知觉具有整体性、恒常性、选择性和理解性等基本特征。知觉是人体的各种感觉器官即分析器在外界刺激下协同活动的产物，其中，空间知觉、时间知觉和运动知觉以及社会知觉是人们认识世界最重要的知觉。

（1）时间知觉：是对客观现象延续性和顺序性的感知。人的时间知觉与活动内容、情绪、动机、态度有关，也与刺激的物理性质和情境有关。在判断时间间隔正确性方面，各感官是不同的。听觉和触觉对时间间隔的估计最准确。由于年龄、生活经验和职业训练的不同，人与人之间在时间知觉方面存在着明显的差异。

（2）空间知觉：是对物体距离、形状、大小、方位等空间特性的知觉。其中，对物体不同部位远近的感知又称为立体视觉或深度知觉。大小知觉是在深度知觉的基础上对不同远近的物体作出大小判断。听觉空间知觉，在距离方面主要以声音强度为线索，而要判定声源的方位则必须依据双耳听觉线索，后者称为听觉空间定位。除了视觉和听觉外，人手的触摸感觉，人在环境中的探索活动，也是空间知觉的重要信息。

（3）运动知觉：即动觉，是个体对自己身体的运动和位置状态的感觉。动觉感受器分布在人体肌、肌腱、韧带和关节中，其中枢在大脑皮质的中央前回。动觉和皮肤感觉结合产生触摸觉；眼肌动觉的参与，形成了对物体大小、远近的视知觉；声带、舌与唇的精确协调运动，是语言知觉的重要条件。

（4）社会知觉：是人对客体的认知和认识过程，包括对自己、对他人和对群体的知觉。社会知觉不仅决定于客体本身，也决定于主体的目的、态度、价值观和经验。社会知觉中有关对他人知觉的内容又称为人际知觉，即个体对他人的感知、理解与评价。其范围包括对他人表情、性格的认知，对人与人之间关系的认知和对行为原因的认知等。

3. **记忆** 是人脑对过去经验的反映，包括识记、保持、再认和再现4个基本过程。识记是记忆的开始阶段，是信息的输入和编码。识记具有选择性，只有环境中那些引起人们注意的刺激，才在感知觉的基础上形成记忆。保持是过去的信息在头脑中得以巩固的过程。人们通过保持来丰富个体经验，为再现准备资料。再现也称回忆，是对已存储的信息进行提取，使之恢复活动。有些已存储的信息由于某种原因不能被提取，即不能再现，但当刺激重新出现时却仍能加以确认，这种确认的过程称为再认。再现和再认都是识记和保持的结果。信息不能很好地保持，在应用时不能及时提取的现象称为遗忘。在人的识记过程中，当前的外部信息和内部信息结构，以及期待倾向都在信息加工过程中起作用。因此识记材料的性质、数量、内容，识记时的情境，人们已有的知识、经验、动机、情绪和某些个性品质等主客观因素，都对记忆的效果有一定影响。

4. **注意** 是认知活动对一定对象有选择的集中。注意能使人的感受性提高，知觉清晰，思维敏锐从而使行动及时、准确，是获得知识和提高工作效率的前提。注意的方向和强度受客观刺激物特点的影响，也受个人知识经验以及个性特征的制约。人的心理活动常常有选择地集中于对他最有意义的事物上。不同的人有不同的兴趣、气质、性格、信念和世界观等，因而他们注意的方向和紧张度不同，认识事物的范围和深刻程度也就有所不同。根据注意过程中意识参与的程度，将注意区分为无意注意和有意注意。无意注意也称为不随意注意，是不需意识参与就能发生的注意；有意注意是个体在一定的意识控制下发生的注意现象。

5. **思维** 是内在知识活动的历程，在此历程中个人运用贮存在长期记忆中的信息，重新予以组织整合，从纵横交错的复杂关系中，获得新的理解与意义。思维是认识过程的高级阶段，主要是对客观事物做出间接的、概括的反应，体现出客观事物的本质特征和内在规律性联系，因此间接性和概括性是思维的两个最基本的特征。

（二）认知功能的特点

1. **多维性** 对同一个人或事物，不同的人因为自身经验和经历不同也会产生不同的认知或看法。

2. **相对性** 在现实生活中，许多事物确实由两个相对的部分组成，如上与下、左与右、好与坏、白天与黑夜、先进与落后等。没有上也就没有下，没有先进也就没有落后。

3. **联想性** 认知不仅是感知觉的活动，还包括思维、想象等心理过程，同时还与人的智力及其既往经验有关，并产生不同的联想。由于认知具有联想性的特点，所以个人的认知并不像感知觉那样真实地反映客观事实，因为其中包含了个人的想象和思维成分，还渗入了经验等情感因素，当然，感知觉不一定都真实无误。

4. **发展性**　由于认知活动与整个社会科技文化等的发展水平、个人的知识结构及所处社会文化环境等因素相关，因此认知功能不论是社会的还是个体的都具有发展性的特点。认知活动与一个人的知识水平是成正比关系的，即认知是不断发展改变的。

5. **先占性**　认识活动或认知过程经常会发生"先入为主"的现象，即以"第一印象"来判断和解决问题。认知的先占，是一种普遍存在的心理现象。一般来说，认知的先占与个体的既往经历和个性特征有关，个性敏感、拘谨、内向的人更易产生认知上的先占。

6. **整合性**　个体最终表现出对某一事物的整体认知或认识，往往是综合了有关感知、记忆、思维、理解、判断等心理过程之后获得的。一般来说，正常成人因为具有认知整合性的特点，会经常自我修正一些认知上的错误和偏见，通过自我调节，最后获得更正确的认知。

（三）认知功能与相对应的脑功能

来自外界环境的信息和身体内部的信息，传递到大脑形成"感觉"，大脑传出信息最终反应形式表现为肌肉的收缩"运动"。"运动"是指肌肉收缩活动的总称，包括静止状态、表情和语言。如表情的变化是表情肌运动的结果，声音则是声带、舌、口唇等器官的运动产生空气震动的结果。"感觉"的处理方法是"认知"和"情绪"。两者的处理过程通过动作、表情、语言来进行推测。通常，经由认知优先处理过的运动表达主要是针对物体的动作，经由情绪优先处理过的运动表达主要是针对人的动作。人际关系是指人的动作或行为的总称。

1. **感觉的处理通路**　感受器将感觉刺激转变成电信号后，在大脑经由两个不同的通路进行整合和处理，传入的感觉在脑内经由感觉、知觉、认识3个不同的水平进行处理。

（1）"感觉 - 知觉 - 认识 - 记忆"的认知处理系统：经由"感觉神经 - 感觉中继核丘脑 - 新皮质 - 运动中继核基底节 - 运动神经"的新皮质系回路。

（2）"感觉 - 知觉 - 认识 - 情感"的情绪处理系统：经由"感觉神经 - 中脑 - 感觉中继核的下丘脑 - 梨状叶、海马、齿状回 - 运动中继核扁桃体、中隔核"的旧皮质系回路（灰质部分）。

2. **不同层次的运动表现**　为相对应的三个层次。

（1）脊髓和延髓水平段：运动神经表现为反射或反射运动（感觉反射水平），这是最低层次的运动表现。

（2）丘脑顶叶的感觉区域：接受来自皮层大范围的信息，变换成运动（知觉 - 自发运动水平）。

（3）大脑皮层：在意志的基础上做出动作或创造性的动作（认识 - 随意运动水平）。这是最高层次的运动表现。随着大脑对刺激信息处理水平的高级化发育，感觉刺激较多地接受大脑其他部位传来的信息，动作的灵活程度反映了意志和判断能力的发育。

空腹、疲劳、觉醒等生理原因引起的愉快和不愉快相当于感觉 - 反射水平，可以说是一种低水平的感情表露。如果是面对人的感情，则是一种高级水平的感情表露。

二、　认知功能的发育

（一）认知功能发育理论及概念

1. **皮亚杰认知发育的阶段理论**　皮亚杰是当代著名的发展心理学家，是认知学派的创始人。皮亚杰通过半个世纪的研究在 20 世纪 50 年代创立的"认知发育阶段理论"，是 20 世纪影响最为广泛和深刻的儿童心理发展理论。

人的认知发育既非源于先天成熟，也不是后天经验，主体通过动作对环境的适应是认知发育的真正原因。认知的内在动力是失衡，因为失衡而寻求恢复再平衡的心理状态，从而产生了适应。适应时需要发挥个体的适应能力，因此促进其认知继续发育。人的认知发育过程是一个具有质的差异的连续阶段，皮亚杰将儿童的认知发育划分为四个阶段（表 6-1）。

表 6-1　皮亚杰认知发育的阶段理论

阶段	年龄	行为特征
感知运动阶段	0~2 岁	主要通过感觉动作来认识外部世界，个体认知离不开动作，这是人类智慧的萌芽阶段。按照发育顺序，此阶段包括了反射练习、动作习惯、有目的的动作、图式的协调、感觉动作和智慧综合等六个时期
前运算阶段	2~7 岁	由于语言的掌握，儿童可以利用表象符号代替外界事物，进行表象思维，实现了思维和动作分离。虽然此阶段儿童在形式上有明确的逻辑过程，但因为他们无法摆脱自我中心，因此思维具有刻板性和不可逆性
具体运算阶段	7~12 岁	可以进行完整的逻辑思维活动，但他们的思维活动仅限于比较具体的问题，还不能对假设进行思维。思维具有内化性、可逆性、守恒性和整体性
形式运算阶段（逻辑运算阶段）	12 岁至成人	在思维中摆脱了具体事物的限制，能作出假设，已经能对事物进行非常抽象的、系统的、稳定的逻辑思维。思维具有全面性和深刻性

2. 认知发育的实质　皮亚杰认为，儿童的认知发展是儿童主体的图式（scheme）在与外界环境相互作用的过程中通过不断的同化（assimilation）与顺应（accommodation），达到平衡（equilibration）的过程。在此过程中，有四个因素影响了认知发展，即成熟、物理环境、社会环境和平衡。其中，平衡是儿童认知发展的决定性因素。

思维起源于动作，动作在相同或类似环境中由于不断重复而得到概括，即形成图式，图式的复杂水平直接决定了思维水平。将环境刺激纳入机体已有的图式，并能够理解和适应图式的过程称之为同化。原有的图式无法实现时，根据现实情况对图式进行修正以适应目前变化了的环境，称之为顺应。同化和顺应二者既相互对立，又彼此联系。例如，儿童刚刚学会个位数加法，在遇到"3+4=？"这样的问题时，可以借助于已有的图式（即个位数加法规则），得到"7"的结论，这基本上就是同化作用。此外，当遇到"3+8=？"这样的问题时，原有的个位数加法规则已无法解释，需要借助于新的加法进位规则（也就是建立新的图式），才能得到正确的结论，这就是顺应过程，而一旦儿童已形成加法进位规则，在遇到类似问题时，求解过程只需同化即可实现。在个体生长发育过程中，会不断遇到外来刺激，通过同化与顺应机制，机体的图示从相对较低水平的平衡，到该平衡被打破，发展到相对较高水平平衡的建立，个体的认知水平也相应达到一个新的阶段。不断发展着的平衡状态，就是整个认知的发展过程。

3. 游戏与模仿　智能"游戏"可以说是"同化"占优势的状态，在游戏中儿童不论怎样都能按照自己的方式去进行玩耍。相反，"模仿"则是属于"调节"占优势的状态。首先必须让自身的动作和声音去适应并模拟对方。例如从棍棒上拔出轮子的游戏，懂得如何拔轮子的儿童总想着去玩这种游戏（按照自己的图式结构去玩游戏 - 同化过程）。实际上这种游戏有一定的技巧，轮子靠近自己身体侧时往往拔不出，只有当轮子滑到棍子的远端时才能很容易就拔出来。只有知道了这一道理才会有兴趣继续玩这种游戏（对原有的图式进行修正并适应这种游戏称为模仿 - 调节过程）。如果不理解这一原理，孩子就不想继续玩这种游戏。正是由于这种"游戏"和"模仿"之间的差距，使儿童产生了"想把轮子从棍子上拔下来"、"为什么拔不下来"的"欲望"，并会为此寻找各种方法。最终会获得"原来这样能拔下轮子"的结果，这时"同化"和"调节"达到了平衡状态。这种均衡状态皮亚杰称之为"智能"。儿童发育过程的各个时期就像这种"搞清楚、继续玩"的探索过程，即"智能"的发育过程。

（二）认知功能发育的顺序

智能是通过触摸物体和在运动中产生的，是逐步从低级的感觉刺激阶段（感觉运动阶段）向高级的映像、符号阶段（表象思考阶段和符号表象阶段）发展成熟的。

事物的认识过程分3个阶段：动作表象（enactive representation）、映像表象（iconic representation）和符号表象（symbolic representation）。动作表象是指光看不能理解，需要伴随着操作而逐渐理解的阶段。随着对物体的操作，加上视觉、听觉的确认，逐渐进入映像表象阶段，映像表象是指通过动手操作增加对事物的感性认识，形成知觉体验，上升为理性认识。然后再将这一理性的认识抽象化，采用语言的形式表达出来，进入认知的第三阶段——符号表象阶段。最终对事物的认识形成概念，这种认识的过程通过自身的实践来完成。

（三）婴幼儿认知功能发育的机理

认知发育与脑的形态变化、脑的功能发育有关。

1. **大脑皮层的形态变化** 出生时脑细胞已经分化，大多数沟回都已经出现，脑细胞数量已接近成人，此后，皮质结构表现为神经细胞结构的复杂化，即神经细胞体积增大，神经细胞突触的数量与长度增加；神经纤维增长，逐步深入到各个皮层，完成神经纤维髓鞘化；皮层结构复杂化，大脑皮层的沟回加深，皮层传导通路髓鞘化。2岁时，脑内各个部位大小的比例已经基本类似于成人。神经髓鞘的形成和发育约在4岁左右完成（图6-1）。

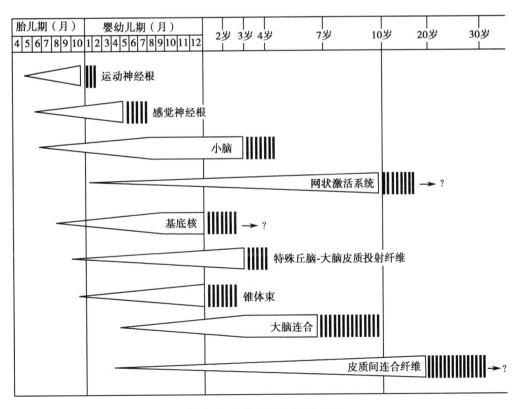

图 6-1 大脑髓鞘化发育过程

2. 大脑功能的发育特点

（1）脑细胞电生理发育变化：大脑活动自发地伴有不同频率的脑电波变化，将其记录下来就是脑电图。脑电变化是脑发育过程最重要的参考。5个月的胎儿出现了脑电活动，8个月以后的胎儿脑电图与新生儿的相同。新生儿出现了同步节律波 γ 波，表明新生儿在皮层神经成分方面具有一定的成熟性，在新生儿的皮层投射区还记录到对各种感觉运动刺激的诱发电反应。出生后5个月是婴儿脑电活动发展的重要阶段，12~36个月，婴儿脑电活动渐渐成熟。

（2）大脑神经中枢发育的头尾原则与近远原则：婴儿大脑皮层中枢发育遵循着头尾原则与近远原则。头尾原则指从上到下，近远原则指从中央到四周，由于这两个原则，动作发育总是从上到下，沿着抬头→翻身→坐→爬→站→行走的顺序发展和逐渐成熟。婴儿出生时大脑两半球还不能正常发挥功能，皮层处于弥漫状态，3岁左右皮层才完全与小脑相连，才能实现对精细动作的控制，并且皮层运动区的大小与运动的精细复杂程度有关。这一时期的另一个特点是兴奋过程比抑制过程占优势。

（3）大脑结构和功能的单侧化：人类大脑结构和认知功能的一个主要特征为两侧大脑半球功能的不对称性，这个现象又称半球优势。左半球是处理言语，进行抽象逻辑思维的中枢；右半球是处理表象，进行形象思维的中枢。半球功能的不对称性不仅见于成人，早在婴儿时期，大脑两半球在解剖与功能上就存在着差异，如对于右利手的婴儿来说，在左半球建立特定言语功能的过程就是大脑单侧化的过程。随着大脑的逐渐发育成熟，这种差异会逐渐明显化。

（四）婴幼儿认知功能的发育过程

1. 感知觉发育

在婴幼儿认知能力中，最先发育而且发育最快的是感知觉。婴幼儿通过感知觉获取周围环境的信息并适应周围环境。这一过程是主动的、积极的、有选择性的，是对来自周围环境信息的察觉、组织、综合及对它的解释。

（1）婴儿感觉的发育：主要有以下几点。

1）视觉的发育：新生儿一出生就能觉察亮光，还能区分不同亮度的光。出生后24~96小时的新生儿就能觉察移动的光，出生后15天就初步具有颜色辨别能力，并表现为水平视觉追踪。出生后1个月不仅能用眼睛盯着进入眼帘的物品，视线随着物体运动，而且会主动寻找目标；出生后2个月，能够改变自己的焦点；3~4个月的婴儿会积极用眼睛寻找人，颜色辨别能力已接近成熟，能像成人一样改变晶状体的形状。

2）听觉的发育：新生儿甚至胎儿就已经有了敏锐的声音感受能力，主要表现在对声音的注意和定位以及对语音的辨别上。正常新生儿一出生就能通过空气传导方式产生听觉反应。5~6个月的胎儿就已经建立了听觉系统，可以听到母亲身体的1000Hz以下的声音。刚出生几个小时，就能对声音粗略定位，会朝向发出口哨声、铃声、金属敲击声的方向张望，就有了视听协调能力。出生后1个月的婴儿已经能够鉴别200Hz与500Hz纯音之间的差别；4个月时定位才比较准确，能够向发音的方向扭过头去；5~8个月的婴儿在1000~3000Hz范围内能觉察出声频的2%的变化（成人为1%），在4000~8000Hz内的差别阈值与成人的水平相同；6个月的婴儿已经能够辨别出音乐中的旋律、音色、音高等方面的不同，并初步具备协调听觉与身体运动的能力。一般来说，新生儿的听觉能力将随年龄的增长而发生调整，新生儿的听阈个体差异较大。

3）嗅觉和味觉的发育：新生儿出生不到12小时嗅觉就有表现。1周左右，能区分多种气味，并能形成嗅觉的习惯化和嗅觉适应。嗅觉敏感性的个体差异也很大。味觉是新生儿出生时最发达的感觉，无论是足月产的还是早产的新生儿都对味道表现出明显的偏爱，不同的味道会引发新生儿不同的面部表情，甜的东西能使婴儿发笑和咂嘴，苦的东西会使婴儿表现出厌恶的表情。

4）皮肤感觉的发育：包括触压觉、痛觉、温度觉，它对维持个体生命有直接的生物学意义。新生儿的触觉已经很发达，刺激身体的不同部位会有不同的反应，尤其是手掌、脚掌、前额、嘴唇对刺激反应很敏感。触觉分化迅速发展，在3岁前儿童的认识活动中占主导地位。新生儿出生就具有痛觉反应，但与其他能力相比，痛觉还比较微弱和迟钝，敏感性要差一些。新生儿出生就有温度觉反应，新生儿适应环境的一个关键就是调节体温的能力。

（2）婴幼儿知觉的发育：相对于感觉来说，婴幼儿知觉的发育要慢一些。婴儿知觉的发育表现为各种分析器的协调活动，共同参加对复合刺激的分析和综合。

1）空间知觉的发育：空间知觉由大小知觉、形状知觉、深度知觉和方位知觉构成。

大小知觉：10~12周的婴儿已经具有一定程度的"大小恒常性"。3岁幼儿能够判定图形大小，但完全不能判别不相似的图形的大小，即使到6岁也很困难。幼儿判别大小的能力随年龄增长而提高。幼儿判别大小的方法是按照从简单的目测到多方面的比较再到借助中介物这样的顺序发展。

形状知觉：3个月左右的婴儿已有分辨简单形状的能力，喜欢有图案的模式，喜欢信息量多的图形和对他们具有社会性意义的形状。

深度知觉：6个月的婴儿就已经具有深度知觉，2~3个月的婴儿已经能够把"视觉悬崖"（visual cliff）当做新异刺激物来辨认（图6-2）。吉布森（Gibson，1960）等进行了著名的"视觉悬崖"实验。实验装置的主体是一块上面盖着厚玻璃的实验平台，玻璃的一边下面直接铺着格子图案，给人以表浅的感受，另一边格子图案铺在实验平台的底面，给人以很深的感觉。实验选择了6个月到14个月的婴儿为被试者，采用独特的视觉线索安排，使被试者看到实际并不存在的"悬崖"，实验者对婴幼儿在两边的反应进行观察。结果发现，大部分婴儿即使在母亲的召唤下也不愿爬过"视觉悬崖"，表明婴儿已感知到"视觉悬崖"的存在，具有深度知觉。婴儿深度知觉的能力与其早期的运动经验有关，尤其与婴儿的爬行经验有关。早期运动经验丰富的婴儿，对深度更敏感，表现出的恐惧越少。

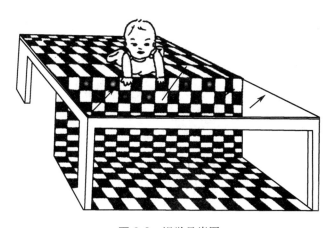

图6-2 视觉悬崖图

方位知觉：儿童方位知觉的发展顺序是先上下，次前后，再左右。一般来说，3岁左右能辨别上下，4岁左右辨别前后，5岁左右辨别以自身为中心的左右，7~8岁辨别以客体为中心的左右。方位知觉的个体差异极大，某些人一生方位知觉都不清楚。

2）时间知觉的发育：时间知觉是个体对时间的延续性和顺序性的知觉。时间具有非直观性，看不见，摸不着，也没有相应的感觉器官，因此，对时间的感知具有主观性与相对性的特点。5~6岁以前儿童的时间知觉不稳定，不准确，也不会用时间标尺。小学以后时间知觉开始发育。

3）社会知觉的发育：3~4个月的婴儿会逗笑；7~8个月会认生；1岁左右喜欢躲猫猫游戏；2岁时不再认生，易与父母分开；3岁后可与小朋友做游戏。

2. 注意的发育 注意是心理活动对一定对象的指向和集中，是一切认识过程的开始。新生儿已有无意注意，并具备了对外界进行扫视的能力。出生第1个月内，各种强烈的刺激物、外部环境剧烈的变化以及活动着的物体都会引起新生儿的注意。新生儿在非条件反射的基础上产生定向反射，这是注意的萌芽；3个月出现条件反射性定向反射；1岁出现有意注意的萌芽；3岁以后有意注意开始发展起来。虽然随着年龄的增长婴儿的注意时间与事物都在增加，但是3岁前婴儿的注意发育水平还很低，不仅注意时间很短，而且注意的事物也较有限，故3岁以前的注意基本上都属于无意注意。

3. 记忆的发育 条件反射的出现是记忆发生的标志。3~4个月的婴儿开始出现对人和物的认知，7~8个月的认生是再认的表现，1岁左右出现明显的回忆，1岁左右的视觉记忆表象是回忆的表现，1岁以前的记忆都是无意记忆，记忆保持的时间通常较短，1~3岁陆续出现情景记忆，词语理解记忆与图形符号记忆。个体的记忆按照内容发育的顺序，动作记忆最早出现，大约在出生后2周左右出现，其次是情绪记忆，大约出现在6个月左右，6~20个月开始出现形象记忆，1岁出现逻辑记忆。

4. 想象的发育 是对已有表象进行加工改造，形成新形象的过程。萌芽于婴儿期，新生儿没有想象。1~2岁的儿童，由于言语发育较差，经验缺乏，最多只是一种生动的重现，有想象的萌芽，而不是想象。比如，儿童拿到布娃娃时，就给布娃娃喂东西、穿衣服，这时，他们头脑中重现妈妈给自己喂东西、穿衣服的情景。3岁时，随着经验与言语的发育，渐渐产生了具有简单想象的游戏，如过家家时，把布娃娃当主角，这种游戏活动中，想象就开始形成和发育。但是，整个婴儿期想象的水平还较低，不仅表现在内容的简单贫乏，而且经常缺乏自觉确定的目的，总是零散片段的。

5. 思维的发育 是人脑对客观事物间接、概括的反映，它能认识事物的本质和事物之间的内在联系。新生儿没有思维，只有一些先天的无条件反射，大约在出生10~20天，出现了条件反射。儿童最初形成的信号性条件反射是思维产生的前提条件。思维从婴儿期开始产生。在出生后第一年，儿童对外部世界的反应还不是概念的和认知的，还没有真正的思维活动。第一年末，儿童处于掌握词和应用语言进行交际的萌芽阶段，1~1岁半时，语言的产生使思维成为可能。但是，1~1岁半儿童的思维，只是处于萌芽状态，是人类思维的低级阶段，与对象的感性形象和外部动作直接联系的具体思维，只能反映事物之间的某些简单的关系和联系，思维的间接性和概括性成为儿童思维开始发生的重要标志。婴儿期的思维具有直觉行动性，即思维是在动作中进行的。

6. 智力的发育 婴幼儿期的智力处于感觉运动阶段。3岁前婴幼儿主要的智力特点是感觉运动协调性。儿童依靠感知到的信息对外在世界做出反应，在动作中进行思考，协调感知和动作来"解决问题"，但还不能考虑自己的动作、计划动作、预计动作的结果。1岁后，婴幼儿就有了初步的概括能力，产生了直觉行动思维。到2岁末，幼儿开始逐渐摆脱对动作的依赖，出现某些当时不存在的某些事物的表象。

三、 婴幼儿运动功能对认知功能发育的影响

认知起源于动作，思维是动作的内化和自动化。因此，在教育中，让儿童多动手、多操作是非常重要的学习方式。

（一）婴儿上肢功能与认知功能发育

1. 婴儿精细动作的发育 在人类进化过程中，由于直立行走，才使人的双手得到解放，从而促进了人脑的高度发展。婴儿精细动作的发育，主要指婴儿手的动作发育。手的动作发育对认知功能发育具有重大的、积极的作用。手的发育，使婴儿逐步掌握成人使用工具的方法和经验，婴儿开始把手

作为认识器官感觉外界事物的某些特性，还可以导致手和眼的协调活动，为具体形象思维及概念的发育奠定了基础。

有研究表明，在手的不同使用方法情况下，大脑皮层的血流量明显不同，提示手部动作对大脑的活性化程度有影响。比较手指的屈伸或抓捏动作，发现以拇指为主的其他四指的顺序动作或手指的弹钢琴动作会促使脑血流量明显增多。因此，尽量采用可以促进大脑和手指功能相互发育的动作，既能提高大脑功能，又能增加手的灵活性和协调性的发育。

2. 婴儿动作发育训练 婴儿动作发育的好坏，对促进或延缓其认知功能发育水平具有重要意义。学习训练在早期效果最好，中期次之，晚期较差，但比不训练要好。因此，应该从早期开始注意婴儿动作发育训练。此外，动作训练应当在认知活动中进行，按照动作发育的常模年龄有计划进行。进行训练时，应当考虑孩子的实际年龄与个体差异，做到因材施教，循序渐进。

3. 动作发育对婴儿认知功能发育的意义 俗话说"心灵手巧"，表明了社会认同动作发育对婴儿认知功能发育的重大影响。婴儿动作发育是在大脑中枢、神经、骨骼肌控制下进行的，因此，婴儿动作发育与婴儿身体发育和神经系统发育密切相关。动作发育始于新生儿的非条件反射和随之发展起来的条件反射活动，动作发育为认知功能发育创造条件。婴儿身体发育有先后顺序，动作发育也有一定的时间顺序。早期的动作发育水平标志着认知功能发育水平，在婴儿智能发育检查中，大动作与精细动作的发育是智能检查的一个重要方面。如果动作发育过迟，意味着将来智力发育可能存在障碍。

（二）幼儿动作发育与认知功能发育

随着大脑结构与功能的发育及身体的进一步生长发育，幼儿的运动能力也获得一定的发展。幼儿逐渐学会有意识、有目的地支配、调节、控制自己的动作，灵活运用小肌群和大肌群的能力得到改善，动作的协调性、灵敏性有了提高，并形成一些简单的运动技能和技巧。

1. 双手动作发育 幼儿双手动作还不十分协调、灵活，精细动作还不够灵敏。在自理性日常生活活动和幼儿园的各种教育活动中，幼儿双手动作得到发展，如学会使用筷子，可以独立、有次序地穿、脱衣服和鞋袜、系鞋带。幼儿园的音乐、美术等教育活动有效地发展了手部动作的协调性、灵活性，如小班幼儿能按音乐的节拍做吹喇叭、开火车、小鸟飞等模仿动作，也能做拍手、点头等基本动作。中班幼儿能做手腕转动等基本动作，能按音乐的变化灵活地变换动作；大班儿童能按音乐节奏协调地做动作，能较熟练地使用几种打击乐器。但和大肌群的动作发展相比较，儿童的手腕和手指等部位的小肌群的发展相对较慢，动作的协调、控制能力的形成需要较长时间。

2. 躯体动作发育 幼儿和学龄前儿童的躯体动作在幼儿园有计划的训练下得到快速发育，运用、控制大肌群的能力不断改善。学龄前期儿童逐渐掌握了走、跑、跳、钻、爬、攀登、平衡等动作协调要领，并初步形成了这些基本动作的技能技巧；能步伐均匀、整齐、协调地走；能两手半握拳、两臂屈肘在体侧前后自然摆动，用前脚掌着地跑；能进行各种形式（如跳远、跳高等）的跳跃；钻爬和攀登的动作更加协调、灵活，应用自如；躯体平衡能力进一步发育，能在高 30~40cm、宽 15~20cm 的平衡木上变换各种手臂动作，同时躯干直立，步子均匀。

3. 幼儿的游戏与模仿 游戏是在假想、想象或模仿中完成的一种现实活动，是想象和现实生活的一种独特的结合，在儿童生活中具有极其重要的意义。游戏是适合于幼儿和学龄前儿童特点的一种独特的活动形式，也是促进儿童认知发育的一种最好的活动形式。在游戏中，儿童的运动器官能得到很好的发育，各种认知过程能够更快、更好地发展起来，个性特征也在游戏中获得了发育。

4. 动作发育对幼儿认知功能发育的意义 幼儿期的认知发育建立在婴儿的认知发育基础上，又受到身体的继续发育、生活条件和教育条件改变等多方面因素的影响。正常生理发育使蹒跚学步的婴儿变成手脚灵活、动作协调的幼儿和学前儿童。幼儿和学前儿童逐渐学会控制自己的行为和进行比较精确的辨别，同时，也有更多的时间接触外界，丰富自己的感知。在幼儿期和学龄前期，言语能力较婴儿期有很大的发展，促进了抽象概括性和随意性的初步发展。动作发育对儿童的个性形成起到很大作用，动作发育较好的儿童也容易更好地与同伴交往，易受到好评，增强自信心。通过动作，儿童与客观世界建立了直接的相互作用的关系，建立了自我和客体概念，并产生了自我意识和最初的主客体的分化。同时，社会性和情感也进一步发展。这一切都为进入学龄期儿童的认知发育及进入学校开始正规的学习活动奠定了坚实的基础。因此，动作对于幼儿的认知功能发育既有诱导作用，又有促进作用。

第二节　认知功能发育的影响因素及异常发育

一、认知功能发育的影响因素

影响婴幼儿认知功能发育的因素很多，这些因素构成统一的整体，共同影响着儿童心理和认知的发育。

（一）遗传因素

染色体畸变，如唐氏综合征、18-三体综合征都伴有认知功能障碍及智能障碍；多基因遗传病、单基因遗传病、先天性代谢病等，大都会影响神经发育，伴有智力发育障碍、肌张力改变及运动障碍等，例如黏多糖症、神经节苷脂沉积症、半乳糖血症、苯丙酮尿症、结节性硬化等。因此，应重视遗传因素问诊、遗传基因和代谢产物检测及遗传咨询。

（二）环境因素

包括家庭因素、集体环境以及儿童自身生理环境等。

1. 家庭因素包括以下几方面。

（1）家庭社会经济状况：一般认为，家庭社会经济状况较好的家庭，儿童的语言、适应能力和智力的发育均优于社会经济状况较差的家庭。在后者，家庭中所暴露出的紧张事件较前者多；另外，在这种家庭中，心理和社会交往机会少，儿童会像成人一样产生焦虑和抑郁。倘若父母文化水平低，育儿技能差，就更易造成儿童的行为问题。

（2）父母状况：父母的文化程度、婚姻状况、健康状况、母亲妊娠时的心理压力及分娩时的情况等，均可影响儿童行为的发育。父母通过自身的文化素质对子女产生潜移默化的作用，父母之间的矛盾甚至家庭破裂，也会对儿童造成巨大的影响。

（3）父母对子女的态度：父母对子女的过分溺爱、过分担心和过分保护、偏爱、歧视以及对子女不切实际的过分期望等均对儿童行为有影响。

2. 集体环境　托儿所、幼儿园、学校，如同家庭一样，教师即父母，同伴即兄妹。恰当的教育内容，得体的教育方法，直接影响着小儿的身心发育。在一个和谐、友爱、团结、快乐、积极向上的环境中生活学习，可使小儿的情绪行为得到良好的发育。

3. 儿童自身的生理环境包括以下几方面

（1）残疾与慢性躯体性疾病：这对小儿行为有很大影响。在这些疾患中，有些可使小儿产生不适、疼痛，有些影响或限制了儿童的日常活动和社会交往，有些则使小儿恐惧和焦虑，有些则使小儿感到羞辱、孤立、窘迫、自卑和困惑。以上种种变化常可改变家长、老师和伙伴们对孩子行为的态度，而后者反过来又会引起儿童自身行为的改变。疾病对儿童情绪、行为的不良影响，主要表现为抑郁。男孩以社会退缩为多，女孩以攻击行为较多。

（2）成熟度与智能：神经系统发育的成熟程度是小儿行为发育的最主要因素。神经系统的成熟与智能有关，在某一年龄的小儿应有相应的智能发育水平。对于智能发育较迟者，如期望过高，则往往会产生挫折感和不安全感；智能相对较高者，常会对学校产生厌倦情绪、不认真听课、不完成作业等。

（3）其他：如儿童气质的类型、气质的稳定性及可变性。

（三）游戏对婴幼儿认知功能发育的影响

游戏（game）通常是指儿童运用一定的知识和语言，借用各种物品，通过身体运动和心智活动，反映并探索周围世界的一种活动，是儿童能动地驾驭活动对象的主体性活动，它现实直观地表现为儿童的主动性、独立性和创造性活动。儿童以游戏为生活，"游戏就是工作，工作就是游戏"。游戏作为幼儿和学前儿童的主导活动，符合幼儿和学前儿童认知发展的水平，适应幼儿和学前儿童认知发育的需要，在儿童的认知发育中有着独特而又重要的作用。

1. 游戏的本质和特征

（1）游戏的社会性：游戏是儿童有目的、有意识、创造性地反映现实生活的活动，是想象和现实生活的一种独特的结合，是人社会活动的初级形式。儿童在游戏中开始初级社会化并且建立初步复杂的社会关系。在游戏过程中，儿童不仅获得一些简单的交往技能，而且还可以逐渐地解除自我中心，认识并认同成人的社会角色。

（2）游戏的具体性：游戏是一种由多种心理成分组成的综合性的活动，具有虚构性、兴趣性、愉悦性和具体性。参加游戏活动时，儿童会表现有想象、直接的兴趣和愉快的情绪、动作和语言等心理活动，使得游戏呈现虚构性、愉悦性和具体性的特征。

2. 游戏的类别

（1）按游戏的目的分类：①创造性游戏；②教学性游戏；③活动性游戏。

（2）按游戏的社会化程度分类：①偶然游戏；②单独游戏；③旁观游戏；④平行游戏；⑤联合游戏；⑥合作游戏。

3. 幼儿游戏的发展 与其生理、认知发育密切相关。游戏的内容、形式、结构等随着幼儿的发育而改变，反映幼儿的发育水平。了解幼儿游戏的特点，有助于了解幼儿整个身心发育的情况，也有助于有目的地通过游戏不断促进幼儿生理和认知的发育。

皮亚杰认为认知游戏的发展包含三个阶段：练习性游戏、象征性游戏和规则游戏。这些游戏阶段分别对应于他提出的认知发展阶段。练习性游戏出现在感知运动阶段，该游戏阶段是进行反复的动作练习，儿童不断重复着已经掌握的动作；象征性游戏出现在感知运动阶段的后期并贯穿于整个前运算阶段，其标志是一个不在眼前的物体可以拿另一物体来代替；规则游戏则出现在具体运算阶段并一直延续到形式运算阶段（表6-2）。

表6-2　游戏的发展阶段

阶段	年龄	主要特征
练习性游戏（功能性游戏、感觉运动游戏）	0~2岁	是游戏发育的第一阶段和最初形式。通过感觉和运动器官在使用过程中所获得的快感，由单纯重复活动动作组成，既可以是徒手游戏，也可以是操作物体的游戏。游戏的形式以抓、摸、拿等动作为主，主要是感知、动作的训练
象征性游戏	3~7岁	游戏的高峰期，主要依靠象征性思维，还不能完全依靠语言这种抽象的符号进行思维，活动表现为通过以物代物、以人代人，以假想的情景和行动方式将现实生活和自己的愿望反映出来
规则游戏	8~12岁	游戏逐渐丧失了具体象征性的内容而进一步抽象化。语言及抽象思维能力得到发展，开始逐步解除"自我中心性"，能站在别人的立场上看问题，利用别人的观点去校正自己的观点。在游戏中大家能共同遵守一定的规则。这时的游戏以一些有规则的竞赛性游戏为主，如下棋、玩弹子、打球等

4. 婴幼儿游戏心理的发育趋势

（1）婴儿游戏心理的发育趋势：新生儿不会游戏，两三个月左右，婴儿开始对周围环境中的某些物体或玩具产生好奇心并且做出积极的反应，婴儿开始主动操纵这些玩具以获得一种心理满足，这时，游戏发生了。在整个婴儿期，游戏心理发展呈现出以下趋势。首先，游戏的类型以练习性游戏为主，并且主要表现为感觉运动游戏；其次，游戏的认知结构不断分化；再次，游戏的社会性成分不断增加。

（2）幼儿游戏心理的发育趋势：随着社会活动范围的不断扩大，幼儿的运动技能、认知水平、语言能力逐步提高，游戏的内容和形式发生明显的变化趋势。首先，游戏类型日益齐全，并且以象征性游戏为主导；其次，游戏的象征功能不断丰富、完善，幼儿不仅能够以物代物，而且能够以物代人、以人代人；再次，游戏的社会性成分日益多样化，出现角色意识，开始出现具有人类活动的社会意义的游戏。

5. 游戏在儿童认知发育中的作用

游戏使得幼儿直接接触玩具和各种材料，通过具体的操作活动发展各种感觉器官和观察力；游戏中往往重复地反映儿童经历的事件，起到加深知识理解和巩固记忆的作用，同时由于扮演角色的需要，必须自觉地、积极地、有目的地去记忆游戏规则和事件情节，发展了有意记忆能力；游戏是一个积极、主动的再创造过程，促进了幼儿思维能力的发育；游戏中幼儿不断变换自己的身份，一物多用，促进了幼儿想象力和创造力的发育；游戏中幼儿彼此之间交谈机会增多，促进了语言能力的发育。

此外，游戏还对幼儿情感发育和幼儿个性的形成有促进作用。

（四）互联网对婴幼儿认知功能的影响

由于互联网的迅速普及和扩散，加上互联网本身所具有的优越性，因而互联网使用者的人数正以几何级数快速增长。其中，电子游戏是一种随其发展而诞生的文化活动，是人类信息文明的产物。随着电子技术发展以及人们生活水平提高，智能手机、平板电脑、无线网络、电视已基本进入每个家庭。电子游戏媒介方式的发展，使电子游戏发展有了一些新的变化，电子游戏发展呈现低龄化趋势。电子游戏给婴幼儿的成长带来积极影响的同时，也带来一些消极的影响。对婴幼儿进行启蒙科学、正确的媒介素养教育，使婴幼儿对未来媒介选择和媒介行为控制更加理性化和合理化是十分有必要的。

1. 电子游戏（video game）特点

电子游戏是指通过电子方式采取图像和声音模拟出虚拟场景，并构建一定游戏背景和游戏规则，使得玩家可以在其场景中进行娱乐活动的一种新兴的游戏方式。其特点有：

（1）华丽的图像和鲜艳的色彩：鲜艳的颜色、生动的形象可吸引婴幼儿的视觉跟踪，引起无意注意。幼儿的好奇心强，电子游戏通过图像的新鲜刺激引起了幼儿的兴趣。

（2）悦耳的音乐和动听的旋律：音乐具有形象性和感染性，悦耳的音乐可吸引婴幼儿的听跟踪。电子游戏中伴有音乐会激缓不一，契合电子游戏的内容。

（3）生动的情景和内容：游戏的内容在孩子的世界里就是一个故事，游戏配有具体的故事与情节有助于孩子理解并发挥想象力。此时的幼儿想象力也开始萌芽，电子游戏中的提供的形象再加上幼儿的想象，形象就具有生动活泼性，玩的过程就让幼儿爱不释手。

（4）奖赏分明的游戏规则：对游戏者的行为有一个奖励作用，即交互作用，奖励是强化的一种方式，强化可以保持婴幼儿对注意对象的稳定性。电子游戏低龄化与幼儿自身发展过程中对电子游戏的需要有关，因为电子游戏在其主要体现在游戏空间的转变、游戏伙伴的扩展、游戏形式的多样、游戏群体的扩大。另外，电子游戏的内容虚拟现实程度更高。

2. **电子游戏对婴幼儿认知功能的影响**　这是一个利弊共存的事物。电子游戏对婴幼儿认知功能的影响取决于下列五个维度：游戏量、游戏内容、游戏情景、空间结构、游戏技巧。

电子游戏对婴幼儿认知功能发育有利的方面：①促进记忆功能，增强大脑和海马相关功能的提高；②培养幼儿规则意识和自律能力；③培养幼儿主动探究的精神和问题解决的能力；④促使幼儿富有个性地发展；⑤促进智能发育。婴幼儿在游戏中总是要经历探寻→尝试→再探寻→再尝试的过程，就如同人类在现实世界中不断探索生活和自然规律一样，为婴幼儿积累了经验和技能，提高了智能。近年来，电子游戏对婴幼儿认知发育的有害影响也引起了众人的关注。包括：①电子游戏的类别和内容，例如玩暴力性游戏导致"破坏行为"等；②网络游戏疾病（internet gaming disorder，IGD）。它是一种由电脑、电视和电子游戏导致的损害性疾病，包括引起感觉统合失调、注意力不集中、冲动或多动、语言发育迟缓或交往障碍、干眼病、抽动症、甚至青少年"网瘾"等。

二、认知功能的异常发育

1. **智力发育障碍（intellectual disabilities，ID）**　又称智力障碍，以往称为精神发育迟滞（mental retardation，MR）或称智力低下。其发病原因往往是由生物、心理、社会多种因素引起。精神发育迟滞产前因素占 1/3，产时、产后因素占 1/3，不明原因和文化剥夺占 1/3。MR 的主要临床症状是智力发育落后于同龄儿与社会适应能力缺陷。

临床根据智力低下的不同程度和社会适应能力的水平，将 MR 分为：轻度、中度、重度和极重度四个等级：①极重度智力发育障碍：智商 20 以下，约占总体智力发育障碍的 1%~5%，患者不会讲话，或只能发出个别单音节的词，生活完全不能自理；②重度智力发育障碍：智商 20~34，约占总体智力发育障碍的 8%，患者不能学习和劳动，动作笨拙，不能进行有效的交流，生活基本不能自理；③中度智力发育障碍：智商 35~49，约占总体智力发育障碍的 12%，只会计算简单的加减法，词汇贫乏，可从事简单劳动；④轻度智力发育障碍：智商 50~70，占总体智力发育障碍的 75%~80%，身体发育较晚，讲话缺乏逻辑性，经过学习训练后可从事简单工作。智商 50 以下的智力发育障碍患儿几乎都有中枢神经系统某种器质性缺陷。而轻度者器质性损害较少，多与社会文化因素影响有较大关系。中枢神经系统受损范围越广，伴有语言和（或）感知觉损害越突出，伴有癫痫、脑瘫、孤独症谱系障碍等问题越多。

智力发育障碍由多种原因或疾病所致，如常见的染色体先天性缺陷疾病——唐氏综合征。

2. **唐氏综合征（Down's syndrome）**　又称 21- 三体综合征。该综合征由于两个生殖细胞分裂的错误，双亲之一提供了两个染色体，与双亲的另一方的一个染色体配对，故患儿具有 47 个染色体（第 21 对为 3 个），不同于正常人的 46 个，患儿往往出现轻度或中度的智力发育障碍以及一系列的听力、骨骼和心脏疾病，同时伴有生长发育迟缓，前额扁宽、舌头常向外伸出、通贯掌、四肢粗短、鼻梁扁平以及外眼角上翘。

唐氏综合征的发生与母亲的年龄有很大关系，约 50% 患儿母亲的年龄超过 35 岁。母亲年龄越大，所生子女患病的风险也越大。此病主要表现智力发育障碍，影响生活质量，早期积极地开展认知功能训练，有助于改善和提高患儿的生活自理能力和认知水平。目前，国内大医院已能开展母孕早期唐氏综合征的染色体风险检测。

治疗的原则是早期发现，早期诊断，查明原因，早期干预。WHO 提出对智力发育障碍的康复旨在应用医学、社会、教育和职业训练等综合措施，使病儿的智力与技能得到发展，帮助他们成为家庭和社会残而不废的成员，教育、训练和照管是治疗的重要环节。

3. 克汀病（cretinism） 又称呆小症，主要由于先天性甲状腺功能低下，甲状腺激素分泌减少或障碍，引起婴儿生长发育障碍。常导致智力发育障碍，其智力低下的程度往往比较严重。该病的主要特征为身体发育迟缓、动作迟钝、精神萎靡、活动减少。患者身材矮小且不匀称，骨骼发育迟缓，多存在运动功能发育迟缓，重者可见瘫痪。检查可见：血清蛋白结合碘及丁醇提取碘大多减低，甲状腺 ^{131}I 吸收率升高，血清胆固醇正常或偏低。X 线检查可见骨龄落后，蝶鞍增大，脑回压迹增多。

胎儿期缺碘和碘缺乏纠正不足，碘摄入量减少，都会引发呆小症的发生。因此，应提倡病区育龄妇女注射或口服碘油，对于新生儿进行微量脐血 T_3、T_4、TSH 检测，目的是早发现、早诊断、早治疗。

4. 苯丙酮尿症（phenylketonuria，PKU） 是一种氨基酸代谢病，是由于先天缺乏苯丙氨酸羟化酶，苯丙氨酸不能转化为酪氨酸而引发代谢紊乱。临床表现为严重的智力缺损，但患儿出生时往往正常，在出生数月后即见发育延迟、烦躁易怒、反应迟钝等表现，少数患儿合并癫痫。

该病患儿若能在出生后短期内及时发现，及早予以饮食控制或低苯丙氨酸蛋白，智力可能正常。早期诊断，可在患儿出生 48 小时后取足跟血滴于滤纸上，采用细菌抑制法进行检测，如血中苯丙氨酸含量大于 4%，视为阳性结果，再进一步进行定量检查。

5. Rett 综合征 是一种严重影响儿童精神运动发育的神经系统疾病，于 1966 年由 Andreas Rett 首先报道，通常好发于女孩。我国患病率约 1/10000 女孩，目前已证实 Rett 综合征主要与 *MECP2* 等基因突变有关。Rett 综合征儿童在 6~18 个月表现正常，随后患儿出现功能快速退化及全面发育迟缓的现象，比如失去语言能力和运动技巧，手部重复运动（如反复搓手）、阵发喘气、动作控制失常。目前主要采取康复教育结合的方法进行训练治疗，但康复效果较差。

第三节 认知功能发育评定

一、认知功能发育的评定方法

要对认知功能的发育做出科学客观的描述和评价，前提是确定研究的方法。研究方法是收集资料和数据的手段，在实际研究中，研究者不应拘泥于单一的方法，而是应根据需要，将各种研究方法综合起来灵活使用，以便多维度、多层次地收集第一手资料。

在研究婴幼儿认知发育的过程中，年龄和时间是主要的研究参数。该方法分为纵向研究、横向研究、聚合交叉研究和时序设计研究等4种类型。但在收集资料的具体方法上，经常采用的是观察法、谈话法、问卷法、测验法、实验法等。

二、 婴幼儿认知功能发育评定

（一）新生儿认知行为功能发育评定量表

新生儿期是婴儿期比较特殊的一个时期，是儿童认知产生和发育的最初时期，是儿童认知发育史的第一页。新生儿行为评定量表（neonatal behavioral assessment scale，NBAS）是目前年龄最小婴儿使用的行为量表之一。适用于出生0~30天的新生儿，目的是诊断和预测新生儿的发育水平和状况。新生儿行为神经评定量表（neonatal behavioral neurological assessment，NBNA）是由北京协和医院儿科医师鲍秀兰教授根据NBAS量表，结合自己多年临床经验制定。NBNA简便易学，实用有效，在我国已被广泛接受。

（二）婴幼儿认知功能发育评定量表

临床工作中有多种测量工具用于评价婴幼儿认知功能发育，如格塞尔发育诊断量表、丹佛发育筛查测验、贝利婴儿发育量表、西南儿童智能体格测定表等。这里介绍几种主要的较为有效的测量工具。

1. **格塞尔发育诊断量表**（Gesell development diagnosis schedules，GDDS）　主要是以正常行为模式为标准来鉴定观察到的行为模式，以年龄来表示，然后与实际年龄相比，算出发育商数DQ，此量表用来判断小儿神经系统的完善和功能的成熟，因此，不是测量其智商。格塞尔规定出生后4周、16周、28周、40周、52周、18个月、24个月、36个月为婴幼儿发育的8个关键年龄。测试内容包括适应性行为、大运动、精细动作、语言和个人-社会性行为五个方面。本量表适用于4周~3岁婴幼儿。DQ在85以下，表明可能有某些器质性损伤，DQ在75以下，表明有发育的落后。每次测验约需60分钟。

格塞尔量表主要从以下四个方面对婴幼儿行为进行测查：

（1）动作：分为粗动作和精细动作。前者指身体的姿势、头的平衡，以及坐、立、爬、走、跑、跳的能力，后者指使用手的能力。

（2）反应：对外界刺激物综合分析以顺应新情境的能力，如对物体和环境的精细感觉，解决实际问题时协调运动器官的能力等。

（3）言语：语言理解和语言的表达能力。

（4）社会应答：与周围人们的交往能力和生活自理能力。

$$发育商数（DQ）=测得的成熟年龄 / 实际年龄 \times 100$$

2. **丹佛发育筛查测验**　由美国的小儿科医生W.K.Frankenberg和心理学家J.B.Dodds制定，发表于1967年。主要用于智力筛查，而非诊断。适用于0~6岁儿童，包括105项。它测验的四大领域全部采用了格塞尔所判定的四个行为方面，国内修订的DDST项目共104项，分布于4个能区，即个人与社会、精细动作与适应性、语言、大运动。

丹佛预筛发育问卷（Denver pre-screening developmental questionnaire，DPDQ）适用于3个月~6

岁的儿童，由从易到难、从低级到高级顺序排列的 96 个问题构成，共分 38 个年龄组，要求家长对每个年龄组儿童的情况回答 10 或 11 个问题。这些问题主要包括大动作、语言、精细动作、适应性行为、个人 - 社会行为等几个方面。

3. 贝利婴儿发育量表 贝利（N.Bayley）是美国加州柏克利婴儿发育研究所的儿童心理学家，1933 年制定了"贝利婴儿发育量表"，1969 年又进行了修订，国内根据此作了中国修订版，目前广泛用于临床发育检测。贝利婴儿发展量表适用于 2~30 个月的儿童，包括三个分量表：①智能量表（mental scale）：其内容有知觉、记忆、学习、问题解决、发育、初步的语言交流、初步的抽象思维活动等；②运动量表（motor scale）：主要测量坐、站、走、爬楼等粗动作能力，以及双手和手指的操作技能；③婴儿行为记录表（infant behavior record）：该量表是一种等级评定量表，用来评定儿童个性发育的各个方面，如情绪、社会行为、注意广度以及目标定向等。贝利对所测得的结果也以量来表示。评定智能发育水平的是智能发育指数；评定运动发育水平的是心理运动发育指数。这两者可以不完全一致。

（陈　翔）

第七章
婴幼儿情绪情感及社会功能发育

情绪（emotion）是客观事物是否符合人的需要而产生的态度体验，反映客观事物与人的需要之间的关系。情绪与有机体的生理性需要相联系，其产生与个体的动机是否实现、需要是否满足有关。得到满足则产生积极的情绪体验（满意、愉快、喜悦等），反之则产生消极的情绪体验（不满意、痛苦、忧虑、恐惧、愤怒等）。这是人和动物共有的情绪状态。

情感（emotional feeling）则是与人的高级社会性需要满足与否相联系的态度体验，是在社会交往的实践中逐渐形成的，如友谊感、道德感、美感和理智感等，这是人类独有的一种情绪状态。情绪是情感的基础，情感离不开情绪，情感是在情绪稳定的基础上发展起来的，情感通过情绪的形式表达出来。

情绪、情感在儿童生活、整个心理发展中占有重要地位，在儿童认知、行为、社会关系、个性的形成与发展中都起着非常重要的作用。

第一节　情绪情感的发育规律

情绪情感是婴幼儿适应生存的重要心理工具。通过情感的外部表现，婴幼儿可以向养护者传达自己的体验和感受，促进婴幼儿和养护者的相互了解，使其更易于适应环境。此外，情绪情感可以激活和促进婴幼儿的心理活动，是婴幼儿心理活动的激发者和驱动器。快乐的情绪情感，能够激发婴幼儿的心理活动，表现出越来越强的思维活动和想象力，推动、组织婴幼儿的认知加工，促进婴幼儿的心理发展。因此，情绪在人心理活动中的作用是不能代替的，它既是婴幼儿认知和行为的唤起者和组织者，也是促进婴幼儿人际交往的有力手段，还能促进婴幼儿自我意识的产生和个性的形成，对其一生健全人格的形成都具有重要意义。

一、婴幼儿情绪情感发育的阶段

（一）基本情绪的发育

人的情绪多种多样，其中，笑、兴趣是最基本的积极情绪，哭、恐惧是最基本的消极情绪。情绪的发生具有一定时间次序和诱因，既有一般规律，又有个体差异（表7-1）。

以下是婴幼儿几种基本情绪的发育阶段。

1. **哭**　是一种不愉快的、消极的情绪反应，是婴儿最普遍、最基本的情绪反应之一。哭是先天的，自出生就有，且分化很早。随年龄增长，更进一步分化。当婴儿哭时，通常总有不适宜的因素发生，如疼痛、寒冷、饥饿或身体不适应等，母亲和其他人在听到哭声后，就会马上过来照顾他，消除不适因素，给予抚慰；婴儿也常常以哭声吸引母亲的接近、挽留母亲别离开，以保持与他（她）的亲

表 7-1　婴幼儿基本情绪发生的时间、诱因及情绪表现

情绪类别	最早出现时间	诱因	经常显露时间	诱因
痛苦	出生后	体内生理刺激或痛刺激	出生后	
厌恶	出生后	不良（苦、酸）味刺激	出生后	
微笑	出生后	睡眠中，体内节律反应	出生后	
兴趣	出生后	光、声和运动物体	3个月	
社会性微笑	3~6周	高频人语声，人的面孔出现	3个月	熟人面孔出现，面对面玩
愤怒	2个月	药物注射痛刺激	7~8个月	身体活动受限
悲伤	3~4个月	疼痛刺激	7个月	与熟人分离
惧怕	7个月	陌生人出现	9个月	陌生人或新异性较大的物体出现，如带声音的运动玩具出现
惊奇	1岁	新异物突然出现	2岁	陌生人或新异性较大的物体出现，如带声音的运动玩具出现
害羞	1~1.5岁	熟悉环境中出现陌生人	2岁	熟悉环境中出现陌生人
轻蔑	1~1.5岁	欢乐情况下显示自己的成功	3岁	欢乐情况下显示自己的成功
内疚感	1~1.5岁	抢夺别人的玩具	3岁	做错事，如打破杯子

*摘自：邵智、施鸣鹭．婴幼儿心理行为保健．重庆：重庆出版社，2007．

近。哭同样是婴儿与成人交流、传递信息、相互了解、建立联系的重要方式。

（1）啼哭的原因：婴儿通过哭反映出来的身体状态与原因是不同的。母亲或其他看护者正是根据这些不同的哭声来判别婴儿，并采取适当的护理措施。

第1周：主要有饥饿、冷、裸体、疼痛和睡眠受到打扰等；

2~4周：喂奶中断、烦躁、第一次增加非流质的食品等；

1~2个月：成人离开或拿走玩具等。

（2）啼哭的类型：婴儿从出生相继发展，主要有以下几种类型。

1）饥饿的啼哭：是婴儿的基本哭声，有节律，出生第一个月时有一半的哭是由于饥饿或干渴引起。这种啼哭在出生后前半年比较突出，到第6个月，下降到30%。

2）发怒的啼哭：初生时就有。被限制活动时会引起激怒而哭。

3）疼痛的啼哭：初生时就有。常因肠胃不适、打针等疼痛而引起啼哭。

4）恐惧或惊吓的啼哭：初生时就有。高声的刺激会使婴儿受惊而大哭。

5）招引别人的啼哭：从出生后第三周开始出现。先是长时间吭吭哧哧，断断续续，无人理会则大哭起来。

引起啼哭的原因和类型有以下变化趋势：从最初完全生理性的原因，逐步增加社会性的诱因；反应类型由应答性的、反射性的哭，到逐步出现主动性的、操作性的哭。

（3）啼哭的意义：对于1岁以内婴儿，哭对其生存发展有重要意义。哭是婴儿与周围环境相互作用的主要形式之一。哭常作为一种传递信息的信号，当基本的生理需求未得到满足时，就会哭着向父母传递信息，比如饿了、渴了、热、冷、痛、尿床等，通过哭可以呼唤母亲或其他人对他的照顾，解除他的痛苦、不适，满足其生理需求，保持与他（她）的亲近。因此，哭也就成为与成人沟通、交流的信息及寻求保护的重要方式。在婴儿期，哭声也可能是患病的征兆，所以哭也常是医生发现婴幼儿患病的信号。

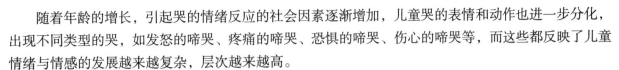

随着年龄的增长，引起哭的情绪反应的社会因素逐渐增加，儿童哭的表情和动作也进一步分化，出现不同类型的哭，如发怒的啼哭、疼痛的啼哭、恐惧的啼哭、伤心的啼哭等，而这些都反映了儿童情绪与情感的发展越来越复杂，层次越来越高。

在良好的护理条件下，婴儿的啼哭随年龄的增长会减少。一方面是由于婴儿对外界环境和成人的适应能力逐渐增强，周围成人对婴儿的适应性也逐渐改善，从而减少了婴儿的不愉快情绪。另一方面，婴儿逐渐学会了用动作和语言来表示自己的不愉快情绪和需求，取代了哭的表情，婴儿哭的现象逐渐减少。如果 1~2 岁后还经常哭，则应引起家长的注意。

2. 笑　是情绪愉快的表现。婴儿的笑是与人交往的基本手段，是获得人们对其喜爱的最有力手段，同时，加深婴幼儿与其养护者的感情联结，彼此间形成更积极的关系。对婴儿的身心健康成长都是必需的。

（1）笑的发展阶段：包括自发性的笑、无选择性的社会性微笑以及有选择的社会性微笑三个阶段。

1）自发性的笑（0~5 周）：婴儿初生时就开始有笑的反应。出生 2~12 小时，面部即有类似微笑的运动。但最初的笑是自发性的，或称内源性的笑，这是一种生理表现，而不是交往的表情手段。通常发生在婴儿的睡眠中，困倦时也可能出现。出生 1 周后，新生儿在清醒、吃饱或听到柔和的声音时，会本能地微笑。第 3 周，清醒时，轻轻地抚摸婴儿的面颊、腹部等，也能引起婴儿的微笑。4~5 周时，把婴儿双手对拍、让他看转动的纸板或听各种熟悉的说话声等，都能引起婴儿的微笑。但此时这些微笑，都是反射性的，而不是社会性的微笑。这种早期的微笑在 3 个月后逐渐减少。

2）无选择性的社会性微笑（5 周~3.5 个月）：此阶段，能引起婴儿微笑的刺激范围已经大大缩小。这时人的声音和面孔特别容易引起婴儿的微笑。第 8 周时，婴儿会对一张不移动的脸发出持久的微笑。但还不能区分不同人，无论是抚养者，还是陌生人，或无论是生气的面孔还是笑的面孔，婴儿均会报以微笑。

3）有选择的社会性微笑（3.5 个月~）：从 3.5 个月尤其是 4 个月开始，随着处理刺激内容能力的增强，婴儿能够分辨熟悉的脸和其他客体，开始对不同的人有不同的微笑，出现有选择性的微笑。对熟悉的人会无拘无束的笑，对陌生人则带有警惕性注意，这是一种真正意义上的社会性微笑。

（2）笑的意义：笑是婴儿出生之时就具有的一种能力，是婴儿的第一个社会性行为。笑是积极、愉快等正性情绪的表现，也是与成人交往、沟通的基本手段。婴儿的笑会给父母带来无比的欢乐，通过笑，增进了与父母的情感，使父母感到骄傲自豪。婴儿笑的行为，母婴交往中微笑的结果，都能促进婴儿身心健康的发展。笑可以促进交往，有助于活泼开朗、友善等积极性格的发展。如果母亲缺少笑意，在与婴儿接触中经常生气、发怒，在这样的环境中生活，久而久之，孩子会养成冷漠、孤僻、执拗、烦躁、不合群等不良个性。

3. 恐惧　是一种消极情绪。是因为受到威胁而产生并伴随着逃避愿望的情绪。恐惧不仅对儿童认知、运动有很大影响，而且对儿童的个性也会起到极大的消极作用。长期、多次的恐惧及由此导致的退缩、逃避，只能消极促进儿童形成胆小、怯懦、退缩的个性。但是，恐惧也并不总是有害的，它可以作为警戒信号使儿童逃脱危险，去除危害性事物，给儿童以适当的抚慰和鼓励。

（1）恐惧的发展阶段：

1）本能的恐惧：恐惧是婴儿自出生就有的情绪反应，是一种本能的、反射性的反应。最初的恐惧不是由视觉刺激引起的，而是由听觉、皮肤觉、机体觉等刺激引起的，如尖锐刺耳的高声、皮肤受伤等。1 岁时，婴儿对突然发生的巨响、陌生事物或妈妈的离去而恐惧。

2）与知觉和经验相联系的恐惧：约 4 个月时开始，出现与知觉发展相联系的恐惧。以往引起过不愉快经验的刺激，会激起恐惧情绪，如被火烫过、被小猫抓过等，都会引起恐惧情绪。从这时起，视觉对恐惧的产生渐渐起主要作用。"高处恐惧"也随着深度知觉的产生而产生。

3）怕生：可以说是对陌生刺激物的恐惧反应。怕生与依恋情绪同时产生，一般在6~8个月时出现。婴儿对母亲的依恋越强烈，怕生情绪就越明显、强烈。在这一阶段，婴儿不仅害怕陌生人，还害怕许多陌生、怪样的物体和没有经历过的情况。影响怕生的因素有父母是否在场、环境的熟悉性、陌生人的特点、抚养者的多少、婴儿与母亲的亲密程度以及婴儿接受的刺激等。婴儿对母亲的依恋越强烈，怕生情绪就越强烈。

4）预测性恐惧：或称"想象性恐惧"，指1.5~2岁左右的婴儿，随着其想象、预测和推理能力的发展，开始产生对黑暗、动物等的害怕。如怕黑，怕坏人等。这些是和想象联系的恐惧情绪，往往是由环境影响而形成的，与家长实施简单、不良的教育影响有关。

（2）恐惧的发展变化：恐惧的发展与语言和认知的发育有密切关系。年龄不同，儿童恐惧的内容和对象也有所不同。一般来说，1周岁以下的婴儿主要对一些直接的刺激感到恐惧，如强烈的声音、发出大声的人和物、突然的动作、坠落、闪光、陌生的人或情境等。随着年龄的变化，2岁左右，婴儿会对黑暗和独处感到害怕，3岁后幼儿的想象力发展了，与想象密切相关的事物会诱发幼儿的恐惧情绪，社会性、想象性刺激引起的恐惧增多。但随着语言在儿童心理发展中作用的增加，儿童得到成人的讲解及其肯定、鼓励，也会帮助他们克服恐惧情绪。

4. **兴趣**　是一种积极的感情唤醒状态，是一种先天性情绪，是婴儿好奇心、求知欲的内在来源。婴儿自出生起，就显示了对外界物体和社会性刺激的倾向性反应。兴趣使婴儿倾向于了解环境和事物，想要吸收更多的信息扩展自己，在认知和智力发展上起着巨大的作用。婴儿兴趣的早期发展可分为下面三个阶段。

（1）先天反射性反应阶段（0~3个月）：表现为婴儿感官接触外界物体后，由视觉、听觉、运动刺激所吸引，持续的维持着反应性。这种最初的感情-认知相结合的模式，指导婴儿的感觉、运动和活动，使婴儿主动参与人与环境之间的相互作用，获得最初的经验。

（2）相似性再认知觉阶段（4~9个月）：适宜的声、光刺激的重复出现能引起婴儿的兴趣。这时婴儿有意做出活动，以使有趣的情景得以保持。而且，在这一阶段，婴儿产生了对自己活动的快乐感。兴趣和快乐的相互作用，支持着重复性活动。例如，带响声和颜色的玩具引起婴儿注视，玩具在儿童视野中移动引起视觉追踪，玩具的再现又引起兴趣和探索。当这样的过程一再重复后，婴儿就得到兴趣的满足并产生快乐。快乐情绪的释放、兴趣的提高，又引起进一步的探索活动。兴趣与快乐的相互作用支持知觉能力的获得，因而也是这一时期婴儿的学习过程。

（3）新异性探索阶段（9个月以后）：这个阶段，婴儿才对新异物体感兴趣。连续多次出现的物体引起习惯化反应，婴儿不再注意它，而当出现新异性刺激时，则引起婴儿对其注意，并主动作出重复性动作去认识新异物体。例如婴儿不断地抛玩具，转玩具，试图去认识它。以后婴儿试图以不同的方式影响事物，这引起婴儿极大的兴趣，如拆卸玩具等。到2、3岁左右，儿童的新异性兴趣激发模仿行为。如模仿妈妈拍娃娃睡觉、喂娃娃吃东西等，这些活动延长了儿童有兴趣地玩耍和操作的时间。

5. **愤怒**　是为达到目的的行为受挫或愿望不能实现时引起的一种紧张而不愉快的情绪体验。愤怒在儿童的成长过程中出现较早。出生不久就有愤怒的表现，婴幼儿在强烈的愿望受到限制时就会产生愤怒反应，身体的活动受限也会产生愤怒，由于愿望不能达到或与同伴争吵，也常引起愤怒情绪。

美国心理学家古德伊洛夫（F.L.Goodenough）研究了幼儿愤怒的表现方式，发现最早愤怒情绪的表现形式有哭、手足舞动等，3岁以下的儿童，特别是1.5~3岁左右的儿童在愤怒时有3/4会表现出这种行为。而在床上或地板上发脾气，来回打滚等行为，多见于3岁的幼儿，随年龄增长，用言语反抗的

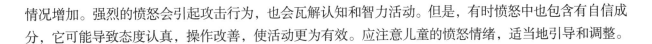

情况增加。强烈的愤怒会引起攻击行为，也会瓦解认知和智力活动。但是，有时愤怒中也包含有自信成分，它可能导致态度认真，操作改善，使活动更为有效。应注意儿童的愤怒情绪，适当地引导和调整。

（二）情绪情感阶段发育理论

情绪的发育是一个分化过程，在出生后 2~3 年内，儿童情绪在初生时原始情绪反应的基础上，在成熟和后天环境的作用下，不断分化并获得初步发展。下面是几种有代表性的有关儿童早期情绪初步发展的理论观点。

1. **布里奇斯的儿童情绪发育理论**　加拿大心理学家布里奇斯（K.M.Bridges，1932）通过对一百多个婴儿的观察，提出了关于情绪分化的较完整的理论并建立 0~2 岁儿童情绪分化模式。她认为，3 个月时，将初生时的情绪分化为两种矛盾的状态，即痛苦和快乐；6 个月后，痛苦又进一步分化为愤怒、厌恶和恐惧；12 个月后快乐的情绪分化为高兴和喜爱；18 个月后分化出喜悦和妒忌；24 个月时，可以在快乐的热情中区分出较稳定的欢乐来。布里奇斯的儿童情绪分化模式见图 7-1。

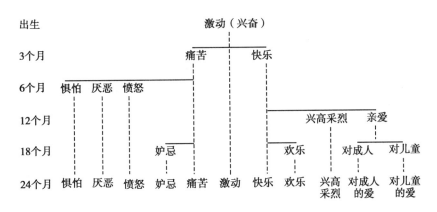

图 7-1　K.M.Bridges 的情绪分化模式

布里奇斯的情绪分化理论是早期比较著名的理论，在 20 世纪 80 年代伊扎德等提出其理论前，一直被较多的人所接受。但由于缺乏情绪分化的具体指标，因而难以鉴别每种情绪是如何分化出来的，更没有说明分化的机制。

2. **伊扎德的儿童情绪发育理论**　美国心理学家伊扎德（Izard，C.E.）的情绪分化理论在当代情绪研究中颇有影响。他认为，新生儿具有 5 种以特定面部表情为标志的相当独立、具体的情绪。包括惊奇、痛苦、厌恶、最初的微笑和兴趣。这些情绪反应对新生儿适应母体外环境和生存具有决定性影响。4~6 周时，出现社会性微笑，可区分人和其他非社会物体；3~4 个月时，开始出现愤怒、悲伤；5~7 个月时，出现惧怕；当婴儿自我意识开始发展时，6~8 个月左右，害羞出现，并且产生对陌生人的焦虑；6 个月 ~1 岁时，形成对主要抚养者的依恋，并进一步产生分离伤心、陌生人恐惧；1.5 岁左右，伴随自我意识和交往、认知的发展，进一步产生羞愧、自豪、骄傲、操作焦虑和内疚、同情等。

与前人的研究比较，伊扎德关于新生儿情绪的出现、种类和以后情绪分化的论述，无论在其科学性和可测性上都大大提高了一步。他把面部分为三个区域，并提出了区分面部运动的编码手册，使每一种新出现的情绪反应都有一定的具体、客观的指标，易于鉴别、判断。同时，科学、明确地提出了与自我意识、交往发展有关的情感，部分阐释了婴儿情绪发展的机制，这对我们今天更进一步深入地认识、了解和促进儿童情绪的早期发展非常有益。

3. **孟昭兰的儿童情绪发育理论**　我国心理学家孟昭兰基于其一系列婴儿情绪发展实验研究和对

前人有关研究的概括、总结，提出关于婴儿情绪分化的理论，支持了伊扎德的观点。

孟昭兰认为，人类婴儿从种族进化中获得的情绪大约有8~10种，称为基本情绪，如愉快、兴趣、惊奇、厌恶、痛苦、愤怒、惧怕、悲伤等。这些情绪在个体发展中随着婴儿的成熟、生长而逐步出现。提出了个体情绪发生的次序、时间，并具体指出引发各种情绪的诱因。婴幼儿情绪的发生既有一般规律，又有个体差异（表7-2）。

表7-2 婴儿情绪发生的时间、诱因和表现

时间	诱因	情绪
初生	痛 - 异味 - 新异光、声、运动	痛苦 - 厌恶 - 感兴趣和微笑
3~6周	看到人脸或听到高频语声	社会性微笑
2个月	接受药物注射	愤怒
3~4个月	痛	悲伤
7个月	与熟人分离	悲伤、惧怕
1岁	新异刺激突然出现	惊奇
1~1.5岁	在熟悉的环境遇到陌生人 做了不对的事	害羞、内疚、不安

儿童情绪发展理论对了解儿童情绪的早期发展非常有益。特别对于理解儿童情绪发展与自我意识、交往和认识发展的关系，更好地促进婴幼儿情绪的早期发展都具有积极的意义。

（三）婴幼儿情绪情感发育的阶段性

1. 情绪的出现顺序 儿童出生后，可以立即产生情绪表现，刚出生的新生儿即开始用哭或四肢的动作来表达情绪。随着年龄的增长，情绪逐渐分化得更加复杂。在2~7个月之间出现的初级（或基本）情绪是愤怒、悲伤、快乐、惊讶和恐惧。初级情绪（primary or basic emotions）是指由生物因素所决定，在出生或在第一年的早期出现的一些情绪，对于所有正常婴儿而言，它们都在大致相同的年龄出现。但是，在婴儿能够表现出一些并非与生俱来的情绪之前，学习（或认知的发展）是必需的。

接近2岁时，婴儿开始表现出次级（复杂）情绪，例如尴尬、害羞、内疚、嫉妒和骄傲等。次级（复杂）情绪（secondary or complex emotions）是指2岁时出现的自我意识和自我评价的情绪，这在部分程度上与认知发展有关。最简单的自我意识情感——尴尬，在婴儿能够再认自己的镜像之前不会出现；而害羞、内疚、骄傲等自我评价性的情感则不仅需要能够自我再认，还需要能够理解评判个人行为的准则与标准。

2. 情绪的社会化发展 婴儿初生时的情绪基本都是生理性的，是一种原始的、本能的反应，反映机体当时的内部状态和生理需要。但是，婴儿自出生时起，即进入人类社会环境中，在和成人的人际交往中实现着情绪的社会化。

（1）社会性微笑：社会性微笑的出现是婴儿情绪社会化的开端。婴儿出生时起就会微笑，但新生儿最初显露的是反射性微笑，或在婴儿的睡眠中、困倦时发生，或在身体舒适时反应，或通过柔和地抚触婴儿的面颊、对婴儿说话而产生。出生1个月左右，婴儿对各种不同刺激包括社会的和非社会的，如灯光、铃声、人脸、图片、说话等都产生微笑，但并不对人有所选择。到约第五周时，每当听到成人的声音、看到成人的面孔，婴儿就特别高兴、愉快、活跃，发出微笑，出现了最初的社会性微笑。2~3个月，每当成人面孔趋近，婴儿还会主动报以兴奋的微笑。但此时的社会性微笑意味着对所

有人的微笑都一样，还不能将人区分出来。通过与母亲和其他成人的进一步交往，4个月左右，婴儿能逐渐区分不同的个体，开始对不同人的微笑有所选择。对主要抚养者母亲的微笑最多、最频繁。此后，笑进一步分化，婴儿对亲近和熟悉的人笑得更多、更开心，对陌生人笑得少、拘谨和严肃。从1.5~3岁，儿童非社交性微笑（如自己玩得高兴时的微笑）的比例下降，社交性微笑（如对熟人、教师、小朋友）的比例则不断增加。

（2）情绪的自我调节（emotion self-regulation）：是指利用一定的策略调整自身情绪状态，从而达到个体所追求的目标。是一种十分重要的社会情绪能力。

情绪自我调节的发展是从依赖他人帮助的外部调节逐渐转化为内部自我调节的过程。新生儿不懂得情绪自我调节，当感觉不舒服的时候，就会大声哭闹，直到成人满足他的需要或安抚他。当婴儿会爬或行走时，就会主动远离那些引起他们不愉快的刺激，以调节自己的情绪。快满1岁时，婴儿开始使用其他一些策略来减少不愉快的冲动，如用嘴咬东西和避开引起他们不愉快的人或事物。1岁后，随着言语能力的发展，成人开始用语言表达对婴儿的要求，在这种要求下，婴儿可以逐渐学会控制自己的情绪。从2岁起，婴幼儿开始有意识地控制那些让他们感到不舒服的人和物，他们也开始通过与同伴对话、玩玩具或是远离让他们不愉快的事物去应对挫折，控制自己的情绪。

婴幼儿情感的自我调控能力随其社会认知能力的提高而发展，与他们对刺激源的社会认知，对自己和他人情绪反应的理解或推测能力有关。

（3）情绪的社会性参照（social referencing）：是婴儿情绪社会化的一种重要现象和过程，充分显示了情绪的信号作用和人际通讯交往功能，是情绪社会化的重要方面。当婴儿处于陌生的、不能肯定的情境时，往往从成人的面孔上搜寻表情信息，然后决定自己的行动。情绪的社会性参照是在不确定的情境中借助他人表情做出推断，包含了婴儿对他人情绪表情的分辨和如何利用这些情绪信息来指导自己的行为。7~10个月，婴儿识别和理解某种特定表情的能力已经比较明显，这时，他们开始关注父母对于不确定情境的情绪反应，并依此调整自己的行为。著名的"视觉悬崖"试验就是说明婴儿这种情绪的社会性参照作用。随着年龄的增长，这种社会参照越来越频繁，并且扩展到父母以外的人。

情绪的社会性参照对婴儿的发展具有极其重要的意义，特别是对于6个月左右到1.5岁的儿童，其语言能力尚未发展，情绪的社会性参照在儿童发展中起着更为核心的作用，它在很大程度上决定着婴儿的生活质量和发展机会。但值得注意的是，要注意避免消极的社会性参照。

总之，婴幼儿通过表情传达了丰富的情感，随着年龄的增长，每一种表情都更清楚地成为某一特定情绪的标志，进而呈现出婴幼儿情绪不同的发展阶段。婴幼儿情绪发展阶段，见表7-3。

表7-3　0~3岁婴幼儿情绪发展阶段

年龄	情绪表达/调节	情绪理解
出生~6个月	所有基本情绪出现 积极情绪的表达受到鼓励并更为经常地出现 通过吸吮和回避方式调节消极情绪	可以对快乐、愤怒、伤心等面部表情加以区分
7~12个月	愤怒、恐惧和悲伤等消极的基本情绪更经常地出现 通过滚动、撕咬或远离令人不安的刺激物等方式对情绪进行自我调节	能更好地再认他人的基本情绪 社会参照出现
1~3岁	出现次级（自我意识的）情绪 通过转移注意力或者控制刺激物的方式调节情绪	能体验到复杂的情感，自我表现意识增强，幼儿开始谈论情绪和掩饰情绪。同情反应出现

二、 婴幼儿情绪情感发育的特点

（一）婴儿情绪的发育特点

婴儿情绪和情感的发育可以追溯到新生儿期。新生儿最初的情绪反应或哭、或静、或四肢舞动，都是原始的情绪反应，与婴儿的生理需要是否得到满足有直接关系。愉快和不愉快，是新生儿最初的情感分化。从新生儿期的后期到第3个月末，婴儿除了愉快和不愉快的表现以外，还相继增加其他情绪反应及面部表情，如喜悦、厌恶、吃惊等。

婴儿最初表现出来的情绪反应具有如下两个突出特点。

1. 与生理需要是否得到满足直接相关 婴儿初生情绪反应的产生、出现或消失、转移，都与其生理需要是否满足密切相关，随生理需要的出现而出现，并随其减弱、消失而消失、停止。婴儿身体内部或外部不舒适的刺激，如饥渴或尿布潮湿等刺激，会引起哭闹等不愉快情绪，只有当直接引起这些消极情绪的刺激消除，这些情绪反应才能停止，代之以新的情绪。如给孩子喂饱或换上干爽尿布后，婴儿就会立即停止哭声，变得愉快、安静。

2. 是儿童与生俱来的遗传本能，具有先天性 基本情绪反应是人类进化和适应的产物，婴儿天生具有情绪反应的能力，无须经过后天的学习。新生儿以哭声表示身体痛苦，以微笑表示舒适愉快，这些都是不学就会的，是与生俱来的遗传本能，具有先天性。因此，人们常把婴儿初生时的情绪称作"本能的情绪反应"或"原始的情绪反应"。

（二）幼儿情绪情感发育的特点

随着活动内容的增加和活动范围的扩大，情绪经验也变得越发丰富，幼儿的需要逐渐扩大，因此，他们的情绪情感的发育表现出以下特点。

1. 情绪的丰富和深刻化 从情绪所指向的事物来看，其发展趋势是越来越丰富和深刻。情绪的丰富主要表现为：情绪体验继续分化，引起体验的动因不断增多；情绪的深刻化是指它指向事物性质的变化，表现为情绪从指向事物的表面现象转化为指向事物的内在特征。随着年龄增长，活动范围不断扩大，有了许多新的需要，继而出现了多种新的情绪体验。在幼儿中、晚期逐渐出现了一些高级社会性情感，如友谊感、集体荣誉感等。此外，情绪指向的事物不断增加，有些先前并不引起儿童情绪体验的事物，随着年龄增长，可不断引起幼儿的各种情绪体验。例如，周围成人对幼儿的态度，经常会引起幼儿愉快、自豪或委屈等情绪体验，周围动物、植物甚至自然现象同样也可引起幼儿的同情、惊奇等体验，使其情绪不断地丰富和深刻，促进其情绪的发展。

2. 情绪的稳定性逐渐提高 随着脑的发育以及言语的发展，幼儿的情绪稳定性逐步提高。首先表现为幼儿情绪的冲动性、易变性逐渐减少。幼儿早期情绪冲动易变，情绪非常容易受周围人的情绪所影响，容易受感染和暗示。到了幼儿晚期，个体对情绪的自我调节能力逐渐发展，从起初的被动控制，发展为有意识地控制自己的情绪，减少冲动性，使幼儿的情绪稳定性逐渐提高。其次表现为情绪逐渐从外露到内隐。婴儿期和幼儿初期的儿童，不能意识到自己情绪的外部表现，通常丝毫不加以控制和掩饰，而完全表露于外，喜、怒、哀、乐都清楚地在脸上反映出来。到幼儿晚期，随着言语和心理活动有意性的发展，幼儿逐渐能调节自己的情绪情感和外部表现。幼儿还可学会在不同场合下以不同的方式表达同一种情绪。

婴幼儿情绪和情感外露的特点，有利于成人及时了解孩子的情绪，给予正确的引导和帮助，但同

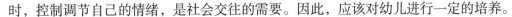

时，控制调节自己的情绪，是社会交往的需要。因此，应该对幼儿进行一定的培养。

3. **情绪情感的社会化** 幼儿情感社会化表现为情感在社会交往中越来越起作用。儿童早期的情感反应大多与生理需要紧密相连，随着幼儿的成长，需求不断增加，幼儿与周围人们的社会交往增加，幼儿的情感更多地在社会交往中表现出来，逐渐与社会性需要和社会性适应相联系，即情绪的社会化过程。同时，表达情感的表情在社会交往中起到更大的作用。

幼儿的社会交往，主要指幼儿与成人的交往，也包括幼儿与其他儿童之间的交往。从发生的进程看，婴儿运用表情作为交往的手段要比运用语言早。随着语言交往能力的发展，表情的交往能力也在发展。当语言表达发生困难时，往往采用表情和动作来补充。在实际交往中，幼儿还能比较正确地领会别人表露的情感，并做出相应的反应。这种交往能力不仅反映出幼儿认知能力的发展，也反映了情感交往能力和社会化水平的提高。

总之，幼儿的情绪情感发展表现一定的趋势，从在很大程度上的生理需要相联系转为多与社会性的需要相联系；从容易不随意地外露转向有意识地控制；从容易变动转向逐渐稳定。随着社会交往经验的增多，情绪的动因逐步过渡到社会需要为主，社会性动因不断增加，幼儿逐渐掌握了周围人们的表情手段，表情也日渐社会化；此外，道德感、理智感、美感等高级社会情感开始萌芽和出现，并获得了初步发展。

三、 情感引发的社会功能发育

儿童从出生之日起，就被包围在各种社会物体、媒介和关系之中，与不同的人发生着联系。儿童只有在与人交往、相互作用的过程中，才能逐步发展其心理能力和社会性。对于婴幼儿，生活中最经常、最主要的接触者是父母和同伴，他们对婴幼儿的心理发展有重大影响，是儿童生活和发展的"重要他人"（significant others），与他们的交往是婴幼儿生活和发展的重要内容。婴幼儿的社会功能发育是指婴幼儿学习社会性情绪、形成对父母的依恋、气质、道德感和道德标准、自我意识、性别角色、亲善行为、对自我和攻击性的控制以及同伴关系等，情感则是上述功能发育的基础。

（一）情感引发的婴幼儿依恋

依恋是儿童早期生活中最重要的社会关系，是个体社会性发展的开端和组成部分，是婴幼儿情感社会化的主要标志。它对于儿童身心发育尤其是社会性发育具有重要的影响。依恋（attachment）是指婴儿与抚养者之间所建立的亲密的、持久的情绪联结。表现为婴儿和养护者之间相互影响并渴望彼此接近的依附、身体接触、追随等行为。它主要体现在母-婴之间。母婴依恋指婴儿与母亲间的感情联结，表现为婴儿努力寻求并企图保持与母亲密切的身体联系。母亲是婴儿社会性行为和社会交往发展的重要基础。许多研究表明，婴儿与母亲的关系是以后诸多社会关系形成的基础，母婴关系在很大程度上影响了婴儿以后人际关系的形成。

英国精神分析学家鲍比尔（Bowlby，1979）认为，像其他动物一样，人类拥有一个基本的需要，即与生活当中的其他人形成依恋。只有获得这种依恋，人类才能够良好地建立起与人交往的技巧。根据鲍尔比的观点，依恋的能力是天生的，但它的形成受到早期与重要他人经验的影响。鲍比尔根据自己的研究，提出了依恋形成和发展的阶段模式。

1. **前依恋期（出生至 2 个月）** 婴儿有一种有助于依恋发展的内在行为。新生儿用哭声唤起别人的注意，随后，用微笑、注视和咿呀语同成人进行交流，使成人与婴儿的关系更亲近。这时的婴儿对于前去安慰他的成人没有选择，所以此阶段又叫无差别的依恋阶段。

2. 依恋建立期（2个月至 6~8 个月） 婴儿能对熟人和陌生人做出不同的反应，能从周围的人中区分出最亲近的人，对熟悉的人有特殊友好的关系，并特别愿意与之接近。这时的婴儿一般仍然能够接受陌生人的注意和关照，同时也能忍耐同父母的暂时分离。这表明依恋尚在形成中。

3. 依恋关系明确期（6~8 个月至 24 个月） 婴儿对于熟人的偏爱变得更强烈，并出现"分离焦虑"，即离开养护者时感到不安和"陌生焦虑"，即对陌生人的谨慎与回避。由于运动能力的发展，婴儿可以去主动接近人和主动探索环境，同时把母亲或看护人作为一个"安全基地"，从此出发，去探索周围世界。

4. 目的协调的伙伴关系（24 个月以上） 由于言语和表征能力的发展，此时的小儿能较好地理解父母的愿望、情感和观点等，同时能调节自己的行为。如能够忍耐父母迟迟不给予注意，还能够忍耐同父母的短期分离，他相信父母将会返回。

通过与母亲建立依恋关系，小儿认识到母亲是最值得信赖的，母亲在与不在都是安全的。长大后，儿童对人与人之间的关系产生一种安全感，指导儿童建立各种亲密的人际关系。

（二）情感与幼儿自我意识的发展

自我意识是作为主体的自我对自己以及自己与他人关系的一种认识。它在个体社会性发展中处于中心地位，其形成和发展影响着社会性其他方面的形成和发展。

自我意识的发展以儿童动作的发展为前提。当婴儿作用于客观事物时，会注意到他的不同动作可以产生不同的结果。因而，1岁左右的儿童开始把自己的动作和动作的对象区分开来，开始知道自己和客体的关系，把自己和客体区分开来，认识自己的存在和自己的能力，产生自信心。如常见到1岁左右的孩子不小心将手里的玩具弄掉，成人马上拣起递给他，之后他会有意地把玩具反复扔到地上，看见成人去拣时，会非常高兴，似乎从中获得了极大的乐趣。

到 1.5 岁左右，小儿开始能够把自己作为客体来认知。这种客体感的发展首先表现在对自己的面部特征的认知上。当把鼻子上涂了红点的婴儿放在镜子前面时，会产生明确的指向红点的行为。这表明他会清楚地认识到本不属于自己的面部特征的东西，表现出了自我再认。

自我意识的真正出现和儿童语言的发展相联系。1.5~2 岁的小儿，开始用语言称呼自己身体的各部分，具有用语言标志自我的能力，并且具有用适当的人称代词称呼某个形象的能力。但此时儿童只是把名字理解为自己的代号，遇到别人也叫相同的名字时就会感到困惑。2~3 岁时，掌握代词"我"，这是儿童自我意识萌芽的最重要标志，标志着儿童自我意识的萌芽。

（三）情感与亲子交往的发展

亲子交往在广义上指家庭中父母与自己的孩子之间的交往活动，而狭义上则指以血缘和共同生活为基础，以抚养、教养、赡养为基本内容的物质交往和精神交往的总和。亲子交往是存在于亲子之间的双边活动，是一种相互影响的过程。是婴幼儿早期生活中最重要的社会关系，对婴幼儿的心理发展具有重要的影响。新生儿的哭泣、吮吸、探索、抓握等本能反射客观上构成交往信号，抚养者（主要是母亲）则以哺乳、抚摸、拥抱等照看行为对婴儿作出应答。这种相互作用不仅使婴儿的生理需要得到满足，而且母婴身体接触也给予婴儿安全感。随着与母亲交往活动增加，婴儿的注视、微笑和哭泣等情感表现也逐渐获得了社会意义。婴儿的亲子关系主要表现为亲子间的依恋，即婴儿与母亲（或能够代替母亲的人）之间所形成的由爱连接起来的永久性心理联系。几个月的婴儿会通过哭闹、纠缠、靠近和跟随来表达对母亲的依恋；2 岁左右的小儿，在通过与父母一起游戏的过程中，得到极大的兴奋和满足，并建立了良好的亲子关系。而且，在亲子交往中，父母自觉不自觉地向儿童传授着多方面的社会性知识、道德准则、行为习惯和交往技能，也为婴幼儿提供了练习社交技能的机会，并在其中给予大量引导、纠正或强化。儿童的许多社会性行为，如分享、谦让、友爱、尊敬长辈、关心他人等，就是在与父母的交往中、在父母的帮助和指导下逐渐学习并发展的。总之，通过婴幼儿情感的需要，使亲子双方的关系得到了进一步的强化与发展。

（四）情感与同伴关系的发展

同伴关系是儿童在早期生活中除亲子关系之外的又一重要的社会关系。随着婴幼儿的发育，与同伴的交往时间和交往数量越来越多，同伴在儿童发育中的作用也越来越大，影响着婴儿个性、社会性的发展。

同伴的交往使儿童在更大范围内体验到一种全新的人际关系，这是他们发展社会能力、提高适应性、形成友爱态度的基础。在实际的交往中，婴幼儿由于还不具有充分的语言表达能力，常常需要向对方表达出相应的情感表情，如微笑、气愤、拒绝、请求等，尝试、练习社会交往的技能和策略，并根据对方的反应做出调整。情感表达可以促进同伴交往，同伴交往也有助于儿童形成积极的情感。良好的同伴交往，使儿童产生安全感和归属感，从而心情愉快。同伴交往是儿童的一种情感依赖，对婴幼儿具有重要的情感支持作用。婴幼儿同伴关系的发展经历以下三个阶段。

1. **以客体为中心阶段（6 个月~1 岁）** 这个阶段的婴儿建立同伴关系，通常直接用表情和动作进行交往，如微笑注视对方，而对方常常也模仿这种方式将信息返回。9 个月以后，婴儿之间彼此注视的时间越来越长，他们的微笑、手指动作常常会得到其游戏伙伴适宜的连续的反应和模仿。这个阶段没有真正意义上的同伴交往。但为今后合作性的同伴活动奠定了基础。

2. **简单交往阶段（1~1.5 岁）** 此时婴幼儿之间的交往行为就是社交指向行为。社交指向行为指婴儿直接指向同伴的各种具体行为，如微笑、发声和说话、给或拿玩具、身体接触（如抚摸、轻拍、推、拉等）、走或跑到同伴身边等。婴儿发出这些行为时，总是伴随着对同伴的注意，也总能得到同伴的反应。最显著的交往特征就是相互模仿对方的动作，交往的目的从最初主要是自己获取玩具到倾向于引起同伴对自己的注意。于是婴幼儿之间就有了直接的相互影响，简单的社会交往由此产生。

3. **互补性交往阶段（1.5~2.5 岁）** 随着婴幼儿的发育，婴幼儿之间的交往内容和形式更为复杂。2 岁以后的小儿逐渐习惯与抚养者分离，与同伴在一起交往，他们一起玩耍，逐渐出现了婴幼儿之间的合作游戏、互补行为。18~24 个月婴幼儿社会性游戏明显多于单独游戏，与同伴游戏的数量明显多于母亲。1.5~2 岁期间，只要有机会就与同伴交往，这个时期将是社会性交往的转折点。

总之，情感可以通过影响婴幼儿自我意识、亲子关系、同伴关系发展等多条途径，进一步影响儿童其他高级社会功能的发育，因此健康的情感发育是儿童社会化进程中至关重要的一环。

第二节　情绪情感发育的影响因素及异常发育

情绪是婴幼儿心理生活中的一个重要方面，早期儿童，特别是 2~3 岁的幼儿，其情绪的发展对今后的成长有着重要的影响。良好的情绪是个体心理健康的重要标志，也是个体适应现代复杂的人际关系的社会化水平的重要标志。婴幼儿的情绪能力有所不同，许多因素可调控和影响情绪的发展，甚至可引起情绪严重偏离正常的波动范围，即情绪障碍。

一、情绪情感发育的影响因素

（一）生物、遗传因素

1. 生物学因素 和其他心理过程一样，情绪和情感也是大脑的功能。在情绪活动中所发生的机体变化和外部表现，与神经系统多种水平的功能相联系。

（1）大脑额叶及边缘系统：支配人类的理性或突发情绪，是情绪的中枢部分。前额叶损伤可改变人格特点，使其产生情绪波动，缺乏对情绪活动的适宜调节；邻近前额叶的部分皮质受损可出现冷漠、缺少感情、出现缄默症；切断额叶与其他大脑联系则引起情绪缺失症。右侧额叶主管消极情绪，是消极情绪如恐惧、攻击意念的发源地；左侧额叶与积极情绪建立有关，可监控右额叶的这些负性情绪。

边缘系统是控制人类情绪的主要神经中枢之一，是所谓的"情绪脑"所在地。丘脑是情绪脑的重要组成部分，其中的许多神经核如杏仁核直接参与支配人类情绪，在危机状态下杏仁核是脑结构中的警报系统，也是人的情绪之源和情绪前哨。

（2）情绪与自主神经系统的联系：是十分密切的，人在情绪状态下表现出许多生理反应。呼吸系统、循环系统，骨骼与肌肉组织，内分泌腺、外分泌腺体，以及代谢过程的活动，在情绪状态中都发生变化。例如，在激动、紧张的情绪状态中，呼吸加速、加深，心跳加速、加强，外周血管舒张，血压升高；突然的惊惧，呼吸会出现暂时的中断，外周血管收缩，脸色变白，出冷汗；焦虑，忧郁状态抑制胃肠蠕动和消化液的分泌，引起食欲减退。

（3）内分泌腺的变化：与情绪状态有直接联系。而且上述多方面的生理变化与内分泌腺的变化有关。如，在紧张的情绪状态中，肾上腺素分泌的增加导致血糖、血压、消化、其他腺体一系列的变化反应，特别是由于去甲肾上腺素是交感神经系统的传递物质，它对交感神经系统神经元的激活起着直接的作用，从而说明内分泌系统的化学激活与上述有机体的许多方面的生理变化直接关联，内分泌系统成为情绪反应的一个重要标志。

（4）母孕期状况：母孕期情绪和精神状况也可影响婴幼儿情绪和行为，母孕期情绪和精神状况差，婴幼儿情绪和行为的异常率高，主要表现在对婴幼儿睡眠、负性情绪、饮食等失调行为和沮丧、退缩、焦虑等内化行为的影响。孕妇的情绪变化，可通过血液和内分泌成分的改变，对胎儿产生影响。如果孕妇经常情绪不良，如焦虑、紧张，会影响胎儿脑发育，日后增加幼儿发生情绪行为问题的可能性。有学者认为，孕期有焦虑、抑郁等情绪问题母亲所生的儿童，在以后的社会学习任务中，表现出更多的消极情绪。

2. 遗传因素 研究发现遗传对气质有较直接的影响，而气质的不同在很大程度上造成了情绪行为的不同。气质（temperament）是个体典型的、稳定的心理特征，是高级神经心理活动的不同类型在心理过程的动力特点方面，特别是情绪动力特点在行为方式上的表现。气质是个性（personality）形成的基础。婴幼儿期不良的气质类型今后更有可能发展成不良的个性，从而构成情绪障碍的发病基础。此外，情绪反应性强度、引起反应的阈限、抑制冲动的能力、兴奋后重获安慰的容易度等，这些特征构成了个性相对稳定的结构基础，对获得控制情绪的能力很关键。如：患有唐氏综合征的儿童之所以会有情绪调节问题，是因为大脑中与抑制控制有关的组织发展缓慢，另一方面，生理反应性低，其结果是这些孩子很难兴奋起来，但是一旦兴奋又很难控制自己的兴奋情绪。

婴幼儿情绪障碍与遗传因素有关，有研究发现，分离性焦虑与遗传因素有关，"容易焦虑的父母将养育出焦虑的儿童"这一现象确实存在，支持遗传因素对儿童情绪障碍的影响。

（二）环境因素

儿童在发育过程中对各种有害因素的反应较为敏感，尤其是有遗传易感素质的个体，受到不良环境因素的影响容易诱发疾病。婴幼儿期，关系最密切的环境就是家庭，他们对于家庭环境依赖性很强。对家庭的依赖不仅是物质方面的，也有心理方面的。

1. 家庭因素 家庭是社会的组成细胞，是儿童最重要的生活环境，父母的个性、爱好、教育方式、对子女的期望和态度以及家庭气氛和环境等都会直接或间接地影响婴幼儿的情绪，产生潜移默化的影响。

（1）家庭背景因素：包括家庭的社会经济状况、父母职业、文化素质和身心健康等方面。事实证明，贫穷、物质生活条件差、疾病和父母的不良心境（如焦虑、抑郁等），会导致家庭内部的社会心理联系失调，婴儿期困难气质较多，各种内、外向行为问题的患病率是正常家庭儿童的2~5倍。但也有研究显示，许多富裕家庭，由于父母忙于工作，无暇关心孩子的成长，婴幼儿因缺乏亲情而可能导致情感淡漠、焦虑，甚至长大后出现焦虑、敌对等情绪问题，人际关系紧张的发生率较高。

（2）亲子关系和养育态度：多个研究和教育实践均表明，婴幼儿早期的亲子联结对小儿今后良好的性格、情绪情感形成有重要作用。重点强调出生后第1小时内的母婴接触，早期的母婴接触会使婴儿增进食欲、体重增加较多，情绪紊乱发生较少。

亲子关系和养育态度对婴幼儿情绪发展有重要的影响。亲子关系不良会明显影响小儿身心发展轨迹，对他们的心理发展、情绪以及人格形成等都有重要影响，但如何影响和导致情绪障碍的机制有各种学说。养育态度与儿童性格特点有密切关系。在教养过程中，父母的理解、情感温暖，都能促使子女情绪稳定、有同情心，而过分干预、过度保护的养育态度，则可使他们变得内向、情绪不稳、胆小怕事。此外，家长养育态度不一致，也会使儿童无所适从，容易出现焦虑、抑郁等情绪问题。但父母与婴幼儿的亲子交流、密切接触和相互游戏，能使其体验到父母的关爱和温情，有利于婴幼儿情绪的良好发展。

（3）家庭环境因素：婴幼儿期的生活仍以家庭为重心。愉快、和谐的家庭生活，充分的亲情对其情绪发展影响极大。家庭环境中的某些不良因素，如婚姻不和谐、矛盾冲突多、家庭不和、父母离异，必然影响父母的养育技能和亲子安全性依恋关系的形成，容易造成婴幼儿抑郁、焦虑、恐惧、悲观等不良情绪，乃至形成不良个性。

儿童应对压力的能力首先取决于天生的气质特征，但是，这些特征受到父母提供帮助的方式的影响。如果缺乏这种支持和帮助，如虐待，儿童就很难发展必要的情绪自控能力。同样，在一个充满冲突的家庭中，儿童不断目睹消极情绪的爆发，就不会有控制自己情绪的动机。有抑郁等情绪问题的父母，儿童很可能会在情绪发展上出现异常。

此外，父母的情绪示范作用也很重要。1~3岁幼儿的情绪易受感染、模仿能力强，日常生活中若成人经常显示出积极热情、乐于助人、关心爱护幼儿等良好情绪，对幼儿今后情绪的发展将起到潜移默化的作用，否则将会助长不良情绪的形成。父母还可以通过自身的情绪情感感染儿童，例如当面临危险时父母表现的临危不惧，孩子也会以父母的行为表现为榜样，变得胆大起来。

除了家庭环境因素，依据幼儿身心特点制定的合理生活制度，也会有利于幼儿身体健康和良好行为习惯的形成，也有助于他们的情绪稳定。一般来讲，单调、枯燥的环境，容易使幼儿疲劳，从而产生厌倦、不愉快的情绪。相反，丰富多彩的生活内容，会使幼儿产生兴趣，感到快乐和满足。为此在家庭中还应该为孩子建立起科学合理的生活制度，让幼儿生活在轻松活泼的多样化生活环境之中。

2. 社会环境因素 人类生存于社会环境中，社会因素对婴幼儿情绪的影响是多方面的。社会因素包括社会的政治制度、经济文化因素、卫生保健和社会福利等。这些因素相互交织，共同影响儿童的身心发展。

（1）社会经济文化因素：幼儿的情绪发展离不开幼儿的生存环境。以贫穷环境为例，低收入带来的压力对父母的情绪生活有着消极的影响，这对婴幼儿的社会情绪能力构成了明显的威胁。而高收入家庭无温饱之忧，在提供丰盛食物的同时，还能提供更多的玩具、读物和试听条件，使婴幼儿能够有机会接受各种感官刺激，有利于开阔思维，愉悦心情、促进积极情绪的发展。心理学家皮亚杰强调："儿童是在周围环境的影响下，通过主体与环境的交互作用而获得心理上的发展"。社会化环境主要是为幼儿提供了有利于他们进行社会化交往的丰富机会，让幼儿了解社会、熟悉社会、学习社会、适应社会。

（2）现代媒体：随着网络技术的飞速发展，现代媒体文化已经深入到人们的生活当中，不仅成人，婴幼儿也成为了现代媒体的消费群体之一，并潜移默化地受其影响。现代媒体主要指电视和网络，看电视的时间和内容都会影响到孩子的情绪、认知和心理发展，过度沉湎于看电视，势必影响其与父母及家人相互接触的机会，限制其思维活动范围，久而久之，影响其个性和情绪的发展。此外，如果家长不注意电视节目的内容，而只将看电视当做让孩子安静不闹的筹码，如果孩子经常看到不适宜儿童的电视节目如离婚、暴力等，就容易在头脑中渗透这些不健康的想法，产生易怒、冲动、攻击性强等情绪和行为问题，甚至形成孤僻、内向的人格特征。

（3）城市流动儿童和农村留守儿童：农村剩余劳动力大规模向城市转移，是中国改革开放后最重要的社会现象之一。城市流动儿童专指那些随进城务工父母居住，或在父母务工所在地出生但户口不在居住地的18岁以下儿童；由于地区、城乡和生活习惯的差异，对婴幼儿的生存、生活方式以及生活环境等产生明显影响，常因为在生活中自然表现出的乡村行为方式得不到同伴认可，难以融入群体，产生被孤立和被抛弃感，易出现退缩、冷漠和不合群的个性特征，久而久之，导致同伴交往困难，使自身的社会适应能力下降。

乡村留守儿童专指父母双方或一方外出务工连续6个月以上的18岁以下专乡村儿童。这些孩子双亲健在，但经常处于亲子分离状况，不得不面临隔代抚养、亲友抚养、单亲抚养等问题。他们的核心问题是亲子情感链断裂，许多留守儿童是自幼与父母分离，导致家庭的正向影响作用缺失，尤其是与父母短暂相聚却又不得不分离，情绪波动大，易出现任性、冷漠、内向、孤独等情绪问题，也是危险行为的高发阶段；如果长期得不到父母情感抚慰和关爱，缺乏父母的引导和帮助，甚至会产生抑郁、焦虑、敌对、恐怖以及人际关系不良等问题。

总之，婴幼儿情绪情感的发展，受多方面因素的影响。解释婴幼儿的情绪能力，需要考虑一系列的交互作用的因素。父母和妇幼保健人员都应该重视幼儿的情绪情感教育，建立良好的亲子交流，采取积极的养育态度，使他们不仅体魄健壮，智力发达，而且具有良好的、稳定的情绪情感。

二、 情绪情感的异常发育

所有婴幼儿在正常的成长过程中，都体验过恐惧、恐怖、担忧、焦虑、羞怯等情绪情感变化，但对于不能符合自己的需要而产生的过度的、削弱身体功能的态度体验，则会出现情绪情感的异常发育。常见的异常发育和障碍性疾病如下。

（一）婴幼儿依恋障碍

婴幼儿依恋障碍（infant attachment disorder）包括反应性依恋障碍和童年脱抑制型依恋障碍两种类型，均是由于与抚养者依恋关系的改变所导致的儿童早期情绪和行为障碍所致。

1. 反应性依恋障碍（reactive attachment disorder） 是指已形成特殊依恋关系的婴幼儿，由于抚养者和抚养方式的突然变动，产生强烈而持续的情绪反应和依恋行为改变，如长期存在，可妨碍儿童生长发育。反应性依恋障碍多发生于下列情况。

（1）6~7个月以后，已产生了特殊依恋的婴幼儿。

（2）原有的依恋对象少而固定、且依恋较强烈时，如单亲家庭。

（3）由于领养、寄养、住院等情况，导致依恋对象和养育方式、环境突然改变时。

反应性依恋障碍明显地是对抚养者恶劣关系的反应，多发生于婴幼儿和童年早期，表现为与严重的儿童教养不良有关的儿童社交关系模式的长期异常。包括对婴幼儿的冷淡、虐待或忽视，甚至故意的伤害，对儿童的基本需求不给予满足，如饥饿时不喂食，当婴幼儿身体病痛时，不关心、不爱抚，不提供诊疗和足够的营养，或主要养育者反复变化等。这类婴幼儿常常表现为情绪紊乱，如恐惧、愁苦，表现出强烈而持续的情绪反应和依恋行为改变，焦虑不安、哭闹不已。此后对于任何人、甚至包括原来依恋对象所给予的任何形式的安抚，都一概表示拒绝，有安慰无效的恐惧、愁苦，伴有明显的情绪反应及不安全感，多数患儿对同伴交往有兴趣，但其苦恼和恐惧又妨碍了其社交活动，因此，同伴交往差，成人后在人际交往方面可出现对人的疏远、冷漠和不信任。

该障碍发生的原因明确，主要是对抚养者恶劣关系的反应，持续存在时间的长短取决于婴儿与抚养者适应不良、相互关系不融洽的时间。该障碍诊断明确，关键特征是5岁前产生的与抚养者的关系异常，且持续存在，是对抚养方式明显变化的反应。如能改变抚养者与婴幼儿之间的关系，给以亲近、关心、爱护，及时提供感情上的温暖和物质上的需要，给予充分的安全感，将取得良好的效果。

2. 童年脱抑制型依恋障碍（disinherited attachment disorder） 以往又称为福利院儿童综合征。此类障碍主要发生于从婴幼儿期就一直在福利院这一类集体性养育的环境中，也可发生于极其频繁更换养育者的儿童中。由于抚养者的经常变更，不能形成固定的依恋关系，从而导致泛化的、无选择性的依恋行为。不论生疏与否，对任何人一概不加选择地主动寻求亲近，他们对人的感情依恋需要达到近乎乞求的程度。常常同伴关系失调，可在环境的影响下伴发情绪或行为紊乱。在以后的社会交往中，不能与别人保持必要的、恰当的距离，交往方式显得幼稚，常常遭到拒绝和疏远，因而会感到困惑和焦虑不安。这种泛化依恋现象即使环境发生了巨大变化，也仍有继续存在的倾向。

该病的发生，除了婴幼儿长期在福利院照料的原因外，也与多次变换抚育者，或多次变换寄养家庭或其他安置有关。该障碍诊断要点是在5岁前表现出选择性依恋异乎寻常的泛化，伴有无选择的、趋于寻求注意和无区别的友好行为。治疗方法主要应建立固定的养育者和相对稳定的寄养家庭。

（二）分离性焦虑障碍

分离性焦虑障碍（separation anxiety disorder，SAD） 指儿童与其依恋对象分离或离开家时出现的过度的、损害行为能力的焦虑情绪。通常，婴幼儿与自己依恋的人分离有明显的焦虑反应，6~9个月的婴儿就会对陌生人和陌生环境产生警觉并拒绝接近，当幼儿入托、生病住院或送交他人抚养，要与主要依恋对象分离，会表现为哭闹，发脾气，不听指令，不与同伴交往，每日离家相当困难，出现明显的焦虑情绪和行为反应。

部分幼儿与依恋对象分离，会产生焦虑和回避行为，会感觉不安，但经过一段时间能够自行缓解。该病的诊断，除了考虑症状标准，还要看症状持续的时间以及严重程度。其诊断要点是，不现实地强烈担心主要依恋对象可能消失或受到伤害，不现实地强烈担心会发生某种不幸事件，使他们与主要的依恋对象分离；反复出现与分离有关的噩梦，持久而不恰当地害怕独处，与主要依恋者分手，会反复出现躯体症状，如恶心、腹痛、头痛与呕吐等；在与主要依恋对象分离前过分担心、分离时或分离后出现过度的情绪反应，表现为烦躁不安、焦虑、哭闹、发脾气、痛苦、淡漠或社交退缩，并影响其日常生活，使社会功能受损。分离性焦虑常起病于6岁前，病程上符合症状标准和严重标准至少1个月。

一旦婴幼儿出现了分离性焦虑，在治疗方面应注意，对较小的婴儿在其母亲或替代者离开前找一个对孩子同情和爱护的专职照料人。对较大的婴幼儿，在依恋者离别前，向他们说清楚以取得理解，但必须找一个孩子所熟悉的替代者照料。必要时应根据焦虑原因及表现，采用支持性心理治疗，系统脱敏、认知重建和心理教育以及开展家庭治疗，调整父母与儿童的关系，鼓励孩子面对新环境并尽快适应新环境。大多数分离性焦虑预后较好，能够适应幼儿园和学校生活，适应社会。

（三）儿童恐惧症

儿童恐惧症（phobia）是指儿童显著而持久的对日常生活中的事物和情境产生过分的、无理由的恐惧情绪，并出现回避或退缩行为，其程度严重影响了儿童的日常生活和社会功能。恐惧情绪是儿童期最常见的心理现象，一般儿童对某些物体或情境如黑暗、动物、昆虫、死亡、登高、雷电等都会产生恐惧，但其恐惧的程度轻、时间短，时过境迁恐惧心理很快消失。不同发育阶段的儿童，所恐惧的内容和对象也不同，与年龄密切相关。婴幼儿期常见的恐惧如表7-4所示。

表7-4 婴幼儿期常见的恐惧及其对象

年龄	恐惧对象
0~6月	情感和身体支持的丧失、大的声音
7~12月	陌生人、巨声、怪声、突如其来冲向自己的物体
1岁~	与父母分离、伤害、大小便、陌生人
2岁~	噪音、怪声、动物、黑暗房间、与父母分离、大型物体或机器、个人环境改变
3岁~	面具、黑暗、动物、与父母分离

但儿童恐惧症则不同，多表现为一种过分的、持续存在的恐惧体验，其程度与外界刺激不成比例，患儿所害怕的东西往往事实上并不具有危险性，或者虽有一定的危险性，但其所表现的恐惧反应程度明显地与之不相称，远超过客观存在的危险程度，持久地存在预期性焦虑，害怕自己恐惧的事物发生，虽经劝解、安慰也不能消除，并由此而产生的回避、退缩行为，以期达到免除恐惧所致的痛苦，此外，一旦接触所恐惧的刺激物，立即产生焦虑反应，表现为尖叫、哭闹、发脾气，并伴有自主神经功能紊乱，甚至出现食欲减退、睡眠障碍，严重影响了患儿的正常生活以及建立同伴关系。儿童

恐惧症的诊断并不困难，只要患儿对某一种客观事物或情境感到过分恐惧，出现强烈的焦虑反应或回避、退缩行为，并严重干扰了儿童的正常生活和同伴关系，日常生活和社会功能受损，病程至少持续1个月，即可进行诊断。

对于儿童恐惧症的治疗通常采用心理治疗，在支持和认知疗法的基础上，加以行为疗法，行为疗法可采用系统脱敏、阳性强化法治疗，此外，可采用音乐和游戏治疗等方法，能取得较好的效果。

（四）选择性缄默症

儿童选择性缄默症（selective mutism）是指起病于童年早期，已获得了语言功能的儿童，由于精神因素的影响而出现的一种在某些场所（学校、幼儿园、陌生环境）保持沉默不语的现象。实质是一种情绪和社交功能障碍，而不是言语障碍。

在发病前，婴幼儿已经获得了言语的发展，已有正常的言语理解及表达能力。而此类儿童常常在家或熟悉环境时语言交流正常，而在另外某些特定的社交和集体场合则保持沉默不语，拒绝用语言交流，可以用手势、点头、努嘴、摇头等躯体语言交流，但越是鼓励其讲话，越是缄默不语。另一些幼儿在幼儿园里问一句说一句，回家后则一言不发；见到亲人与其他孩子说话，或有其他人在场时，立即低头不语。由于其言语的表达在场景上和对象上有鲜明的选择性，仅在某些选择性环境下拒绝讲话，故称为选择性缄默症。

患儿大多伴有情绪和行为方面的问题，如焦虑、对立行为等，难以管理，易怒，在家里易出现攻击行为。选择性缄默症的诊断明确，如果病前获得了语言能力，病后在特定的环境下拒绝讲话，而在其他环境则能进行正常的言语交流，言语的理解和表达正常，智力正常，病程一个月以上，并排除其他器质性疾病和神经精神疾病，就可诊断此病。选择性缄默症只要治疗及时，可以恢复正常言语及社交功能，预后较好，极少数可持续到成年。有人格缺陷家族史的患儿预后较差。治疗主要采用家庭治疗、行为治疗等心理治疗方法，其中以正、负强化的行为矫治方法效果较好，即当患儿出现良好的行为时，即给予奖赏强化；出现回避、退缩等不良行为时，则不予强化或给予负性刺激，可逐渐消除敏感、恐惧、紧张等不良情绪。此外，应尽量消除不良精神刺激。对患儿的缄默表现不要过分注意，不要逼迫他们讲话，以免使其精神更加紧张。改善生活环境，如果家庭中存在亲子关系问题、家庭气氛不良，治疗者应对所存在的一系列问题进行全方位调整和干预；多鼓励患儿参加集体活动，确定支持的同伴，降低焦虑情绪，提高患儿的互动和交流能力。

（五）孤独症谱系障碍

孤独症谱系障碍（autism spectrum disorder，ASD）是一种起始于婴幼儿时期的以不同程度的社交交流障碍、狭隘兴趣和重复刻板行为为主要特征的神经发育障碍性疾病。通常3岁前起病，男女发病率差异显著，男女患病率之比约为4.5：1。ASD的病因复杂，发病机制不明，与父母亲的教养方式无关，可能涉及遗传和环境因素的交互作用。

近二十年来，在全球范围内ASD的患病人数呈快速增长趋势。WHO（2013年）估计全球ASD的患病率为1/160，占全球疾病负担的0.3%。美国疾病控制预防中心（CDC）的监测数据表明，ASD在美国的患病率自2007年的1/150上升到2016年的1/68。我国自1982年在南京首次确诊了4例ASD以来，也得到广泛关注，但目前尚缺乏全国性的流行病学调查数据，按照1%的患病率推测，我国ASD的患病人群超过1000万，且多个城市调查显示ASD的患病率呈上升趋势，已经成为我国特殊教育机构和康复训练机构的主要收治群体。

社交交流障碍是 ASD 的核心症状。具体表现为：①社会情感互动的缺陷，表现出异常的社交活动，不能进行正常的往复交谈，缺少兴趣、情绪和感受的分享，不能发起或回应社交互动；②社交互动中的非言语沟通行为存有缺陷，难以协调言语沟通和非言语沟通，异常的眼神接触和肢体语言，缺乏与亲人的目光对视，缺乏对手势的理解与使用；③在人际关系的建立、维持和理解等方面存在缺陷，难以调整行为去适应不同的社交情景，无法参与想象性的游戏或交友困难，对同龄人缺乏兴趣等。社交沟通障碍的表现有程度差异，轻者愿意交流但缺乏交流技巧，重者会表现为无交流状态，体现谱系特征。

限制性兴趣或重复刻板行为模式是 ASD 的典型特征。具体表现为：①动作、物品使用或讲话方式的刻板或重复：如对某些玩具和物件表现出不同寻常的喜好，如喜欢看车轮、风扇等圆形物体，反复观看某电视广告或天气预报，"鹦鹉学舌"式的言语模仿、怪异的措辞等；②坚持单调且无变化的常规，或程序化的言语、非言语行为：如难以适应转变，僵化的思维模式和问候用语，每天必须走相同的路线或吃相同的食物等；③高度限制性和固定的兴趣，其兴趣点和兴趣的强度有别于常人：例如对某些不寻常的物品表现出强烈的迷恋或专注；④多数 ASD 患儿存在感知觉异常，如对某些声音特别恐惧或喜好，对疼痛或温度的反应麻木，难以忍受某种声音，不喜欢被人拥抱，过度地嗅或触摸某些物品，喜欢盯着看灯光或转动的东西。

ASD 儿童的智商可显著低下，也可能正常，甚至表现出天才能力，呈谱系分布。智力正常和超常的 ASD 称为高功能 ASD（high function autism，HFA）。尽管 ASD 儿童智力水平不同，但多数患儿机械记忆较好，或音乐艺术能力较强，尤其是机械记忆能力较好甚至超常。此外，多数 ASD 患儿表现为多动和注意力分散，还有发脾气、攻击、自伤等行为表现，可能与父母教育中较多使用打骂或惩罚有关。

早期识别、早期诊断以及早期干预对 ASD 尤为重要。不看人、不理人、不指点是 ASD 婴幼儿重要的早期征象。ASD 儿童临床表现可能会有不同，典型的 ASD 的诊断不难，通过病史询问、体格检查以及儿童行为观察并辅以诊断评估量表，最后依据 2013 年《美国精神障碍诊断统计手册》第 5 版（DSM-5）给予确诊。对于 2~3 岁语言发育落后的儿童，如果合并有非言语交流障碍和重复刻板行为均应该考虑 ASD 的可能。

目前对 ASD 缺乏统一的治疗方法，但早期干预可帮助 ASD 儿童改善症状和提高技能。ASD 的早期干预以教育训练为主，其目的是最大限度地改善核心症状，促进社会交往能力、改善言语和非言语交流能力，减少异常行为。同时，促进其认知能力发展，培养生活自理和独立生活能力。康复治疗的原则强调早期干预、科学和系统的个体化干预（individualized educational program，IEP）以及高强度干预，灵活应用结构化教育（structured and specialized program）、应用行为分析（ABA）、人际关系发展干预（RDI）等主流方法，即以结构化教育为基本框架，以社会交往为训练的核心内容，行为疗法为基本方法，兼顾行为矫正、情绪调控、认知促进、生活自理等。强调父母的积极参与，并结合以家庭、社区生活为基础的教育干预模式。

ASD 的预后取决于患者病情的严重程度、智力水平、是否共患病和教育治疗干预方法的选择和干预强度，儿童智力水平较高、干预年龄越小、干预方法适当、训练强度高者效果明显。轻型预后较好，多数未经干预的 ASD 儿童预后较差。若患儿错过了最佳干预期，会严重影响预后，即使后期有所改善，也难以实现赶上生长，至青春期和成人后，在人际沟通、社会交往等方面仍会存在持续的困难，甚至成为终身残疾。

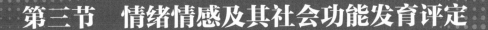

第三节 情绪情感及其社会功能发育评定

情绪在婴幼儿心理活动中起着非常重要的作用，这种作用是其他任何生理、心理过程所不能替代的，它是人的认知和行为的唤起者和组织者，指导着幼儿的社会化进程。因此，通过借助科学的方法和工具对婴幼儿进行系统地观察，并在掌握大量信息的基础上进行深入地分析和判断，使我们可以更加深入、客观、全面了解婴幼儿的情绪和社会功能。

一、 评定的内容及方法

婴幼儿情绪与社会功能的评价是一项计划性和科学性很强的工作，组织与实施过程是否科学、有序，决定着评价结果的可靠性，要根据研究目的和婴幼儿实际发育情况选择一种或几种评价方法。目前通常使用的婴幼儿情绪和社会功能评价方法包括：观察法（自然观察法和情景观察法）、谈话法、实验法以及问卷调查法。

（一）婴幼儿基本情绪的评定

采用实验法进行。养护者利用一定的玩具和相应的工具来诱发婴幼儿的各种基本情绪，多用于6~18 个月的婴幼儿评定，可采用以下方法进行。

1. **兴趣** 将一个新奇的玩具呈现在婴幼儿的眼前，不做任何逗引动作，观察婴幼儿是否表现出一段时间的注视，并伴有特定的面部表情。

2. **愉快** 将一件新奇的玩具（色彩丰富，会动或发出悦耳声响的）呈现在婴幼儿面前，并用其逗引婴幼儿，同样观察婴幼儿的面部表情。

3. **惊奇** 向婴幼儿呈现一件装有小动物的小盒，观察婴幼儿是否可见小动物在小盒内活动，并观察婴幼儿的面部表情。

4. **愤怒** 养护者或同龄儿童将其手中的玩具抢走，或者限制婴幼儿双臂的活动，使其无法拿到放在面前的玩具，观察其面部表情变化。

5. **悲伤与痛苦** 当婴幼儿玩得正高兴时，母亲或主要养护者离开，并把婴儿手中的玩具拿走；或当婴幼儿打预防针注射时，观察婴幼儿的情绪变化。

6. **厌恶** 让婴幼儿品尝略带苦味的食物或药品，观察婴幼儿的情绪变化。

7. **恐惧** 母亲或主要养护者离开，陌生人出现并缓缓接近婴儿；或将婴儿抱住自一定高度突然向下放，使其产生典型的高度恐惧。观察婴幼儿情绪变化。

（二）婴幼儿的情感发育状况评定

采用观察法进行。乔治·华盛顿大学心理和儿科学教授斯坦利·格林思潘博士设计了一套"里程碑"式的评定标准，可以用来了解婴幼儿在出生后各个时段所具备的社交技能和情感发育状况。参照这些具体方法，可以跟踪婴幼儿的情感发展历程，帮助他们达到"里程碑"目标。具体观察指标及方法见表 7-5。

表7-5　婴幼儿情感发育观察表

3个月	5~6个月	10个月	18个月
最初的交际：婴儿做出谨慎的反应，对别人发生平静的兴趣，不时对周围人绽露出微笑	花样翻新：随着同外界交往的日益增多，婴儿流露出惊奇、欢乐、受挫和失望等情感	定睛凝视：婴儿开始跟踪父母的视线，以便理解令他们感兴趣的是什么	用行动表达情感：刚开始蹒跚学步，自我意识更强，也能体验到复杂的情感，如骄傲或违抗
注意和调节：当你发出声响或面部表情有所变化时，婴儿是否转过头来对着你瞧	参与和交往：婴儿见到他最喜爱的人，看上去是否快乐或高兴	情感交流：是否试图捕捉你的目光或主动表示友好，比如探出身子让人抱	解决问题：蹒跚学步的孩子是否能到处找你，以满足他（她）的需求比如缠着你牵住他的手
既看又听：一边缓慢地向右或向左扭动表情欢快的脸，一边同婴儿随便说些什么	微笑的游戏：用话语和滑稽的面部表情，逗你的婴儿开怀大笑	好玩的游戏：留心婴儿发出的声响和流露的表情，不无嬉戏地用镜子反射给他看	通力合作：设想一个需要你帮助解决的问题；让他最心爱的玩具也参与进来

（三）情绪表达与控制状况评定

情绪表达与控制是指用适当的方式表达自己的喜、怒、哀、乐以及控制、调节自身情绪状态的能力，是婴幼儿情绪健康发展的重要指标。当婴幼儿学会用适当的方式表达自己的情绪时，成人便可以更好地了解他们的感受和需要，还能够与周围人建立更融洽、更和谐的关系。评价可采用问卷法进行。

婴幼儿情绪情感表达与控制家长问卷，主要是评价婴幼儿的情绪表达与控制情况，内容不多，可以在短时间内获得信息（表7-6）。家长只需要在每题目后的相应括号内画"√"，目的是了解婴幼儿情绪波动和控制情况，并分析其可能的内外部原因。

表7-6　情绪表达与控制家长问卷

请家长在每个问题后面的括号内填写"是"或"否"

1. 要求得不到满足时是否会大哭大闹？（　　　）

2. 是否为一点小事就情绪波动？（　　　）

3. 发生不愉快的事情后是否长时间闷闷不乐？（　　　）

4. 是否经常发脾气？（　　　）

5. 不愉快时是否用语言或表情告诉父母？（　　　）

培养婴幼儿控制和调节情绪情感的能力，对婴幼儿的心理健康具有重要意义。因此，应密切观察其情绪情感及其变化，并应该进行多次观察，如果经过多次观察，婴幼儿都表现出同样的行为倾向，则可认为是代表其发展水平的典型行为。

（四）婴幼儿社会功能发育评定

1. 依恋关系评定　儿童的社会交往能力最初始于家庭亲子关系的建立。而亲子关系中，依恋是婴儿与其养育者（通常是母亲）间最初的情感联结，也是小儿情感社会化的主要标志。依恋主要表现为对母亲微笑、牙牙学语、哭叫、依偎、注视、追踪、拥抱等。依恋的程度与质量，直接影响婴幼儿能否获得正常的安全感。缺乏依恋的儿童会出现所谓的"分离焦虑"。换言之，婴儿是否同母亲形成依恋，依恋的性质如何，直接影响婴儿的情绪发展，社会性行为、性格特征和对他人交往态度的形成。

最广泛使用的评价依恋类型的方法为"陌生情境"（strange situation）技术，由美国心理学家艾恩斯沃斯（Ainsworth，1978）首次提出。陌生情景法是一种在有控制的实验室情境中测量婴儿依恋行为的技术。它通过在实验室设置一种类似于儿童日常生活的典型情境——陌生情境，观察儿童在此情境中的反应，从而判断儿童依恋关系的现状与特点、性质与类型，是依恋分类的依据，并对其未来人际关系发展做出可能的推测。这一技术的研究思路是，具有安全型依恋的婴儿能利用其母亲作为安全基地，从这一基地出发探索一个不熟悉的游戏场地；当母亲离开时，婴儿应表现出分离焦虑，陌生人的安慰行为不能很好地降低焦虑。

依据陌生情境法的测定结果，将依恋划分为安全型、不安全 - 回避型、不安全 - 拒绝型。各类儿童在陌生情境中表现出与其依恋类型相应的行为，其中安全型在总体上表现为舒适安全，不安全 - 回避型儿童在人际关系中表现得淡漠疏远，不安全 - 拒绝型儿童常陷于行为的矛盾与冲突中。

陌生情境法的产生不仅为依恋的分类提供了实验依据，促进了人们对依恋的具体特性及其本质的理解，而且为人们研究儿童早期社会性发展的影响因素及儿童成长环境的实际控制创造了有利条件。

2. **同伴关系评定** 同伴（peer）是指儿童与之相处的具有相同社会认知能力的人。同伴关系（peer relationships）是指年龄相同或相近的儿童之间的一种共同活动并相互协作的关系，或指同龄人之间或心理发展水平相当的个体间在交往过程中建立和发展起来的一种人际关系。同伴关系在儿童青少年的发展和社会适应中起着重要作用。测量同伴关系有以下两种方法。

（1）观察法：即对自然状态下儿童的同伴关系进行观察。使用观察技术确能发现大多数群体中同伴接纳性的差异，但这种方法比较费时，而且有时带有主观性，因此使用较少。

（2）社会测量技术：包括同伴提名法（peer nomination）和同伴评定法（peer rating）。这是测量同伴关系最典型的方法，两种方法各有利弊。同伴提名法是指在一个社会群体（比如一个班）中，让每个儿童根据所给定的同学名单或照片进行限定提名，让每个儿童说出他们最喜欢的和最不喜欢的同伴，如"你最喜欢（或最不喜欢）和谁一起玩（或学习）"等。根据从每个儿童那里获得的正负提名的数量多少，对儿童进行分类。该方法可以测量出同伴地位的一些重要差异。但这种测量不能给出介于"最喜欢"和"最不喜欢"中间的儿童的信息。因此，有研究者主张用同伴评定法，即要求每个儿童根据具体化的量表对同伴群体内其他所有成员进行评定，如让儿童回答有关同班内每个同学的问题："你在多大程度上喜欢和这位同学一起学习（或一起玩）？"并且给出一个"喜欢 - 不喜欢"的评定量表。此方法比较可靠和有效，而且利用此方法获得的结果与从实际同伴交往情况和同伴偏好观察获得的数据有较高的相关性。

3. **婴幼儿适应行为及社会功能评定** 适应行为又称社会生活能力，它是指人适应外界环境赖以生存的能力，也就是说个体对其周围的自然环境和社会需要的应对和适应能力。人的适应行为受个体发展和环境要求两因素影响，因此人的适应行为评定既要考虑个人独立的程度，又要满足个人和社会义务以及要求的程度。目前我国最常用于评价婴幼儿的适应行为能力的方法是婴儿～初中生社会生活能力量表。该量表是 1988 年的日本 S-M 社会生活能力检查量表的修订版，由北京医科大学左启华和张致祥等修订，并建立了我国的常模，适用年龄范围为 6 个月至 15 岁，用于评价儿童社会生活能力，协助临床智力低下的诊断。

二、常用的情绪及社会功能评定量表

（一）2~3 岁儿童行为量表（CBCL/2~3）

Achenbach 儿童行为量表（CBCL）是应用较多、内容较全面的一种行为量表。是由美国心理学家 Achenbach 编制。2~3 岁 CBCL 问卷于 20 世纪 90 年代初由西安交通大学引进并主持修订，并制订了国内常模。用于筛查幼儿的行为问题，可为衡量幼儿行为标准提供参考工具。

该量表内容分为两个部分。第一部分为一般资料，包括姓名、性别、年龄、出生日期、填表日期、父母的文化程度和职业等；第二部分包括 100 条行为问题，是该量表的重点部分。可归纳为六个行为症状因子（简称行为因子），即社交退缩、抑郁、睡眠问题、躯体诉述、攻击行为和破坏行为。每个行为因子包括若干个条目，从"无此行为、偶尔有、经常有"这三个等级按"0、1、2"予以计分。每个症状因子的各条目得分之和为这个行为因子的总粗分。社交退缩因子与抑郁因子之和构成内向性；攻击行为和破坏行为构成外向性。任何一个行为因子分或行为问题总分超过 98 百分位或任何一项 T 分超过 70，即提示行为异常，应进一步进行临床评定和检查。

（二）婴幼儿气质评定量表（Carey 儿童气质系列量表）

气质在婴儿情绪和社会性发展中具有非常重要的作用，对婴儿气质进行早期评定，并针对其不同特征，因材施教，可促进婴儿情绪和社会性行为的健康发展，防止行为问题的发生。

目前国内用于评价婴幼儿气质主要采用 Carey 儿童气质系列量表。该系列量表的原版是由 Carey 和 McDevitt 于 1996 年提供，国内张劲松于 1998—1999 年间在上海市区对适龄儿童进行了信度测试及标准化，更适合在我国使用。该量表系列共包括五套儿童气质问卷，其中小婴儿气质问卷（1~4 个月）、婴儿气质问卷 - 修订版（4~11 个月）、幼儿气质评估表（1~3 岁）适用于婴幼儿。每套问卷分为九个维度，即：活动水平、节律性、趋避性、适应性、反应强度、情绪本质（又称心境）、坚持性（又称持久性）、注意分散度（又称分心度）、反应阈。由了解情况的家长或抚养人填写。按照"从不""偶尔""很少""有时""经常""总是"6 等级记分，然后由专业人员根据 9 个维度的得分情况进行统计、记分，最后由评定者划分出气质类型，分为难养型、偏难养型、易养型、偏易养型、启动缓慢型五种类型。

（三）婴儿~初中生社会生活能力量表（S-M）

该量表是 1988 年由北京医科大学左启华和张致祥等修订的日本 S-M 社会生活能力检查量表，并建立了我国的常模，适用年龄范围为 6 个月婴儿至 14~15 岁初中学生。主要用于筛查此年龄阶段儿童的社会生活能力，协助临床智力低下的诊断。全量表共 132 个题目，涵盖了六个基本行为领域：

1. **独立生活能力（self-help，SH）** 包括进食、衣服脱换、穿着、料理大小便及个人卫生等方面。

2. **运动能力（locomotion，L）** 包括走路、上阶梯、过马路、串门、外出玩耍、遵守交通规则等方面。

3. **作业（occupation，O）** 包括抓握东西、乱画、家务及使用工具等技能方面。

4. **交往（communication，C）** 包括叫名字转头、说话、听从指令、说出姓名和所见所闻、交谈、看并理解简单文字书等方面。

5. **参加集体活动（socialization，S）** 包括做游戏、同小朋友一起玩、参加班内值日、校内外文体活动、组织旅游等方面。

6. **自我管理（self-direction，SD）** 包括总想自己独自干、理解"以后"能忍耐、自控能力、关心他人等方面。

全量表共有 7 个检查起始年龄段，针对婴幼儿包括 6 个月至 1 岁 11 个月、2 岁至 3 岁 5 个月、3 岁 6 个月至 4 岁 11 个月三个年龄段，可以根据受试儿童年龄选择相应的起始年龄段项目进行评定。

如连续 10 项通过，则认为这以前的项目均已通过，可继续向后面检查，直至连续 10 项不能通过时终止评定。评定后将通过项目数累加得该量表的粗分，再转换成标准分（标准化九级分制），根据受评定儿童的标准分判断其社会生活能力水平（从非常优秀到极重度低下共 9 个等级）。

综上，婴幼儿的情绪情感发育在儿童的生活和整个心理行为发育中占有重要地位，在儿童少年认知、行为、社会关系、个性形成与发展中都起着非常重要的作用。情绪情感发育受生物、遗传因素的影响，也受家庭、社会环境因素制约。在多方面因素的影响下，可能导致婴幼儿情绪情感的异常发育，甚至发生某些障碍性疾病。因此，应密切关注婴幼儿的情绪情感问题，针对其实际发育状况做好评估，及时发现问题并给予有效干预，促进儿童期乃至其一生的健康发展。

（武丽杰）

第八章
学龄前期与学龄期发育

　　儿童从婴幼儿期进入到学龄前期，继而进入学龄期，其体格发育更成熟，语言和心理功能发展进入新的阶段。学龄前期儿童主要表现为求知欲强，爱学习，有各种各样的兴趣，注意力相对稳定；喜欢与小朋友一起玩，假扮游戏是此期儿童主要的游戏方式；自主能力强，穿衣、吃饭都要求自己做，主动帮成人做事；有同情心，愿意帮助他人；逐渐建立道德感和美感；遇到困难努力克服，并想办法完成任务；独立性逐步得到发展。而进入学龄期的儿童，学习活动成为主导活动，社会交往面扩大，与学习、同学、教师有关的社会情感越来越占主导地位，理智感、荣誉感、责任感等都有了一定的发展，儿童的情感处于过渡期，从外露的、易激动的表现，向内向化、稳定的表现发展。

　　学龄前期和学龄期儿童受幼儿园、学校和家庭的共同影响，是儿童性格形成的关键时期，也是儿童发育成长的重要阶段。

第一节　生理与心理发育特征

一、学龄前期发育特点

　　学龄前期（preschool period）是指自3周岁至6~7岁入小学前的时期。此期体格生长发育速度已经减慢，处于稳步增长状态；而智能发育更加迅速，与同龄儿童和社会事物有了广泛的接触，知识面得以拓宽，自理能力和初步社交能力得到锻炼。

（一）生理发育特点

　　1. 呼吸、循环系统　学龄前期儿童的心肺功能比成人差，心肺体积比较大，心脏的收缩力差，平均心率90~110次/分，大强度的运动会使儿童的心脏负担加重，影响身体健康。肺的弹性较差，对空气的交换量较少，所以儿童呼吸时频率较快，许多学龄前期儿童为了方便呼吸养成用口呼吸的不良习惯，易患感冒、肺炎等疾病。因此要及时纠正，养成用鼻呼吸的习惯。

　　2. 泌尿系统　学龄前期儿童的膀胱肌肉层较薄，弹性差，贮尿功能弱，神经系统对排尿过程的调节作用差，因而此期儿童的排尿次数多，控制力差，在儿童兴奋或疲劳时特别容易遗尿。另外由于女孩的尿道口经尿道入膀胱的距离短，容易感染，所以要特别注意外阴的卫生。

　　3. 神经系统　3岁儿童的脑约重1010g，相当于成人脑重的75%，7岁儿童则达到1280g，基本接近成人脑重量，神经细胞的树突和轴突数量仍继续增加以及"修剪"。神经纤维的髓鞘化，新生儿期只有脊髓水平与脑干髓鞘化，随着生长逐渐向大脑皮层发育，2个月可达脑桥，6个月达中脑，1岁大脑皮层髓鞘化才能发育，此期神经纤维髓鞘化速度缓慢，但逐渐完成，神经兴奋的传导比婴幼儿期更加精确、迅速，由于运动和感觉区域神经元的髓鞘化一直到6岁才完成，因此学龄前期儿童仍然表现手眼协调能力较低且动作较笨拙。大脑半球的单侧化也仍在继续，左右的优势进一步加强，3岁儿童踢球或拿东西时可能左右都常用，6岁时大脑半球的单侧化优势基本定型。

学龄前期儿童睡眠时间有一定规律性，平均每日睡眠时间随年龄增加而逐渐减少，3岁时睡眠为12~13小时，5岁时睡眠为11小时，6岁时睡眠为10小时。其脑电图特点为3岁时出现α波活动，4~7岁时θ波减少，6岁时两侧枕部出现α节律并逐渐增多。清醒时，顶枕区常有慢活动插进α节律中。

关于儿童大脑皮层区成熟度的研究表明，个体大脑各区成熟的路线为枕叶—颞叶—顶叶—额叶。到学龄前期末，大脑皮层各区都接近成人水平，7岁时连发育最晚的额叶也基本成熟。这就为学龄前期智力活动的迅速发展和接受教育提供了可能。

4. 运动系统　学龄前期儿童身高每年平均增长5~7cm，体重每年增长2~2.5kg。2015年卫生部全国第五次儿童体格发育调查报告表明，我国7岁以下儿童的生长发育水平较10年前又有不同程度提高。以5~5.5岁年龄组为例，男童平均体重、身高分别为20.17kg、113.6cm；女童体平均重、身高分别为19.29kg、112.5cm。从体重、身高的增长情况看，与全国第四次儿童体格发育调查相比，城区3岁以前儿童变化不大，3岁后有不同程度增长，并且随年龄增长增幅逐渐增大，体重增长范围为0.05~1.18kg，身高增长范围为0.5~1.8cm。此期儿童的骨骼硬度较小，弹性大，可塑性强，因此一些舞蹈、体操、武术等项目的训练应从学龄前期开始。但如果儿童长期姿势不正确或受到外伤，就会引起骨骼变形或骨折。

学龄前期肌肉的发育还处于不平衡阶段，大肌肉群发育早，小肌肉群发育还不完善，而且肌肉的力量差，特别容易受损伤。此期肌肉发育的特点是：跑、跳十分熟练，但手的动作较笨拙，一些比较精细的动作还不能完成。

5. 其他系统　学龄前期儿童的皮肤娇嫩，特别容易损伤或感染，对温度的调节功能比成人差，因此当外界温度变化时，容易受凉或中暑，因此要及时增减衣服。

学龄前期儿童的体内血液含量比成人多，但血液中水的成分较多，凝血物质少，出血后血液的凝固速度慢。此期儿童正常的血红蛋白为130~140g/L，低于130g/L为贫血。儿童淋巴细胞较多，中性粒细胞较少，所以易感染各种传染病，因此要注意增强体质，提高抵抗力。

学龄前期儿童的听觉和嗅觉能力较强，但外耳道比较狭窄，3岁时外耳壁还未完全骨化和愈合，咽鼓管（又称鼻咽腔）与鼓室之间的通道比成人粗短，呈水平位，因此要注意耳鼻的卫生，防止水进入耳内，引起中耳炎。

综上所述，学龄前期儿童的身体发育还不够完善，因此关注贫困农村儿童的营养不良，预防城市儿童肥胖，促进儿童体格发育的均衡发展，全面增强儿童体质健康，应该引起全社会的广泛重视。

（二）运动和动作发育特点

学龄前期儿童的大肌肉比小肌肉发育快。肌肉的发育为运动和耐力发育奠定了基础。

3~4岁的儿童动作发育：可以到处任意活动，能跳高跳远，两脚交替上下楼梯，会单脚站立5秒钟左右。在日常生活方面，能自己洗脸洗手，在家长协助下能穿脱简单衣服。这个年龄的儿童由于脑功能及小肌肉发育日趋完善，手指功能更灵活，可以使用筷子、扣纽扣、画图形，会折纸、剪贴，会一页一页地翻书等。

4~5岁儿童动作发育：可以单脚跳跃，能抓住弹起的球，平衡功能进一步发展，能脚尖对着脚跟直线向前走，能玩翘翘板、滑滑梯等。在日常生活方面，可以很好地洗脸、刷牙、擦鼻涕，能独立穿衣服。在精细动作方面，可以很好使用筷子，可以简单画出人的几个部分，包括头、躯干、四肢等，能画三角形、正方形等。

5~6 岁的儿童动作发育：能迅速自如地奔跑，且跑得比较协调，平衡能力较好，会拍球、踢球，并能边跑边踢。能连续走半小时路程，能单脚站立 10 秒钟左右，能脚尖对着脚跟往后走。在生活能力方面，能帮助家长做一些简单的家务劳动，如扫地、擦桌子、收拾碗筷等。儿童手指的动作更加协调，会用小刀削铅笔，会投球，会画比较完整的小人，能用铅笔书写 10 以内的阿拉伯数字以及简单的汉字，手工能力有了进一步的提高。

粗大与精细运动能力的发育进程见表 8-1。

表 8-1 学前儿童粗大与精细运动能力的发育进程

年龄	移位性能力（双脚）	非移位性能力	手的操作能力
3~4 岁	单脚上楼梯；双脚跳跃；用脚尖走路	骑三轮车，手拉着大玩具四周走；准确投球，投掷时能扭转身体，仍然只会用上肢	系上并解开扣子；张开双臂接球；用剪刀剪纸；用拇指和示指、中指持笔
4~5 岁	单脚下楼梯；用脚尖站立；跑和走很好	投掷姿势成熟（躯干与上肢）	能用手抓住球；用线穿珠子；握笔熟练；用铅笔模仿画三角形
5~6 岁	交替双脚跳跃；走细直线；滑行；原地向上跳的姿势成熟	前后摇摆着踢腿 多数儿童投掷和踢球的姿势已成熟	抓住的姿势成熟；用线穿针，会缝纫

学龄前期儿童的行走动作和婴幼儿期相比，进一步提高，主要表现在掌握跑和跳的技巧，见表 8-2。

表 8-2 学前儿童粗大运动动作发育顺序

顺序	动作项目名称	月龄	顺序	动作项目名称	月龄
1	独脚站 10 秒钟	38.1	4	脚跟对脚尖地向前走	47.0
2	独脚跳	40.2	5	脚跟对脚尖地退着走	51.9
3	抓住蹦跳的球	46.3			

（三）言语发育特点

随着实践活动（游戏、学习、自我劳动）的进一步复杂化，学龄前期儿童在与成人交际范围日益扩大的情况下，言语能力也随之发展起来。此期的言语发展主要表现：①语音方面，声母、韵母的发音随着年龄的增长逐步提高，所以学龄前期是儿童学习语音的最佳、最关键时期；②词汇的数量不断增加，词汇的内容不断丰富，词类范围不断扩大，积极词汇（主动词汇）不断增加；③从语言实践中逐步掌握语法结构，语言表达能力有进一步发展；④从外部语言（有声语言）逐步向内部语言（无声语言）过渡，并有可能初步掌握书面语言。

学龄前期儿童言语的迅速发展为这个阶段的思维发展提供了基本前提，促进此期思维的不断发展。学龄前期儿童言语发展主要还是口头言语或外部言语占显著地位，这正是决定这个时期思维的具体形象性特点的因素之一。因此在了解学龄前期儿童思维、认知的发展特点之前，有必要先对学龄前期儿童言语发展的状况进行分析。

1. **词汇的发育** 学龄前期儿童的词汇发育可以从词量、词类和词义三个方面的变化来分析。

朱曼殊等采用横断法，研究学龄前期儿童词汇的发育，见表8-3。从总体上看，随着年龄的增加，名词、动词、语气词、象声词和叹词在总词汇中占的比例越来越小，而形容词、副词、代词和其他虚词在总词汇中所占的比例却有增加。

表8-3 3~6岁儿童各种词类比例变化表（%）

词类	3岁	3.5岁	4岁	5岁	6岁
名 词	26.00	22.38	22.90	22.49	22.32
动 词	29.46	27.35	26.17	25.17	24.36
语气词	8.55	7.90	7.66	7.16	6.57
副 词	7.05	8.50	8.30	9.65	11.03
代 词	13.68	14.77	15.55	14.10	12.84
形容词	4.22	5.55	5.82	4.82	3.68
象声词	0.38	0.15	0.15	0.10	0.10
助 词	3.20	2.97	2.56	3.10	3.50
助动词	2.26	2.27	2.35	2.20	1.02
叹 词	0.72	0	0.28	0.03	0.69
量 词	1.88	3.90	3.33	4.90	5.92
数 词	1.29	2.07	2.69	4.09	4.56
介 词	1.12	2.02	2.09	1.86	2.76
连 词	0.19	0.17	0.15	0.33	0.65
总 计	100	100	100	100	100

学龄前期儿童词汇的发展可以概括为以下三点：

① 词汇数量的增加：在婴幼儿期词汇发展的基础上，学龄前期儿童是词数增加较快的一个时期。6岁较3岁时词汇数量增加超过3~4倍。

② 词类范围扩大：学龄前期，掌握的实词和虚词进一步扩大，并仍以名词和动词占多数，但名词和动词在各类总词汇中所占比例，随着年龄增长而递减。这说明其他种类的词汇比例日渐增加。当然，从总体上看，数量词仍在实词中掌握得比较多，虚词在学龄前期儿童的词类中所占比例不是很大。

③ 积极词汇增长：在儿童语言发展过程中，有很多积极词汇（或称主动词汇），即能理解又能使用的词；也有一些消极词汇（或称被动词汇），即对词义不十分理解，或者虽然有些理解但不能正确使用的词。

朱曼殊等研究中提到，能积极应用的时间词汇和该年龄阶段时间词汇总和的百分比：3岁占9.9%，3.5岁占10.56%，4岁占16.17%，5岁占19.14%，6岁占37.95%。可见，学龄前期儿童的积极词汇随年龄的增加而不断增加，并使消极词汇不断转化为积极词汇。

2. 言语表达能力的发育 包括以下几方面。

（1）各类句子的变化：主要表现在简单句和复合句两者之间比例的变化上。彭祖智等追踪研究结果表明（表8-4），随着年龄的增长，简单句和复合句的比例由3.5岁时的三倍余（即76%：24%）下降到6岁时的近两倍（即63.7%：36.3%）。总体上考察，学龄前期，简单句所占比例还是比复合句高，其中，简单句所占比例随着年龄增加而逐渐下降，而复合句所占的比例随着年龄增加而逐渐上升。

表8-4 3~6岁儿童简单句和复合句的发育比例

句型	3.5岁		4岁		4.5岁		5岁		5.5岁		6岁	
	句数	%	句数	%	句数	%	句数	%	句数	%	句数	%
简单句	886	76	1251	73	1580	74	1407	71	1359	64.6	1563	63.7
复合句	280	24	465	27	548	26	563	29	746	35.4	891	36.3
总　计	1166	100	1716	100	2128	100	1970	100	2105	100	2454	100

（2）句子的字数进一步增加：采用看图讲述和观察后讲述两种手段，对我国10省市3~6岁学龄前期儿童的句子含词量进行调查，发现3~4岁以含4~6个词的句子占多数；4~5岁以含7~10个词的句子占多数；5~6岁时多数句子含有7~10个词，同时也出现了不少于11~16个词的句子。整个学龄前期儿童，在有明确目的的讲述中，含有3个词以下和16个词以上的句子均很少出现。

（3）口头表达能力的顺序性、完整性和逻辑性发育：顺序性是指学龄前期儿童按事件发生的顺序来描述。完整性是指学龄前期儿童描述事件发生的整个过程。逻辑性是指学龄前期儿童描述时的结构、层次清晰细密，有条理，有中心。上述三方面的发育都是随年龄的增长而愈趋完善。但口语表达能力三个特点的发育是有差距的，顺序性发育最好，逻辑性较差，这与其抽象逻辑思维能力的发育状况密切相关。

（4）连续性表达能力的发育：学龄前期阶段，随着日常活动的增加，以及集体生活的展开，儿童的独立性明显增强。这要求儿童能把自己看过的、听过的事情，把自己的体验和意图，连贯地告诉别人，从而促使儿童连贯性言语的逐渐发育。

儿童言语连贯性的发育是其言语能力和逻辑思维能力发育的重要环节。随着学龄前期言语的发育，连贯性叙述，即为听者设想的有头有尾的叙述就逐渐代替了情境性的叙述。一般来说，到了学龄前期后期，在正确教育条件下，连贯性言语才逐渐取得支配地位。

学龄前期语言的发育既与大脑皮层语言中枢的先天发育有关，也与后天的环境关系密切相关。家庭经济条件，学龄前期读物，电子设备等对学龄前期的语言发育均有促进作用。语言发育不成熟或发育迟缓，常会引起一些行为问题，如发脾气、社交退缩等。在语言迅速发育的时期，应重视创造良好的语言环境和表达机会，多与儿童对话，听故事、讲故事可以丰富词汇量和言语内容，给予儿童轻松的发言机会，练习表达能力，并可促进句子结构的完善、发展言语的连贯性。

（四）认知发育特点

学龄前期儿童认知觉发育具有相对具体性和不可逆性。

1. **感知觉**　学龄前期，儿童的各种感觉在迅速地完善，特别是一些复杂的感觉，如视觉、听觉和触觉，有了进一步的发展。随之，知觉方面也有较大变化，特别是空间知觉和时间知觉的发展。

空间知觉（spatial perception）是一种复杂的知觉，这首先有赖于儿童从生活经验中不断掌握各种空间表象，如由距离知觉、位置知觉、方向知觉而来的空间表象。一般发展趋势为：3岁仅能辨别上下方位，4岁开始辨别前后方位，5岁开始能以自己为中心辨别左右方位，6岁能达到完全正确地辨别上下、前后、左右六个方位的水平。

时间知觉（time perception）的一般发展趋势：3~4岁儿童已有了一些初步的时间观念。例如，"早晨"这是吃饭以前，"晚上"这是妈妈下班的时候，但对"今天"、"明天"这些带有相对意义的时间概念，还不能正确掌握。4~5岁儿童能更好地运用"早晨"、"晚上"这些词，而且也能正确辨别"昨天"、"今天"和"明天"，但对较远时间，如"前天"、"后天"等还不能掌握。6岁左右儿童不但能辨别"昨天"、"今天"和"明天",也开始能辨别"前天"和"后天"、"大后天"。但对于更小或更大的时间单位,如几小时、几分钟或几个月、几年就感到困难。

2. 思维 学龄前期儿童思维的主要特点是它的具体形象以及进行初步抽象概括的可能性。

具体形象性思维,是指儿童的思维主要是凭借事物的具体形象和表象,即凭借具体形象的联想来进行的,而不是对事物的内在本质和关系的理解,即凭借概念、判断和推理来进行的,儿童的这种具体形象思维,与儿童知识经验的贫乏相关,是与儿童第一信号系统活动占优势分不开的。

当然,整个学龄前期内,思维的特点在不断发展变化。例如,刚进入学龄前期的儿童还保留着相当大的直觉行动思维的成分,而学龄前期儿童,抽象逻辑思维则开始有了一定的发展。思维发育的特征表现:①思维的具体形象性是学龄前期儿童思维的主要特点;②思维的抽象逻辑性开始萌芽;③学龄前期儿童思维的发育,也改变着思维中言语与行动的关系。

3. 注意 是心理活动对一定对象的指向和集中。它包括无意注意和有意注意。无意注意也叫被动注意,是一种事先没有预定目的,也不需要意志努力,主要是由外界刺激引起的,是自然而然发生的注意。有意注意也叫主动注意,是一种有预定目的,必要时需要意志努力的注意。学龄前期儿童的无意注意达到了高度的发展,而有意注意还在逐步形成中。注意时间短,容易分散,注意范围小,并且经常带有情绪色彩。除形象鲜明、生动具体、活动多变的事物仍是学龄前期儿童注意的对象外,他们对很多事物都发生兴趣,都愿意亲自看看、摸摸、听听。所以,学龄前期儿童的注意力仍然以无意注意占优势,只有无意注意的对象色彩鲜明、外观生动形象时,才能引起儿童的有意注意。3~4岁儿童的主动注意时间仅为10分钟,5~6岁儿童不超过15分钟,在对学龄前儿童进行知识教育时,可应用一些新奇的、色彩鲜明的、变化的、相对强烈的刺激,这些很容易引起儿童的注意。所以,对学龄前期儿童进行早期教育,应当利用儿童无意注意占优势的特点,通过生动直观、非常有趣的方式来进行。

学龄前期儿童的有意注意逐步形成,是随着语言的发展,在成人要求和教育影响下逐渐发展起来的。3~4岁儿童有意注意还不稳定,有赖于成人有计划地提出儿童能够完成的任务,帮助儿童组织注意;5~6岁儿童开始能够独立地组织和控制自己的注意。在教育影响下,学龄前期儿童注意的品质是随着年龄增长而不断发展的,表现在注意的稳定性增强和注意范围的增长,注意的分配和注意的转移等品质也有所提高。

4. 观察力

(1)学龄前期儿童观察的发育阶段:观察的有意性可以分为四个阶段。

第一阶段(3岁):不能接受所给予的观察任务,不随意性起主要作用。

第二阶段(3~4岁):能接受观察任务,主动进行观察,但深刻性、坚持性差。

第三阶段(4~5岁):接受观察任务后,开始能坚持一段时间,进行观察。

第四阶段(6岁):接受观察任务后,能不断分解目标,能坚持较长时间,反复进行观察。

(2)学龄前期儿童观察特性:学龄前期儿童观察特性包括观察的目的性、精确性、持续性和概括性。以6岁儿童为例,很多6岁儿童能用内部言语支配调节自己的知觉活动;50%以上的6岁儿童在观察的精确性测验中能接近或达到满分。6岁儿童持续的观察时间有显著增加,其概括性也不断增长。

5. 记忆 一般情况下人们的回忆最早可以追溯到3~4岁。3岁儿童可再现几星期前的事情,4岁儿童可再现几个月前的事情。3岁前儿童的记忆带有很大的童真性,凡是儿童感兴趣的、能给人带来鲜明印象的事物容易记住。有意的记忆一般在3~4岁出现并逐渐发展起来,5岁后运用简单的记忆方法来帮助记忆,如重复、联想。学龄前儿童机械识记占主导地位,无意记忆的效果优于有意记忆的效果，并且是以无意的形象记忆为主。尽管学前儿童容易学也容易忘，但这时给孩子一些记忆训练，入学后面对大量需要记忆的东西则不会感到十分困难。例如，学习背诵一些儿歌、诗词，背诵时要注意形象化和趣味性，发挥儿童的想象。尽管儿童不能完全领会意思，但这种训练对提高记忆能力，并奠定今后的知识基础有一定的益处。儿童在积极的情绪状态下，记忆能得到良好效果，因此要重视激发儿童的学习兴趣和积极性。

学龄前期儿童容易受成人语言暗示的影响，即使从未发生的事情，在被多次问过以后，许多孩子都会说发生过。如果家长给了孩子错误的信息，儿童更容易将其融合进自己的记忆中，而且保持相当长的时间。因此，要重视给儿童正确的信息，避免误导。

6. **想象** 在人类生活中起着重要作用，人类劳动与动物本能行为的根本区别在于借助想象力产生预期结果的表象。人生活的各个领域，都离不开想象。儿童从 3~4 岁开始，就已有想象力了，如在想象性游戏中，常把玩偶当做小朋友，拿杯子给"娃娃"喝水，拿小手帕给娃娃"擦眼泪"等，都反映了儿童的想象力。但 4~6 岁的儿童，其想象力是贫乏、简单的，缺乏明确的目的，以无意想象为主，有意想象和创造想象正在逐步发展，但不占主导地位。

（1）无意想象：特点：①想象的主题多变，不能按一定目的进行下去，容易从一个主题转到另一个主题；②想象与现实分不开，不能把想象的事物跟现实的事物清楚地区分开来；③想象具有特殊的夸大性，喜欢夸大事物的某些特征或情节；④以想象为满足，想象常常并不指向于某一预定的目的，而是以想象过程本身为满足，故富有幻想的性质。

（2）再造想象（reproductive imagination）：4~6 岁儿童以创造符合于描绘的形象为基础的想象叫做再造想象。此期占主导地位，儿童常借助于画报想象动物在森林中生活、嬉戏。

（3）创造想象（creative imagination）：创造想象的前提是独立创造出来的，具有积极地、有目的地运用直观表象探索满足需要途径的形式。随着小儿的发展，大大促进了想象的创造性。5~6 岁的儿童已能对大人提出的游戏主题通过自己的想象加以充实。如大人说"开轮船"游戏，儿童能主动提出游戏的情节、角色的分配以及玩法等。

想象能活跃儿童的思维，诱发创造的情趣，有利于智力发展。因此，家长应有意识地引导儿童从无意想象进入再造想象和创造性想象，注意培养表达想象的基本技能，如通过续讲故事，补画面和听音乐，提出问题让儿童来解决等形式培养儿童的想象能力。

二、学龄期发育特点

学龄期（school age）是指自入小学始（6~7 岁）至青春期前的时期，也是小学阶段的时期。此期体格生长速度相对缓慢，除生殖系统外，各系统器官外形均已接近成人。智能发育更加成熟，可以接受系统的科学文化教育。

（一）生理发育特点

1. **呼吸系统** 肺的发育已成熟，肺脏容量逐步增大，肺泡数量已接近成人，肺活量不断增加，男孩肺活量大于女孩，经常参加体育锻炼者，其肺活量可显著增高。随着年龄增大呼吸深度增大，频率逐渐减少而肺活量增大，呼吸频率已达到 20 次 / 分。10~11 岁和 13~14 岁时摄氧量增大最明显。16~17 岁增加较缓慢，最大摄氧量与负债能力较低，女孩比男孩低。

2. **循环系统** 儿童心脏发育呈跳跃式，7 岁前和青春期发育最快。新生儿心脏容积只有 20~22ml，7 岁时增至 100~110ml，以后发育速度减慢，到青春期加速；男孩心脏比女孩略重。6~7

岁后，左心室壁逐渐增厚，弹性纤维增加，增强了心脏的收缩功能和弹性。儿童稍微做剧烈运动，心率就明显增加。因此，诸如举重、拔河、双杠等需要长时间憋气或静止性用力的活动，对儿童是不适合的，因为心率持续加速，心脏舒张期明显缩短，使心脏本身冠状循环的血流量减少，引起心肌供血不足而相对缺氧，如再长期屏气，加重心肌缺氧程度，容易造成心肌过度疲劳而影响健康。

3. 消化系统　6岁以后乳牙开始脱落换恒牙，先出第一磨牙，12岁以后出第二磨牙，17岁以后出第三磨牙（智齿），恒牙共32个，一般于20~30岁时出齐，也有终身不出第三磨牙者。

健康的牙齿结构需要健康的身体和适当的食品，包括蛋白质、钙、磷及维生素C、维生素D等营养素和甲状腺激素。食物的咀嚼有利于牙齿发育。牙齿发育异常可见于外胚层发育不良与甲状腺功能低下等疾病。

4. 神经精神　神经系统的结构发育基本成熟，脑重由6岁时的1200g增至7~8岁时的1400g左右，接近成人水平，在功能上则继续发展。大脑功能的单侧化在学龄期逐渐完成，6岁儿童的手、脚优势在很大程度上开始定型。约90%的学龄儿童与成人一样明确地使用右手，但不到一半的儿童在所有方面都表示出一致的单侧化优势。随着神经细胞体积增大，细胞之间的轴突和树突联系更加密集，出现了大量新的神经环路。大脑皮层内部结构和功能更加复杂，使学龄儿童的运动更加协调和准确，大脑皮层的抑制能力也加强，已能对自己的欲望和情感进行自我控制，分析综合能力加强，能进行复杂的联想、推理、概括、归纳等抽象思维活动。通过系统学习知识，词汇大量增加，理解力、注意力和记忆力变得更有意识。

学前儿童所有皮层传导通路的神经纤维，6岁时完成髓鞘化。这时的神经纤维具有良好的"绝缘性"，可以按一定的传导路径迅速传导神经兴奋，极大地提高了神经传导的准确性。在小学阶段，神经纤维还从不同方向越来越多地深入到皮层各层，在长度上较大地增长。

兴奋过程和抑制过程是高级神经活动的基本功能，学龄儿童的这两种功能都有进一步增强。与成人相比，学龄儿童大脑兴奋与抑制的平衡性较差，兴奋强于抑制，要求儿童过分地兴奋或抑制都会产生不良后果。过分地兴奋容易诱发疲劳，例如学习负担过重，作业量太大，儿童连续长时间地用脑，致使大脑超负荷地兴奋，长此以往，会使兴奋与抑制过程、第一与第二信号系统间的正常关系遭到破坏。同样地，过分地抑制会引发不必要的兴奋，也让儿童难以忍受。例如，要求小学低年级儿童学习既不能理解又毫无兴趣的内容，坚持不了多久，儿童必然会变得烦躁不安，乱动起来。

皮层抑制功能是大脑功能发展的重要标志之一，抑制性条件反射（抑制性制约反射）系因条件刺激的出现而致使个体反应减弱的现象，这种反射对儿童来说有很大意义。抑制性条件反射加强了儿童心理的稳定性，提高了儿童对外界环境的适应能力。学龄儿童由于神经系统结构的发展及第二信号系统的发展，特别是由于学校生活有要求（要求儿童上课坐好、安静听讲、守纪律、不乱动等），所以更快地形成各种抑制性的条件反射，而且一旦形成，就很巩固，从而使儿童能够更好地对刺激物（如学习内容）加以精确的分析，从而更好地支配自己的行为。

5. 淋巴与内分泌系统　淋巴系统在学龄中期迅速发育，于青春期前达顶峰，以后逐渐退化至成人水平。白细胞数目也明显增加，8~9岁时达到最高值。因此，儿童机体的抵抗力明显增强，疾病显著减少。

脑垂体出生时发育良好，4岁前和青春期生长最迅速，功能最活跃，从出生到青春期，腺垂体分泌的生长激素是促进人体生长发育的最重要激素，肾上腺分泌的雄激素与性发育有关。甲状腺出生时形成，14~15岁发育最快，功能也达高峰，对骨的生长发育、骨化过程、牙齿生长、面部外形、身体比例等方面都产生广泛的影响，松果体和胸腺促使身高的增长。

性激素的变化最早可发生在6~7岁的女孩或9~10岁的男孩中，女孩乳房开始发育，最早年龄是

9~10 岁，2%~3% 的女孩 10 岁以前月经初潮，15% 的女孩 12 岁前月经初潮。

6. 运动系统 体格逐渐增大，女孩 10 岁、男孩 12 岁前处于相对稳定阶段，每年平均体重增长 2kg，身高平均增长 5cm 左右。到青春期，生长再次加速。

学龄期儿童的骨骼有两个特点：一是软骨多，骨干又短又细，骨化尚未完成；二是骨的化学成分与成人不同，有机成分（主要是蛋白质）多，无机成分（钙、磷等无机盐）少，两者比例为 1∶1，而成人是 3∶7，所以骨的弹性大而硬度小，不容易骨折，但容易变形。

长骨远端（四肢和指、趾骨）又称干骺端，骨化十分活跃，特别是下肢骨骼（腿、足）的生长速度又比其他部位要快。长骨远端的骨化中心数量最能代表骨骼的生长，被称为骨龄，是衡量儿童躯体成熟的指标之一。运动能促进骨骼发育，增加骨密度和促进身高增长。

（二）动作和运动发育特点

学龄期儿童运动协调性发展最快。学龄早期，儿童肌肉更加发达，粗大运动协调性持续发展，大运动越来越熟练和灵活。例如，骑自行车更熟练，能用手和身体保持平衡。同时体能也在稳步增强。随着运动记忆能力的发展，儿童将视觉、听觉信息转化为本体运动的能力也随之增强，6~7 岁儿童已经能较好地完成复杂的动作，完成包含多个步骤或连续性的动作组合，例如跳绳、游泳、舞蹈和体操等技能。9~10 岁以后的儿童不仅在运动中掌握了更多的技能，而且更具有组织性和合作性，普遍能参加有规则的、集体的运动，并进行比赛，如跑步、跳远、跳高、游泳和球类等运动。运动对儿童的骨骼和肌肉发育、增强体质和社会相互关系等多方面均有显著的好处，恰当的大运动能增强儿童的体质，提高学习效率，而且集体运动可以增强伙伴关系。对于多数儿童，应强调运动的娱乐性和对体能的促进，而不是竞赛。在重视体育运动的国家，儿童比较热衷于参加体育活动，大运动能力的强弱对儿童的自信和伙伴关系带来较大的影响，可以促进自尊、自信以及受伙伴欢迎的程度。应重视发展学龄儿童的大运动，建议每日的运动时间不少于 1 个小时。

与学龄前期儿童相比，学龄期儿童的视觉输入、脑信息加工的本体运动通路发育更成熟，输入和传出的协调性更好，因而精细运动的反应速度更快，精确性更高。6~7 岁儿童的小肌肉群尚未很好发育，手脚并不灵活，约到 8 岁时可熟练地进行小肌肉的精细运动。小肌肉的协调发展使儿童能进行更复杂的手工操作或工艺性活动，例如书写、绘画、使用剪刀和乐器等，很多精细协调能力迅速发展。

总体而言，男孩的运动速度和强度优于女孩，女孩的运动灵活性优于男孩，运动中性别差异随年龄的增长明显。学龄期儿童的运动在速度、强度和协调性上仍未达到青少年和成人的水平，四肢大运动的协调和手眼协调性尚未达到较好的水平，因此与青少年相比，显得反应速度和运动速度较慢，动作笨拙，投掷不够准确。

（三）言语语言发育特点

学龄期儿童的言语发育不仅是词汇的持续增加，而更主要的在于能正确地使用语句和掌握复杂的语法形态。

1. 词汇量逐步增加 儿童对词汇量的掌握随年龄的增长而增多，但 5 岁以后词汇的增长速度有所下降，根据国内研究，一般 6 岁儿童的词汇数量为 3500~4000 个。6~7 岁儿童对数量词的使用更为准确。

2. 句子的使用更加完善 在句子的使用上，学龄期儿童使用更长、更复杂的句子。5~6 岁出现了"因为"、"为了"、"结果"等说明因果、转折、条件假设的连词，以及"没有……只有……"，"如果……就……"等成对连词，但使用连词的句子仅占复合句总数的 1/4 左右，关联词的使用并不十分确切。7岁以后能恰当地使用被动语态和条件语句。

对句子的理解，6岁儿童能较好地理解常见的被动语态，并开始理解基本的双重否定句，但对更复杂的双重否定的理解要到更大些年龄，开始能从简单的语句中作出推论，察觉语句中的隐含意思，但能力相对低。7~8岁时可以理解让步复合句，9~11岁时的语言推论能力和察觉隐含意思的能力有比较显著的提高。

3. 言语表达能力进一步增强 儿童入校后，在以学习为主导活动的新环境条件下，言语能力有了进一步发育。首先，在教学条件下，对儿童的口头言语提出新的要求，要求儿童的言语必须富有自觉性和连贯性。同时也给学龄期儿童的口头言语内容方面，提出更严格的要求：①要求儿童发音正确；②要求儿童掌握的口头词汇更丰富、更深刻、更精确；③要求儿童的口语表达能力更加完善。其次，儿童入校后，语言方面尤其是书面语言成为儿童专门的学习科目——语文课，要求儿童把语言作为一种专门的学习对象，要求儿童不是自发地而是自觉地掌握祖国的语言，也就是要求儿童学会读和写。读和写是语言发展的高级形式，也是人类文化延续的必要手段。儿童在读和写的教学过程中，语言的发展水平逐步达到了更高水平。再次，掌握语言不但是语文课的要求，而且是一切学习的先决条件。众所周知，掌握语言，特别是书面语言，是学习数学、常识等科目的必要手段，因此，儿童入学后，各种科目也同时向儿童提出要进一步掌握语言的要求。很多儿童之所以在学习上落后，常与语言掌握不好密切相关。

（四）认知发育特点

1. 感觉 感觉的发育包括以下几方面：①视觉的发展：儿童视敏度的发展随年龄而增长，学龄儿童视敏度的增长速度要比幼儿期缓慢，但学龄儿童视敏度的差别感觉性，要比学前儿童有显著提高，颜色视觉的发展主要表现在颜色差别感受性方面；②听觉的发展：听觉随年龄而提高，对纯音的听敏度要到13~14岁才能发生显著变化，并能接近成人，一年级就能辨别四声和相近的语音，小学中年级能辨别母语的细微语音差别；③运动觉的发展：初入学儿童在写字和精细手工动作方面尚不熟练，儿童运动觉的精巧性随年龄增长而逐渐发展，在8~14岁可以提高60%以上。

2. 知觉 知觉的发育包括以下几方面：

（1）形状知觉：初入学儿童仍然存在以熟悉的物体替代形状名称（如手绢形、窗户形）的现象，有突出物体形状特征的特点。学龄儿童的形状知觉发展仍有一定的局限性，一般局限在日常生活经验中和教科书上出现的几种几何图形。平面形状知觉先于立体形状知觉的发展。

（2）方位知觉：有关研究发现7~8岁儿童能够辨别对面人的左右，10~11岁儿童可以正确地掌握左右概念的相对关系，即将左右的方位知觉上升到概念水平。

（3）距离知觉：一般认为学龄儿童在接近的空间环境中确定对象间的距离，但对较长、较远的空间距离往往混淆不清。时间知觉发展较晚，但学龄儿童对小时等时间单位的知觉能力明显提高。

3. 思维 思维的发育包括以下几方面：

（1）概念的发展：学龄儿童在教育、教学的影响下，获得各种日益丰富的新概念，概念数量迅速增加。概念的内涵和外延不断得到改造，逐渐成为意义精确的科学概念。学龄儿童概括能力的发展是逐渐从事物的直观属性中解脱出来，儿童的概括能力处于从形象水平向抽象水平过渡的阶段，在概括中既有本质属性又有非本质属性。抽象水平的概括，在小学高年级儿童得到进一步发展。

（2）判断和推理的发展：儿童判断的发展是从简单到复杂，从反映事物的单一联系到反映事物的多方面的联系；另一方面是从直接判断向间接判断发展，从实然判断向盖然判断发展。推理能力的发展是由以直观为前提的简单直接推理向掌握间接推理的发展形式。另外在小学阶段演绎推理、归纳推理和类比推理都发展起来。判断和推理的发展是儿童逻辑思维发展的重要环节和主要标志。

（3）理解能力的发展：儿童入学之初，理解能力低，对事物理解慢，特别是对抽象材料更难以理解，往往不能清楚地理解教师的要求。待积累了一定的知识和经验，分析综合能力有了进一步的发展，儿童的理解能力就逐渐提高起来。

4. 注意 学龄期有意注意逐渐发展起来，儿童更能控制自己的注意，注意具有更高选择性和目的性。在学习的开始阶段，有意注意较大程度上还是被动的，需要老师或家长的督促，以后逐渐自觉起来。低年级儿童对于具体的、活动的事物以及操作性的工作，注意容易集中和稳定，中、高年级的儿童对一些抽象或引起思考的事物的注意更容易集中、稳定。

关于注意的时限，5~7岁儿童能集中注意的平均时间为15分钟左右，7~10岁为20分钟，10~12岁为25分钟左右，12岁以后为30分钟。注意的持久性与多种因素有关：如自身神经活动的特点、兴趣，被注意信息的强度、连续性等。当儿童有明确的要求，并积极参加紧张的操作活动，注意就能保持更长的时间。对于注意的范围，小学生平均能看2~3个客体，而成人能看4~6个客体，因此教学时不能同时让儿童注意太多的东西。学前儿童的注意分配能力很差，小学低年级儿童不能边听讲边记笔记，到高年级甚至初中才慢慢学会，注意分配可以通过训练获得。

5. 观察力 学龄期儿童观察能力的发展表现为以下四个阶段。

（1）认识个别对象阶段：只看到各个对象，或各个对象之间的一个方面。

（2）认识空间联系阶段：看到各个对象之间能直接感知的空间联系。

（3）认识因果联系阶段：可以认识对象之间不能直接感知到的因果联系。

（4）认识对象总体阶段：能从意义上完整地把握对象总体，理解图画主题。

6. 记忆 是认知活动的仓库，也是思维的材料，然而记忆水平又决定于思维的特点。在学龄期儿童的记忆中，体现出其具体运算思维的特点。

学龄期儿童记忆的发展特点：

（1）有意记忆得到迅速发展，成为儿童记忆的主要方式：学龄期的有意记忆和无意记忆都在发展，但发展速度随年龄变化而不同。小学低年级儿童，两种记忆的效果和发展速度相当，小学中年级以后，无意记忆的发展速度减缓，有意记忆的发展速度加快，致使有意记忆超过无意记忆，而且两者的差距逐渐增大。这种趋势是一般的发展规律，同时还要了解无意记忆和有意记忆的效果，也受记忆材料的难易、活动性质、活动动机等条件的影响。

（2）意义记忆在记忆活动中逐渐占重要地位：由于教学和学习任务的要求，学龄期儿童逐渐学会有系统地阅读材料、分析材料，经过思维加工进行合乎逻辑的意义记忆。随着年龄的增长，儿童识记方法的比重由机械识记向意义识记过渡，即年级越高，意义识记所占比例越大，意义识记在记忆过程中所占的地位也越来越重要。这里指的是两种记忆方法在识记中的地位，机械识记和意义识记都随年龄增长而发展，不能认为年长儿童机械记忆的效果不如年幼儿童。

（3）词的逻辑记忆迅速发展：学龄儿童随年龄、年级上升，形象记忆和词的逻辑记忆效率都在增加，但同幼儿期一样，仍然是形象记忆的效率优于抽象记忆；不过从发展速度看，抽象记忆比形象记忆要迅速。

7. 想象 想象的发育包括以下几方面：①想象的有意性迅速增长：在教学中要求儿童按照学习内容积极地想象，所以儿童想象的有意性和目的性逐渐提高，主题日益明确；②想象越来越富有现实性：低年级儿童和幼儿相似，儿童的想象常常与现实不符合又时常变换，缺乏稳定性，到中、高年级儿童逐渐使自己的想象接近现实，儿童幻想的稳定性也逐渐发展；③想象中创造成分日益增多：低年级儿童的想象仍然富有模仿性和再现性，创造成分不多。随着年龄的增长，中、高年级儿童想象中的创造成分越来越增加。由于实践活动的扩展，教学中在教师语言描述的启发下，儿童的想象日益丰富，并且能对已获得的想象做出创造性的改造，产生出新的构思。

学龄期儿童的发育进程总结如表8-5所示。

表8-5 学龄期儿童的发育进程

年龄	躯体发育	认知发展	自我、人格发展
6岁	跳绳，跳跃，熟练地骑儿童三轮车	性别认知确定；发展各种具体运算的技能（包括守衡和分级），开始掌握各种记忆策略和执行过程（元认知）	从6岁开始的整个学龄期；自我概念愈加抽象，很少与外貌联系
7岁	能学骑两轮自行车	性别认知确定；发展各种具体运算的技能（包括守衡和分级），开始掌握各种记忆策略和执行过程（元认知）	对人的描述越来越内在，注重本质特点
8岁	骑车好，用好铅笔	发展推理逻辑；具体操作技能的应用越来越好；发展重量守衡	在游戏和友谊中，性别几乎完全分开
9岁	女孩开始青春期发育	发展推理逻辑；具体操作技能的应用越来越好；发展重量守衡	友谊的发展持续整个阶段
10岁	女孩进入青春期	发展推理逻辑；具体操作技能的应用越来越好；发展重量守衡	开始发展全面的自我价值感
11~12岁	男孩开始青春期发育	发展容量守衡	友谊建立在相互信任的基础上

第二节 学龄前期和学龄期发育的影响因素及异常发育

一、学龄前期和学龄期发育的影响因素

（一）自身因素

1. 残疾与慢性躯体性疾病 这些疾病中，有些可使儿童产生不适、疼痛，有些影响限制了儿童的日常活动和社会交往，有些则使儿童恐惧和焦虑，有些则使儿童感到羞辱、孤立、窘迫、自卑和困惑，残疾与慢性躯体性疾病对儿童的身心发育有很大影响。

2. 神经系统成熟度与智能 神经系统的成熟与智能有关，对于智能发育较缓慢的儿童，如果对其期望过高，则往往会使其产生挫折感和不安全感；智力相对较高的儿童，常对幼儿园和学校产生厌倦情绪。

（二）家庭因素

1. 家庭环境对儿童个性的影响 家庭环境是影响儿童个性形成的主要因素。那些从小缺乏母爱的儿童，长大后的个性往往孤僻、任性、不合群。家长的抚养态度和教育方式在儿童个性的最初形成

中起着决定的作用。家庭氛围也对儿童的个性形成有明显的影响。和睦家庭成长的儿童大多愉快、乐观、友善，而破裂家庭成长的儿童变得孤独、悲观、恐惧、焦虑。父母如果经常对孩子发脾气或打骂讥讽，那么孩子就会形成爱发脾气、事事都反抗或胆小退缩的两极性格；父母对孩子的态度双方不一致，如对同一行为一人宽容、一人惩罚，则使孩子产生是非混淆，易形成不诚实、两面讨好的性格。父母对孩子的态度与儿童的性格存在一定关系，见表8-6。

表8-6 父母态度与儿童个性倾向的关系

父母的态度	儿童个性倾向的特征
民主	独立，合作，善于交往，机灵
过于严厉、专制	顽固，反抗，冷酷，缺乏自信或依赖，服从
溺爱	幼稚，任性，依赖，缺乏独立性，情绪不稳定
过于保护	被动，幼稚，依赖，缺乏社交能力
支配性	顺从，依赖，缺乏主动性和独立性
父母意见分歧	警惕性高，两面讨好，易说谎，投机取巧
不关心	攻击，情绪不稳定，冷酷，自立
过于干涉	幼稚，被动，神经质

2. 家庭诸因素对儿童心理行为的影响 家庭的诸因素均影响学龄前期和学龄期儿童的心理行为，如家庭的经济状况，父母的婚姻状况、健康状况，母亲妊娠时的心理压力和分娩时的情况，父母对子女的态度，父母的榜样作用，父母与子女的矛盾冲突，家庭破裂等。

（三）教育因素

1. 学前期教育因素 对于学龄前期儿童，家庭教育的影响占重要地位。家庭教育方式表现出明显而长久的影响，根据家长的关爱、期望和一致性，家庭的教育方式可分为五种类型：专断型、放纵型、权威型、忽视型和民主型。

（1）专断型：对孩子采取高度控制、命令式的教育，缺乏温暖。

（2）放纵型：对孩子没有什么限制，允许孩子做任何他们想做的事情，这样的结果是孩子任性、缺乏规矩，攻击性也可能偏高，行为比同龄儿童幼稚。

（3）权威型：对孩子既控制又有温暖的关爱，既有明确的限制又允许孩子的个人需要，这种家长对孩子的要求和控制恰当。

（4）忽视型：对孩子缺乏爱心、冷漠、不关心孩子的需要。

（5）民主性：对儿童既关心又温暖、情绪稳定、积极向上，有领导能力。

2. 学校因素 儿童进入学龄期后，要在学校中接受规范、系统的教育，因此学校的校风，教师为人师表、教书育人的教风，对学龄期儿童性格的形成存在至关重要的作用。教师态度与学生性格关系见表8-7。

表8-7 教师的态度和学生性格的关系

教师态度	学生性格
专制	情绪紧张，冷淡或带有攻击性，自觉性差
民主	情绪稳定，积极，友好，有领导能力
放任	无集体观念，无组织，无纪律，散漫放任

（四）社会因素

社会风尚也是儿童个性形成中很重要的因素，学龄前期儿童喜欢多媒体游戏和看动画片，善于模仿游戏和电视中的形象，不良的言行和道德观念很容易传播给儿童，特别是暴力形象的影响，形成长时间玩手机等电子设备和看电视的习惯，也必然减少探索性和创造性游戏的时间，因此必须正确引导儿童，适当控制儿童看电视、玩手机等电子设备的时间和内容。

学龄期儿童的攻击性程度与暴力影片关系极为密切。随着接触带有性内容书刊和影片的机会增多，我国学龄期儿童的性意识发展也明显提前，甚至出现性行为。随着电脑的普及，电脑游戏、互联网的作用也越来越大，儿童容易被电脑游戏所诱惑，因玩电脑游戏而影响学业，说谎、偷窃等违纪和犯罪的行为呈上升趋势，因此学龄期儿童在利用互联网和多媒体学习时要注意因势利导和素质教育。

二、学龄前期和学龄期儿童的异常发育

学龄前期和学龄期儿童的异常发育主要是指发育、精神与行为障碍。发育性问题包括智力障碍、孤独症谱系障碍、语言发育障碍、运动发育障碍等；行为问题包括注意缺陷多动障碍、遗尿症、幼儿攻击性行为、暴怒发作、儿童擦腿综合征，抽动障碍等；情绪问题包括儿童恐怖症、社交恐怖症、儿童分离性焦虑、儿童强迫症等。以下简要介绍注意缺陷多动障碍、儿童抽动障碍、特定学习障碍、学校恐怖症。

（一）注意缺陷多动障碍

注意缺陷多动障碍（attention deficit hyperactivity disorder，ADHD）是儿童时期最常见的神经和精神发育障碍性疾病，表现为持续存在的与年龄不相符的注意力不集中和（或）多动冲动症状。智力可以正常或接近正常，常伴有学习困难，人际关系和自我评价低下。一般6岁前起病，学龄期症状明显。注意缺陷在学龄期会较为显著，往往多动的症状在青少年期变得不明显，但是坐立不安、注意缺陷、计划性差及冲动等困难会持续存在。14岁以下儿童的患病率约为7%~9%，半数患儿4岁以下起病，男：女比例为4~6：1。1/3以上患儿伴有学习困难和心理异常。药物治疗是最有效的治疗方式，也可结合开展心理-行为指导，改善ADHD的主要症状。目前多采用脑电生物反馈（EEG bio-feedback）治疗等手段。此外，家庭不和睦、单亲家庭、教养方式不当、早期母爱剥夺等都可能影响ADHD的预后，因此，家庭教育、行为治疗及学校补救教学都是不可或缺的治疗策略。

ADHD症状多种多样，并常因年龄、所处环境和周围人对待其态度的不同而有所不同。注意缺陷多动障碍的临床表现可出现很早，如自幼即出现睡眠不安、喂养困难、易发脾气等。进入幼儿园、学前班或小学时，症状更趋明显，如喜欢激惹周围的小朋友、上课时坐立不安、注意力分散、不能听从教导和作业完成不好等。神经系统检查基本正常，IQ基本正常。具体表现：①活动过度：大多于幼儿期即已开始，进入小学后因受到各种限制，表现得更为显著；②注意集中困难：注意很易受环境的影响而分散，因而注意力集中的时间短暂；③情绪不稳：冲动任性是ADHD的突出而又常见的症状，由于缺乏克制力，常对一些不愉快刺激做出过分反应，在冲动之下伤人或破坏东西；④学习障碍：智力水平大都正常或接近正常，然而由于以上症状，仍给学习带来一定困难。部分患儿存在知觉障碍、综合分析障碍、空间定位障碍。

诊断以患儿家长和老师提供的病史、临床表现特征、体格检查（包括神经系统检查）、精神检查为主要诊断依据。注意缺陷多动障碍根据美国 DSM-5 诊断标准，可分为注意分散为主型（满足注意缺陷的标准，而不满足冲动 / 多动者）、多动 - 冲动为主型（满足冲动 / 多动标准，而不满足注意缺陷者）和混合型（同时满足注意缺陷和冲动 / 多动标准），并可分为轻度、中度和重度。

治疗原则为：促进患儿注意力提高，改善对冲动行为的控制；减少烦躁不安；改善社会交往技能；改善认知行为；改善精细和大肌肉协调运动。

（二）抽动障碍

抽动障碍（tic disorders，TD）是一种起病于儿童和青少年时期，具有明显遗传倾向的神经精神性疾病。临床主要表现为不自主的、反复的、无目的、快速的一个部位或多个部位肌肉运动性或发声性抽动，并可伴有注意力不集中、多动、强迫性动作和思维或其他行为症状。抽动障碍病程不一，可呈短暂性的或慢性的，甚至持续终生。抽动通常以眼部、面部或头部的运动抽动为首发症状，而后向颈、肩、肢体或躯干发展，常由简单症状发展为复杂症状。该病起病于儿童和青少年时期，病因尚不明确。

抽动症状的表现包括：运动抽动、发声抽动和感觉性抽动。运动抽动症状表现多种多样，简单性运动抽动常见表现为眨眼、眼球转动、努嘴、皱鼻、伸舌、点头、挺腹等，复杂性运动呈奇特多样的怪态，如冲动性触摸人或物、戳刺动作、跺脚、触电样全身耸动、踢腿等动作或反复出现一系列连续无意义的动作。发声抽动可表现为清嗓、咳嗽、吸鼻声、各种叫声等简单发声，也可表现为重复言语或无意义语音、无聊语调、秽语等复杂性发声。感觉性抽动是指在运动或发声抽动之前出现的身体局部不适感，是非局限性和无特征性的感觉，如冲动、焦虑或其他精神感觉。

根据临床特征和病程特征抽动障碍分为三种类型：①短暂性抽动障碍，又称暂时性抽动障碍，是儿童期最常见的抽动障碍类型。临床表现为突然的、重复的、刻板的一种或多种运动性抽动和（或）发声性抽动。大多数表现为简单性运动抽动，少数表现为单纯的发声性抽动。病程持续不超过一年。此类型的抽动障碍首发症状大多数为简单性运动抽动，较为局限，局限为于某一组肌肉，一般以眼、面肌抽动为多见，在数周或数月内症状波动或部位转移，可向颈部或上下肢发展，多见眨眼、挤眉、翻眼、皱额、咧嘴、张口、点头、摇头、伸脖、耸肩等动作。少数可出现简单发生性抽动，表现为清嗓子、咳嗽、类似呼噜声、吸气声、犬吠声等。抽动症状频率和严重程度不一，常表现各种症状此起彼伏。②慢性运动或发声抽动障碍，表现为简单或复杂的运动或发声抽动，但运动和发声两种症状不同时存在，一般以运动抽动为多见。慢性运动或发声抽动障碍以病程长、症状持久、刻板不变为特点。病程至少持续 1 年以上，有些病人症状甚至可持续终生。抽动症状类似短暂性抽动障碍，一般以眼、面肌抽动为多见；慢性发声抽动较少见，常表现为反复清嗓子、吸鼻子、胸或腹肌收缩发声等。③发声与多种运动联合抽动障碍，临床沿用的名称包括 Tourette 综合征（Tourette's syndrome，TS）、抽动 - 秽语综合征、多发性抽动症、多种抽动症、冲动性抽动等。临床特点是在抽动的同时伴有发音肌群的抽动，发出有意义或无意义的声音或说骂人的话。TS 病儿还常伴有模仿动作、重复言语、模仿言语、攻击、强迫、情绪障碍及注意缺陷等行为障碍或猥亵行为，可以不同程度损害认知功能和社会功能，甚至迁延致残。

诊断需要详细询问病史、体格检查、访谈和观察一般表现，辅以必要实验室检查以排除易混淆的病症。

抽动障碍的治疗应同时关注抽动及共患病对儿童功能的影响。治疗主要包括心理行为治疗、药物治疗和支持治疗。

（三）特定学习障碍

特定学习障碍（specific learning disorder，SLD）属于神经发育障碍的范畴，是发生在儿童的一组特异性学习障碍综合征，指不存在智力低下和视听觉障碍，也没有环境和教育剥夺以及原发性情绪障碍而出现的特殊学习技能获得困难，表现在倾听、阅读、书写、表达、推理、计算等方面的心理过程存在一种或一种以上的特殊性障碍。这种障碍以生物学原因为基础，导致了认知层面的异常，从而出现了学习障碍的表现特征。生物学因素包括遗传、表观遗传和环境因素的相互作用，影响大脑准确有效地觉察或加工言语或非言语信息。这类儿童不是由智力发育迟缓、中枢神经系统疾病、视觉、听觉或情绪障碍所致，智力正常，可能是中枢神经系统的某种功能障碍所致。学龄期儿童患病率在3%~8%之间，以男孩多见，男女比例约为4：1。该障碍病程稳定，没有其他精神障碍所具有的缓解和复发特点。

早期临床表现为自幼好动和哭闹，对外刺激敏感和过激反应，建立母子情感关系困难和养育困难。可能有语言发育落后、发音不清，伴有啃咬指甲、攻击或退缩和同伴交往不良等表现。学龄前期表现认知偏离，如视觉认知不良、协调运动不良、精细动作笨拙、沟通和书写困难等。学龄期的表现主要在一般认知和特殊学习技能方面表现困难，包括阅读障碍、书写障碍、数学计算障碍和不能特定的学习障碍。

诊断需详细询问发育史、发病过程及其表现特征，观察和记录儿童行为，了解其在校表现。DSM-5诊断标准为：学习和使用学业技能困难，不管是否接受过干预训练，至少连续6个月表现出以下一种症状：①错误或慢而费力地阅读字或词；②理解阅读内容的含义有困难；③拼写有困难；④书面表达有困难；⑤难以掌握数字感、数字事实或者计算；⑥数学推理方面有困难。受影响的学业技能显著低于根据个体的生理年龄所预期的水平，对学业或职业表现，或日常生活活动产生明显的阻碍作用，并经过个别施测的标准化成就测验和综合的临床评估确认。年龄大于或等于17岁的个体，学习障碍的档案记录可以代替标准化评估。学习困难开始于学龄期，但是可能直到某项任务所需要的受影响的学业技能超过了个体有限的能力时才完全表现出来。SLD的预防和治疗主要依赖于母孕期卫生保健、父母养育指导、儿童的康复教育训练和心理社会支持等。系统的、强化的、个体化的指导或使用基于实证的干预方法，可以改善或缓解某些个体的学习困难，提高学习水平。

（四）学校恐惧症

学校恐惧症（school phobia）是儿童青少年对学校特定环境异常恐惧、焦虑，出现强烈拒绝上学的行为，是社交焦虑障碍的一种特殊形式。由于心理因素造成的拒绝上学行为，其背景是由于儿童与母亲的分离焦虑而导致对学校的恐惧，与逃学有本质区别，后者往往伴有品行问题和反社会特征，而学校恐惧症则无明显反社会行为。学校恐惧症可发生于整个学龄期阶段，但好发于5~7岁和10~11岁。学校恐惧症可发生在各种智力水平的儿童，低年龄组中女生多见，高年龄组中男生多见，发病与患儿家庭经济和社会地位无关。

临床表现为厌倦上学，以各种理由、借口推诿不去学校，或虽然勉强去学校，但上课精力不能集中，出现各种身体和心理不适又很快逃离。往往伴有睡眠障碍；躯体化症状，如头痛、头晕、腹痛、呕吐、哮喘发作、自主神经功能紊乱等；精神症状，如与同龄人交往障碍、冲动毁物等行为。学校恐惧症的学生最常见的症状不是焦虑、紧张或不愉快，而是躯体症状，但这些躯体症状很难从相应的体格检查或实验室检查中及时发现。病程中后期儿童还会出现攻击行为，如通过毁物、攻击父母、自伤等达到不去学校的目的。开始获得允许留在家里情绪马上平静好转，接着出现情绪消极倦怠，逐渐变得情绪低落消沉、倦睡。后期可伴随出现某些精神症状，如幻听幻觉、心境不良和抑郁。

诊断要通过综合行为评价方式，即采用观察法和调查法，考察儿童的学校行为，通过学生自我说明和自我监控，了解学生行为出现的比率，将学生行为观察和家庭的评估策略相结合，综合做出诊断。诊断标准为：对到学校有持久恐惧、焦虑情绪和回避行为；对学校环境感到痛苦、不适、哭闹、不语或退出；儿童对其行为有自我意识，表现为过分关注；不在学校环境，与家人或熟悉人在一起表现正常；有明确的社会功能受损；上述症状和社会功能受损至少已1个月（不包括最初入学的第一个月），并排除分裂症、广泛性发育障碍、情感性精神障碍、癫痫性精神障碍、广泛性焦虑障碍等所致。

学校恐惧症如果干预及时，多数儿童尤其是低年龄组儿童都能获得治愈，重返学校。多采用的方法有支持性心理干预和家庭指导治疗，对情绪、行为等症状严重的儿童，应用必要的药物治疗。

第三节 学龄前期和学龄期发育评定

一、评定内容和方法

学龄前期和学龄期儿童认知、情感、社会适应能力等功能发育，和体格生长一样，随年龄增长而不断发展，总体呈正态分布，也会有少数偏离正常范围。儿童的智能、行为、情绪、个性等方面的发育对儿童一生影响巨大，因此学龄前期和学龄期儿童的评定更关注儿童的人格、注意力、行为等方面的发展。

1. **智能发育评定** 是学龄前期和学龄期重要的评定内容，智能发育影响儿童的学习、社会交往及社会适应等各个方面，评估分为学龄前期和学龄期智力测验，其中包括语言理解、视觉空间定向（临摹和匹配比较几何图形）、时间序第组织（复读数字，按照吩咐顺序做几件事）、记忆力评定（复读句子，按照吩咐顺序做事、看图后随即凭记忆复绘）等。

2. **运动功能评定** 内容包括肌力、肌耐力、肌张力、反射、关节活动范围、运动模式等常规性的运动功能评定，还应进行儿童感觉统合能力的评定，反映儿童的平衡协调、感觉辨别和调节能力以及姿势控制、双侧统合和基本动作能力等，儿童感觉统合能力评定分为3~6岁和6~12岁评定量表。

3. **社会适应能力评定** 学龄前期是儿童适应能力发展的重要阶段，儿童的社会适应能力是儿童心理发展的重要内容。社会适应能力包括：感知觉、动作的发育水平，即视觉、听觉、大动作（四肢使用）、双手控制能力、走和跑、身体平衡（单脚站立、脚尖站立）等；生活自理能力，即吃饭（餐具使用技巧）、喝水、大小便自理、穿脱衣服、梳洗（洗手、洗脸、洗澡）等；语言能力的发展，即发音清晰度、说的能力和理解指导语（方位词、先后次序、该做不该做等）；社会能力（与人相处交往的能力），即与他人在交往中的行为（主动交往、相处融洽、交换玩具、建立同伴关系、发展友谊）、助人、社会成熟度（掌握相关安全知识）、了解他人（了解亲人和熟悉人的基本情况）；5岁以

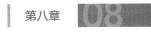

上的儿童还要进行时空定向（外出、时间概念）和劳动技能、个人取向（持久性、注意力、主动发起游戏、学习习惯和生活习惯等）等。

4. **行为、情绪和个性评定**　观察儿童在检查过程中注意力是否集中，有无冲动性行为和暴力攻击性行为，各种测试前后结果是逐渐进步还是逐渐退步，配合程度如何，对成功和失败的情绪反应如何，面对挫折如何应对等。根据儿童的具体情况，应用行为问卷、个性问卷、情绪障碍筛查表等进行相关测试。

5. **注意力评定**　儿童随着年龄增大，神经系统逐渐发育完善，注意力的水平要也相应发展。学龄前期儿童无意注意占优势，而学龄期儿童有意注意逐渐发展起来，注意力集中的时间逐渐延长。因此，儿童家长和幼儿园或学校教师对于儿童的学习时间安排，要按照儿童的发育规律进行调节。目前国内可供使用的注意力测验很少，一般适用于 6 岁以上的儿童。

二、常用评定量表

（一）智力评定量表

1. **韦氏学龄前儿童智力量表**（The Wechsler Preschool and Primary Scale of Intelligence, WPPSI）　是 1963 年由美国医学心理学家 D.Wechsler 制定，是韦氏学龄儿童智力检查修订版（WISC-R）的延伸，适用年龄为 4~6.5 岁。全表共 11 个分测验，归纳为言语测验和操作测验两个部分。言语分量表包含的测验项目有常识、问题理解、算术、两物的相似性和词汇等；操作分量表包含的测验项目有整理图片、积木、图像组合、译码和迷津等。各分测验测得的量表分可与正常儿童参考值对照比较，同时各分测验之间也可进行对照比较。总量表分为各分测验量表分相加所得值，可用于计算该儿童的离差智商，进而评价其语言发育及智能发展情况。

2. **韦氏儿童智力量表**　目前应用的是韦氏儿童智力量表（Wechsler Intelligence Scale for Children, WISC）第 4 版（WISC-Ⅳ），由 14 个分测验组成，适用于 6~16 岁。其测量结果除了提供一个全量表的总智商，可说明儿童的总体智能，还给出四个分领域分数，用以说明儿童在不同领域中的认知能力，四个指数分别为：①言语理解指数，主要用于测量学习语言的能力、概念形成、抽象思维、分析概括能力等；②知觉推理指数，主要测量人的推理能力、空间知觉、视觉组织等；③工作记忆指数，主要反映人的记忆能力、对外来信息的理解应用能力；④加工速度指数，考察对外界简单信息的理解速度、记录的速度和准确度、注意力、书写能力等。

（二）适应行为评定量表（Adaptive Behavior Scale）

3~12 岁儿童适应行为评定量表由湖南医科大学龚耀先教授等编制，于 1994 年完成全国常模。内容分为 8 个分量表，分别为感觉运动、生活自理、语言发育、个人取向、社会责任、劳动技能、经济活动和时空定向。归类为三个因子，即独立功能因子、认知功能因子和社会自制因子。该量表采用适应行为商数（ADQ）对儿童的适应行为水平进行分级，ADQ≥85 为正常，70≤ADQ≤84 为边缘状态，69≤ADQ≤55 为轻度缺损，54≤ADQ≤40 为中度缺损，39≤ADQ≤25 为重度缺损，ADQ<25 为极重度缺损。

（三）行为评定量表

1. **Achenbach 儿童行为量表（CBCL）**　是目前使用较为广泛的评定儿童行为和情绪的量表之

一，适用于 4~16 岁儿童，主要用于评定儿童的社交能力和行为问题。本量表一般作为筛查，分为家长用量表、教师用表和自填用表（智龄在 10 岁以上儿童）。本量表按儿童年龄、性别的不同分为三个年龄组（4~5 岁、6~11 岁、12~16 岁）和两个性别组。量表内容分为三部分：第一部分为一般资料；第二部分为社交能力；第三部分由 113 项行为问题组成。

2. Ruteer 儿童行为量表　由英国儿童精神病学家 Ruteer 设计，20 世纪 80 年代初引入我国。本问卷分为家长用和教师用两种，前者包括 31 个项目，后者包括 26 个项目。分析时将行为问题分为两大类：第一类为"A 行为"；第二类为"N 行为"。"A 行为"即为违纪行为或反社会行为，包括的项目有：经常破坏自己和别人的东西；经常不听管教；经常说谎；欺负其他儿童；偷东西。"N 行为"即为神经症行为，包括的项目有：腹痛、呕吐；经常烦恼，对许多事情都感到厌烦；害怕新事物和新环境；到学校就哭闹或拒绝上学；睡眠障碍。两种问卷评分均分为三级：从来没有此种行为评"0"分；有时或每周不到 1 次或症状轻微评"1"分；症状严重或经常出现或每周至少 1 次评"2"分。父母用表最高分为 62 分，教师用表最高分为 52 分。前者临界值为 13 分，后者为 9 分。总分高于或等于临界分时，该儿童被认为有问题。在此基础上，当所有 A 行为项目总分等于 N 行为项目总分时，即可认为该儿童有反社会行为；反之，是神经症行为。如果 A 行为与 N 行为总分相等，则为"M 行为"，即混合性行为。本量表项目不多，易于掌握，较适合于学龄儿童行为问题的流行病学调查使用，也可作为临床诊断儿童情绪问题和行为问题的参考。

3. Conners 儿童行为量表　此量表是筛查儿童行为问题广泛使用的量表之一，多用于 3~17 岁注意缺陷多动障碍儿童的筛查。包括父母问卷（Parent Symptom Questionnaire，PSQ）、教师问卷（Teacher Rating Scale，TRS）。父母问卷包括 48 项问题，可归纳为品行问题、学习问题、心身障碍、冲动多动、焦虑多动五个因子，概括了儿童常见的行为问题。评分方法采用 0、1、2、3 四级评分法。教师问卷包括 28 个儿童在学校中常见的行为问题，归纳为品行问题、多动、注意缺陷-冲动、多动指数四个因子。评分也采用 0、1、2、3 四级评分法。如果问卷总分大于 15 分，即被认为有注意缺陷多动障碍的可能。

（四）人格评定量表

艾森克个性问卷（Eysenck personality questionnaire，EPQ）适合用于测查 7 岁至成人的人格特征。国外 EPQ 儿童本有 97 项，成人有 101 项。我国修订版儿童和成人均为 88 项，由三个人格维度和一个效度量表组成：即神经质（N）维度：测查情绪稳定性，高分反映易焦虑、抑郁和较强的情绪反应倾向等特征；内-外向（E）维度：测查内向和外向人格特征，高分反映个性外向，具有好交往、热情、冲动等特征，低分则反映个性内向，具有好静、稳重等特征；精神质（P）维度：测查一些与精神病理有关的人格特征，高分儿童可能具有残忍、敌意、好攻击、缺乏同情心、无是非感等，常是一种问题儿童；掩饰（L）量表：测查掩饰自己朴实，遵从社会习俗、道德规范的特征，高分表明掩饰。

（五）注意力评定

1. 划消测验　有数字划消、字母划消、符号划消等不同的划消类型。在专用划消表中将指定的数字（或字母、符号）划去，记录在规定时间内的错误率及完成量，从而进行注意力评定。

2. 视、听觉连续执行任务测试（Integrated Visual and Auditory Continuous Performance Test，IVA-CPT）　是美国 Brain Train 公司编制的测试软件，其基本原理是通过反复的声音刺激和视觉刺激，观察并记录儿童对刺激的反应情况，包括反应时间、遗漏情况、持久力、重复次数等。IVA 的测试软件包括 13 分钟的声音和视觉刺激的测试系统，设计分成两个测验部分：反应控制和注意力。IVA 给出 22 个原始分值，是关于反应控制、注意力、属性和测试有效性的分值，分值高的表现出色，分值较低的可能在某一些方面存在问题。通过相应的算法得出一个评估结论，对于儿童青少年能够提供用于注意缺陷多动障碍儿童行为判断依据的客观测量数据。是目前较常用的测试儿童注意力的电脑软件。

（郭岚敏）

第九章
青春期发育

青春期（adolescence）是由儿童发展到成人的过渡时期。从体格生长突增开始，到骨骼完全愈合、身体停止生长、性发育成熟而结束。这一时期人体在形态、功能、内分泌及心理、行为等方面都发生着巨大的变化。

青春期的年龄范围和分期很难明确划分。目前国内外一般将青春期的年龄范围定为10~20岁，女孩的青春期开始和结束年龄都比男孩早2年左右。青春期可分为早、中、晚三期。青春早期的主要表现是身高生长突增，出现突增高峰，性器官和第二性征开始发育，一般约持续2年；青春中期以性器官和第二性征发育为主要特征，出现月经初潮或首次遗精，身高生长速度逐渐下降，通常持续2~3年；青春后期体格生长缓慢，但仍有所增长，直至骨骺完全融合，性器官及第二性征继续缓慢发育直至达成人水平，此期一般为2年左右。上述各期在身体发育的同时，还伴随着心理社会发育。

第一节　青春期生理与心理发育特征

一、生理发育特征

（一）青春期体格发育

1. 生长突增　进入青春期，在神经内分泌作用下，身体迅速生长，出现生长突增。生长突增（growth spurt）指儿童少年体格生长出现的突发性快速生长的现象，可用按年龄绘制的生长速度（每年生长量）曲线表示。在生长突增过程中出现的身高增高峰值及出现突增高峰的年龄男孩与女孩也不一样。突增开始的年龄女孩比男孩早2年左右。女孩约在9~11岁，男孩约在11~13岁。身高突增约持续2~3年，男孩平均每年可增长7~9cm，最多可达10~12cm；女孩平均每年可增长6~8cm，最多可达10cm。2014年中国学生体质与健康调研中汉族学生生长发育测试指标的平均值见表9-1、表9-2。

表9-1　青少年生长发育指标的平均值（男）

年龄（岁）	身高（cm）	体重（kg）	胸围（cm）	50米跑（秒）	肺活量（ml）	脉率（次/分）	收缩压（mmHg）	舒张压（mmHg）
10	142.1	37.2	68.4	9.7	1734.4	85.9	101.0	63.1
11	148.1	41.9	71.5	9.4	1969.1	85.6	103.7	64.6
12	154.5	46.6	74.1	9.0	2272.6	84.4	105.6	65.1
13	161.4	52.0	77.3	8.5	2667.5	83.2	108.8	66.7

续表

年龄（岁）	身高（cm）	体重（kg）	胸围（cm）	50米跑（秒）	肺活量（ml）	脉率（次/分）	收缩压（mmHg）	舒张压（mmHg）
14	166.5	56.2	79.9	8.2	3045.1	82.5	111.7	68.5
15	169.8	59.5	82.0	7.9	3369.0	81.0	113.4	69.7
16	171.4	61.5	83.5	7.7	3575.7	80.2	114.2	70.4
17	172.1	63.3	85.0	7.6	3726.8	79.9	116.1	71.7
18	172.0	63.5	85.3	7.7	3772.3	79.2	116.3	72.1
19	172.4	63.5	85.8	7.6	3924.6	78.1	115.7	72.4

来源：2014年中国学生体质与健康调研报告

表 9-2　青少年生长发育指标的平均值（女）

年龄（岁）	身高（cm）	体重（kg）	胸围（cm）	50米跑（秒）	肺活量（ml）	脉率（次/分）	收缩压（mmHg）	舒张压（mmHg）
10	142.6	35.5	66.6	10.2	1564.4	86.8	100.6	63.1
11	149.3	40.6	70.6	9.9	1783.0	86.4	103.1	64.8
12	153.7	44.5	73.6	9.7	1976.2	84.7	103.8	65.2
13	157.0	48.0	76.3	9.6	2132.8	83.6	105.0	66.2
14	158.7	50.4	78.3	9.6	2261.7	83.2	106.8	67.5
15	159.4	51.6	79.1	9.6	2345.0	82.3	106.3	67.2
16	159.8	52.7	80.2	9.7	2423.7	81.5	106.6	67.5
17	159.8	53.0	80.9	9.7	2450.7	81.3	107.2	68.1
18	159.4	52.6	80.6	9.8	2431.3	81.0	107.5	68.5
19	160.2	52.4	80.8	9.8	2574.0	79.6	105.9	68.1

来源：2014年中国学生体质与健康调研报告

2. **各部位发育顺序**　青春期各部位发育时间及发育速度不同。肢体生长早于躯干；脚最先加速增长，也最早停止增长，脚加速增长六个月后，小腿开始增长，然后是大腿；上肢突增稍晚于下肢，其顺序是手 - 前臂 - 上臂；最后是躯干加速生长。由此可见身体各部突增顺序为从远端到近端，这一现象被称作青春期生长的向心律。由于这一生长特点，青春期出现长臂、长腿不协调的体态；但这是暂时的，随着躯干长度及各部横径的增长，各部比例将恢复正常。因脚先期突增及先期停止生长的特点，可用于利用脚长预测身高。

3. **体型的差异**　男、女孩在进入青春期后身体各部出现一系列变化，使得男、女孩具有不同的体型：男孩较高，肩部较宽，肌肉发达结实；而女孩较矮，臀部较宽，身材丰满。造成这种现象的原因是身高、体脂及体重的性别差异。

4. **骨骼发育**　是体格发育的重要组成部分，人体许多形态指标的大小都取决于骨骼的发育状况。判断骨骼的发育程度可应用骨骼年龄（骨龄）。骨龄（skeletal age）可较时间年龄更好地反映机体的成熟程度。通过骨 X 线摄片，观察身体某一部位骨钙化的程度与标准骨龄比较，即可确定该儿童的骨龄。一般以手腕部最为理想。骨龄可应用于下列几方面：①预测成年身高；②预测月经初潮；③协助诊断某些疾病。

青春期，在儿童骨发育的基础上，已经出现的骨化中心继续发育，并出现新的骨化中心，各骨化中心相继钙化或与骨干的干骺端愈合。长骨骨干与骨骺完全愈合，女孩约 15、16 岁，男孩约 17、18 岁，椎骨体与骨骺要到 20 岁以后才能完全愈合。

（二）青春期的功能发育

伴随体格发育的同时，青春期的呼吸、循环、消化、代谢、造血、免疫、运动等各种生理功能也发生着明显的变化。一般常以循环、呼吸功能及肌肉力量反映功能发育状况。

1. 心肺功能　常用于反映心肺功能的指标有心率、血压、肺活量等。随着测定技术和仪器的发展，在实验室条件下，应用极量运动负荷下的最大耗氧量测定，可以更全面地反映心肺功能。随着年龄的增长，心率呈现负增长，青春期后逐渐接近成人水平，男性心率略低于女性。运动时，心率随运动强度增大而增加，到极量运动时的心率为最大心率。最大心率随年龄的增大而下降，通常以 220 减去年龄估计最大心率。最大心率与安静心率之差，在一定程度上反映心脏的储备能力。青春期之前，女孩血压值高于男孩，青春期来到后，男孩血压值高于女孩。肺活量随着年龄而增长，女孩的增长量低于男孩。在青春期，男孩可增长 2000~3000ml，年增长 200~500ml；女孩只增长 1000~2000ml，年增长 100~300ml。

人体在极限状态下吸收和利用氧的能力为最大有氧活动能力，说明这种能力的指标为最大吸氧量。最大吸氧量绝对值随年龄增长而逐渐增加，青春期后达最大值。随后逐渐下降。按体重计算的最大吸氧量相对值，男孩在 13 岁前呈增长趋势，以后不再增长；女孩在 13 岁前比较稳定，以后呈下降趋势。成年期，男女性均缓慢下降。

2. 肌力　反映肌力的常用指标是握力和背肌力。握力用于表示手及臂部肌肉的力量，青春期时，男孩可增长 25~30kg，年增长 4~10kg；女孩增长 15~20kg，年增长 2~5kg。男孩握力值始终高于女孩，随年龄增长性别差异增大。背肌力具有相同趋势。

3. 运动能力　人体在活动中所表现出的力量、速度、灵敏及柔韧性，统称为运动能力。青春期运动能力的发育有明显的阶段性和性别差异。男孩的快速增长发生在 7~15 岁，15~20 岁增长趋缓，20~25 岁为一生中最高峰；女孩的快速增长期为 7~12 岁，但在 13~16 岁阶段部分女孩可停滞或下降，16~20 岁间又可出现缓慢增长。在青春期，男孩各项运动指标均高于女孩，并随着年龄的增长而差距增大，形成性别间运动能力的差别。但女孩在柔韧性、协调性及平衡能力方面往往比男孩更具有发展潜力。各项运动能力的发育顺序大致为：速度、耐力、腰腹肌力先发育，其后是下肢爆发力，较晚的是臂肌静止耐力。

（三）青春期的性发育

1. 青春期的内分泌变化　现已公认下丘脑 - 垂体 - 性腺轴的迅速发育以及其功能的充分发挥是青春期神经内分泌变化的核心。

与性发育相关的内分泌变化开始于青春期生理特征出现之前，在下丘脑 - 垂体 - 性腺轴发育成熟前约 2 年，肾上腺皮质分泌的性激素开始增多。这些激素主要是去氢表雄酮、雄烷二酮和雌酮。很可能是由于中枢神经系统与性腺之间负反馈调节的敏感性下降，下丘脑分泌的促性腺激素释放激素逐渐增加，同时垂体的分泌细胞也对性腺激素释放激素敏感性增加，产生黄体生成素和促卵泡激素的功能也随之加强。在青春早期这种分泌增加现象仅发生在夜间睡眠时，到了青春中期白天清醒状态下也出现下丘脑及垂体的促性腺激素释放激素、黄体生成素和促卵泡激素分泌增加现象。已有研究发现，无性腺的患者青春期同样出现睡眠时黄体生成素分泌增加，提示上述过程是由于中枢神经系统及下丘脑的不断发育成熟所致，而不是继发于性腺的变化。

继发于垂体激素的分泌增加，血清中睾酮（男）和雌二醇（女）水平在整个青春期成熟过程中呈进行性增加。生长激素分泌增加发生于青春中期。到了青春中晚期，影响黄体生成素和雌激素分泌的一个正反馈调节系统被建立，并由此导致雌激素诱发的黄体生成素周期性高潮分泌及排卵现象的出现。

2. 男性性生理发育

（1）生殖器官发育：男性生殖器官分内外两部分。前者包括睾丸、输精管和前列腺等附属腺，后者包括阴囊和阴茎。男孩青春期性发育个体差异很大，但各指征出现顺序大致相似。睾丸最先发育；一年后阴茎开始发育，与此同时身高出现突增。青春期前睾丸很小，单侧容积仅 1~2ml，仅稍大于婴儿期。睾丸开始增大的平均年龄为 11.5 岁，只比女性乳房开始发育年龄晚 0.5~1 岁；其后体积迅速增大，15 岁时平均容积 13.5ml；18~20 岁时达 15~25ml。阴茎开始增大的年龄约比睾丸迟 0.5~1 年，平均 12.5 岁开始突增，2~3 年内即从青春期前的 5cm 左右增至青春后期的 12~13cm。

（2）性功能发育：随睾丸生长，生殖功能开始成熟。首次遗精是男性青春期生殖功能开始成熟的重要标志之一，一般发生在 12~18 岁，最早 12.1 岁，最晚 17.3 岁，约比女性平均初潮年龄晚 2 年。多数发生在夏季，初期精液主要是前列腺液，有活力的成熟精子不多；18 岁左右，随着睾丸、附睾等发育成熟，精液成分逐步与成人接近。首次遗精发生后，身高生长速度逐步减慢，而睾丸、附睾、阴茎等迅速发育，接近成人水平。具体发育情况见表 9-3。

表 9-3　Tanner 男孩生殖器发育分期

分期	发育表现
G1	青春期前，睾丸、阴囊、阴茎仍是儿童早期的大小和比例
G2	阴囊和睾丸增大，阴囊皮肤变红，纹理改变，阴茎无变化或变化很小
G3	主要是阴茎长度增大，睾丸和阴囊进一步增大
G4	随着阴茎头增粗、发育，阴茎进一步增大，睾丸和阴囊继续增大，阴囊皮肤颜色加深
G5	生殖器大小和形状已达成人水平

（3）第二性征发育：主要表现为阴毛、腋毛、胡须等毛发改变（表 9-4）；变声、喉结出现等。阴毛一般 11~12 岁左右出现，1~2 年后出现腋毛，再一年左右胡须萌出；额部发际后移，脸型轮廓从童年型向成年型演变。随着雄激素水平增高，喉结增大，声带变厚、变长，一般 13 岁后变声。大多数男孩 18 岁前完成所有第二性征发育。

3. 女性性生理发育

（1）性器官形态发育：女性生殖器官分内外两部分。内生殖器包括阴道、子宫、输卵管和卵巢；外生殖器包括阴阜、大小阴唇、阴蒂、前庭和会阴。进入青春期后，在促卵泡激素、黄体生成素和性激素作用下，内外生殖器迅速发育。卵巢从 8~10 岁起发育加速，呈直线上升；重量从 6~10 岁时的 1.9g 增至 11~15 岁时的 4.0g 左右，18~20 岁时达 8.3g。初潮来临时卵巢仍未发育成熟，重量仅为成人 30% 左右。随卵巢发育增大，功能逐渐完善，开始排出卵子；排卵后卵巢表面从光滑变得凹凸不平。子宫重量、长度明显增加，宫体长度的增加比宫颈更明显。外生殖器也出现明显的变化：阴阜因脂肪堆积而隆起；小阴唇变大，色素沉着，大阴唇变厚；可见大量阴道分泌物，由碱性变为酸性。

（2）性功能发育：最重要的标志是月经初潮。从初潮至更年期，子宫内膜受性激素影响，子宫内膜呈周期性改变，出现月经。与此同时，输卵管的口径增大，管腔黏膜上皮出现皱襞，并逐渐纤维化。月经初潮并不代表女性生殖系统已发育成熟。初潮多发生在夏天，发生年龄波动在 11~18 岁。初潮年龄的早晚与遗传、经济水平及营养状况有关。已来潮的女孩，其身体形态、功能水平及第二性征发育都明显超过同龄未来潮女孩。绝大多数女孩的初潮出现在身高突增高峰一年左右；来潮后身高生长开始减速，总增长额平均 5~7cm。

（3）第二性征发育：主要是乳房、阴毛和腋毛的发育（表 9-4）。乳房发育是女孩进入青春期的第一信号，平均开始于 11 岁（8~13 岁）。从乳房发育Ⅱ度到Ⅴ度历时约 4 年。乳房开始发育后 0.5~1 年出现阴毛，再一年后出现腋毛。身高突增的开始几乎与乳房发育同时，而突增高峰年龄一般出现在其后一年左右。具体发育情况见表 9-5。

表9-4　Tanner男（女）孩阴毛、腋毛发育分期

分期	阴毛发育分期表现	腋毛发育分期表现
Ⅰ	无阴毛	无腋毛
Ⅱ	男阴茎根部、女大阴唇，出现淡色绒毛性细毛	腋窝外侧出现软、短而稀疏的细毛
Ⅲ	阴毛增粗，色增深，开始卷屈，范围向耻骨联合扩展	腋窝外侧毛较密，色较深，开始卷曲，向中心部扩展
Ⅳ	似成人，但范围较小，毛稀疏	似成人，但范围较小，毛稀疏
Ⅴ	阴毛呈倒三角形或菱形分布，毛浓密，达到成人水平	毛密而长，分布在腋窝中心及后部

表9-5　Tanner女孩乳房发育分期

分期	发育分期
Ⅰ	发育前期，仅有乳头突出
Ⅱ	乳腺萌出期，乳头隆起，乳房和乳晕呈单个小丘状隆起，伴乳晕增大
Ⅲ	乳房、乳晕进一步增大，二者仍在同一丘状水平面上，乳晕色素增深
Ⅳ	乳头和乳晕突出于乳房丘面上，形成第二个小丘
Ⅴ	成熟期，乳房更大，但乳晕与乳房又在同一丘面上，乳头突出于其上

二、心理发育特征

（一）青春期的认知发育

青春期认知能力飞速发展，既有量变又有质的突破。量变主要体现为感知觉、记忆、注意等认知能力的改善和提高，能更有效地完成学习任务；质变表现为抽象思维、推理能力快速发展，能运用抽象、形式逻辑的归纳或演绎方式去思考、解决问题，发现事件的多样性，以系统的方法提出假设并试验各种可能的解决办法。按皮亚杰关于个体认知能力发育的阶段理论，12~15 岁时已到达"形式运算"阶段，是认知发育的最高水平。然而许多心理学家发现，个体的思维发育 15 岁左右并没有停止，还在进一步发育，逐步达到认知的成熟水平——辩证运算。此时，思维变成一种无矛盾的形式，能意识到矛盾的相对性，从而在辩证的整体中整合矛盾。青少年的认知发育有以下几个特点。

1. 抽象思维占主导地位　能运用抽象思维来突破心理运算的界限，不再受具体事物限制，思维范围扩大，能分析抽象的政治、哲学现象，理解各种抽象的概念，如自由、正义和博爱等，由此获得

更多的增长新知识机会。能摆脱现实和知觉局限性，从而带着较少的限制、束缚进入虚拟世界。解决问题时，不再直接抓结果，而是通过逻辑推理来提出一连串的假定和新设想，并利用逻辑分析或实验证明的方法展开验证，最后确定事实。

2. 逻辑推理能力加强　归纳和演绎是逻辑推理的主要形式，推理能力的加强意味着超越具体内容，把同样的逻辑过程运用于对相近问题的处理和解决，从而具备解决更多相关问题的能力。青少年的归纳、演绎、推理能力的发展不平衡，归纳能力一般高于后两者。

3. 思维中残留自我中心特征　青少年总是认为自己备受瞩目、自己是独一无二的；总是过分夸大自己的智慧和能力、自己的情绪体验。这些想法会促使青少年去冒险，如尝试吸烟、酗酒、吸毒及违法行为。而且，这种"个人神话"和理想主义所虚构的主观世界与客观现实的矛盾，常触发青少年与家庭和社会的冲突。只有当他们的自我意识发育成熟，能正确评价自我，才能摆脱自我中心思维的局限性，发展辩证思维的能力。

（二）青春期的自我意识发育

伴随着抽象思维能力的提高、生理的巨变以及日益广泛的社会接触，青少年进行自我探索的意识不断增强。"我是一个怎样的人？"、"如果我死了，会发生什么事"、"别人喜欢我吗？"、"我该怎样做才对？"等，这些问题常困扰着他们，随着探索和认识的深入，自我意识迅速发展。青春期自我意识的发育有以下特征：

1. 成人感和独立意向发展　由于抽象思维的发展，青少年超越现实的想象，为自己构建起一个完美的世界，因而他们无法忍受现实生活中的缺点和错误，变得好批评和吹毛求疵。这种理想化思想与成人构成了"代沟"，易导致与家长、教师的矛盾冲突。随着成人感的产生，青少年希望别人把他当成人看待，得到别人尊重，并享受与成人同样的权利。若此时父母仍把他们当小孩看待，会引发不满情绪，认为这是对自己的束缚和监视。青少年的独立愿望日益高涨，有时故意反抗、疏远父母。

2. 自我的分化　自我有两种，一种是指作为行动者、观察者的"主观自我"；另一种是被观察或作为自我认识对象的"客观自我"。随着青少年自我探索的深入，两种自我由最初的混沌状态逐渐分化。主观自我里包含着理想化的自我，它可以是现实的，也可以是一种幻想。自我的分化使青少年更深刻的认识自己，并试图按自己的愿望来塑造、统一自己。

3. 自我意识逐步成熟　随着身心的急剧变化，青少年的自我意识变得强烈而敏感。这使他们过分关注自己的仪表和行为举止，竭力避免各种形式的尴尬，极不耐受来自家长、老师的批评和指责。随着自我探索的深入，他们关注的焦点逐渐转向自己的内心世界和个性成长，对自我的认识由表及里日益深化。自我意识的成熟还表现为自我评价（对自己能力和行为的客观评价，是自我调节的重要机制）能力的提高。最初，他们对自己的评价易出现两个极端：过低或过高估价自我的倾向；并十分反感别人的批评。此时一方面提高了自我评价的客观性，同时也学会了不完全排斥他人意见，能更认真、辩证地倾听这些意见。自我评价从片面性向全面性发展，不仅注重外表，更能独立评价自己的内心品质、行为动机及效果。评价的稳定性也不断加强，不会因偶然的成功而洋洋自得，也不会因偶尔的失败而全盘否定自己，从而逐步实现了主客观的辩证统一。

4. 自我同一性状态的发育　自我同一性（self identification）是个体对自己的本质、信仰、发展趋向的一种满意的、一致的意识，即关于"我是谁"的认识，虽然同一性的形成贯穿终身，但青春期因生理和心理的巨变，加之面临众多的社会义务和对未来的生活选择，易出现同一性危机。人生每个阶段都会面临因自身需要和所处的社会环境间的矛盾冲突所导致的危机。人格的发育过程就是危机的不断解决、不断转化的过程。顺利解决矛盾，就能形成积极品质，有助于增强自我、适应环境；否则将形成消极品质，削弱自我、阻碍对环境的适应。

因年龄、能力、经历、背景等因素，青少年可能处于以下四种不同类型的同一性状态：①同一性混乱（角色混乱）：迷失人生目标，所作所为与自己的应有角色不符，难以承担自己的社会责任；②同一性暂停或延缓：已对自我同一性问题进行过探索，但未得到满意的解答，故暂时用回避的方式来继续探索，试图再经过一段时间的探索和试验来认识自己；③同一性提前闭合：对自己的评价大多建立在别人认可的基础上，对自我的思考肤浅、刻板，过早地将自我意象固定化，从而阻碍了自我发展的其他可能性；④同一性成就：个体已完成对价值观和各种生活的选择及自我评价，并对自己的选择感到满意。虽然某些生活事件（如失学、失业、失恋）可能打破同一性，使其再次面临危机，但毕竟曾完成过同一性，故经历一段困难、挫折后，可再回到原来的成就状态。自我同一性还有一种极端情形，即"自我同一性过剩"，即艾里克森所称的"狂热主义"，指过分卷入特定的团体或角色，绝对排他，坚信自己选择的方式是唯一的方式。这些人将自己的信念和生活方式强加于人，而不考虑他人的感受。该"过剩"状态导致自我中心、个人崇拜、狂热主义等不良社会态度产生。

（三）青春期心理发展育的矛盾性

进入青春期以后，因生理发育迅速，而心理发育相对缓慢，使青少年身心发展处于非平衡状态。渴望进入成人世界的追求，使青少年对事对人的态度、人生观、价值观、情绪和情感的表达方式、行为的内容和方向都发生了明显的变化。但由于青少年知识积累及社会经验相对不足、思维还较片面和欠深刻；在人格特征上还残存着自我中心、情绪和行为控制能力差、冲动偏激、感情脆弱、意志力薄弱等特点，使青少年的心理活动往往处在矛盾冲突之中。

1. **独立自主性与被动依赖性的矛盾** 随着自我意识的觉醒，青少年产生强烈的独立意识，他们不愿顺从，遇事喜欢自己做主，不愿受到限制和约束，不愿听取成人的意见，常处于和成人相抵触的情绪状态中。然而，他们的内心并没有完全摆脱对父母的依赖，因解决问题和承受压力的能力均不充分，他们需要成年人的帮助和指导，面对挫折和压力时，他们渴望得到精神上的理解、支持和保护。这种独立自主的要求和现实上的被动依赖在心理上产生强烈的困扰，能否正确处理这种矛盾，对于青少年的自尊心、自信心都会有着重大的影响。

2. **思维的独立性、批判性、创造性与看问题的片面、主观、偏激的矛盾** 青少年的思维虽然已经以抽象逻辑思维为主要形式，但水平还比较低，还处于从经验型向理论型的过渡时期。虽然喜欢独立思考，喜欢争论，不墨守成规，但由于缺乏社会经验，知识储备不足，思考问题往往表现为单纯幼稚，因而导致分析问题、处理问题仍带有很大的片面性和表面性，缺乏辨别是非的能力，易受不正确、不健康思想观念的影响。

3. **闭锁性与社交欲望强烈的矛盾** 随着独立性和自尊心的发展，青少年内在的心理活动变得丰富了，但却越来越不愿坦露自己的内心世界，加之对成人的抵触和不信任情绪，增加了这种闭锁性的程度。同时，他们因此感到非常孤独和寂寞，希望有人关心理解他们，渴望有推心置腹的知心朋友，对社会交往的需求极其强烈。这种闭锁心理与强烈交往需要的矛盾，解决得好，就会形成正向积极的情感体验，导致成功感和自尊心的增强，有助于形成和发展积极的个性品质。相反，则会影响个性的健康发展。

4. **性发育成熟与性心理幼稚的矛盾** 性发育逐渐成熟，使青少年的性意识迅速觉醒。对异性从最初的好奇，转变为一种朦胧的眷恋、向往和神秘感，但他们又无法公开表现对性的这种渴望和兴趣。此时，男女双方虽表面上互相回避和疏远，实际却在敏锐注意着对方的举止言行和身体变化；

虽在异性面前拘谨、羞涩，却常用爱美、出风头、冒险行为甚至恶作剧来招引异性的注意。他们开始特别喜欢在学习、工作的余暇时间，用美术、摄影、音乐、舞蹈、观看电影、文艺作品等兴趣活动来陶冶自己的情操。此时，也常出现"纸条式恋爱"和"狂热初恋"，带有鲜明的好奇、模仿成分，但他们认为自己对爱情是认真、严肃的，而他们对真正的爱情及其包含的社会责任和义务却知之甚少。他们对自己的性生理现象还没有充分的了解，对初潮或遗精等现象带来的问题以及对性的兴趣、好奇与欲望不知如何处理。若得不到正确的指导，会产生许多无以名状的困惑、烦恼、孤独和苦闷。

5. **勇敢、好强与怯懦、自卑的矛盾**　青少年能表现很强的勇敢精神，因他们思想上很少受到条条框框的限制和束缚，较少顾虑。但因缺乏经验，他们在公众场合常表现得羞羞答答，不够坦然和从容。青少年因不能准确地评价自己，自信程度把握不佳，会因偶然的成功而沾沾自喜，又会因偶然的失败陷入极度的自卑情绪。

第二节　青春期发育的影响因素及异常发育

一、青春期发育的影响因素

（一）遗传因素

遗传因素决定生长发育的可能性，即决定生长发育的潜力。在生长发育中遗传基因决定着各种遗传性状，因而在不同的民族间及家庭间，有着不同的体格差异。但遗传需要在一定的环境条件下才能发挥作用，各社会经济阶层之间的差异越小，遗传的表现越明显。

1. **家族因素**　在良好环境下成长时，儿童成年后的身高在很大程度上依赖于遗传。一般而言，父母身材高的，其子女身材也高；父母身材矮的子女身材也矮，遗传度为 0.75。另外，遗传因素对子女的神经反应类型也有影响。

2. **种族因素**　从体型、躯干和四肢比例以及牙齿发育、骨骼发育和性发育来看，受种族遗传的影响更大，受环境影响则较小。

3. **遗传性疾病**　很多先天性遗传疾病都会影响生长发育。如 21- 三体综合征、一些单基因性或多基因性遗传病等，通常都伴随全身性疾病，导致生长发育障碍、性发育延迟、身材矮小。

（二）后天获得性疾病因素

1. **感染性疾病**　细菌、病毒、寄生虫等感染所导致的疾病可以影响生长发育，但程度不同，取决于疾病的性质、严重程度、所累及的组织、器官和系统功能以及病程的长短、有无后遗症等。如蛔虫、钩虫、血吸虫等寄生虫感染，可导致营养不良性生长发育迟缓，其中血吸虫感染对体格发育（尤其是在青春突增期）有严重的不良影响。

2. **慢性疾病**　如儿童糖尿病、肾炎、风湿病、结核病等，危害不仅来自疾病本身，还对机体的内环境造成不利影响，持续时间越长，对生长发育的不利影响越大。

（三）环境污染因素

都市化、工业化造成的环境污染不仅影响青少年的健康，引发各种疾病，而且明显阻碍其正常的发育进程。环境污染包括以下三类：

（1）化学性污染：在所有的环境污染因素中，化学性污染的危害最直接、最严重。如重金属污染、有机磷农药污染、有机溶剂污染等，均会导致多器官系统的损害，阻碍身心发育。

（2）物理性污染：包括噪声、放射性辐射、电磁辐射、光辐射等。噪声可干扰学习和生活，损伤听觉功能，重者引发噪声性耳聋。噪声还可造成视觉功能不良，引发神经衰弱、消化道疾病等。电磁辐射中的射频辐射可影响神经系统、视力和生殖系统的发育，引起神经衰弱，严重者（长时间上网）引起暴盲症。

（3）生物性污染：拥挤的生存环境、公共场所、使用中央空调等会导致病原微生物的聚集和传播。

（四）营养因素

营养是生长发育最主要的物质基础。尤其是足够的热量和优质的蛋白质、各种维生素、矿物质以及微量元素等，更为生长发育迅速、新陈代谢旺盛的青少年所必需。营养素的缺乏，各种营养素的摄入不均衡，膳食结构不合理等，都不但会引起生长发育迟缓，而且会导致急、慢性营养不良和各种营养素缺乏症。

营养对智力活动的影响是当前研究的热点。例如，学习智力活动的效率高低取决于大脑细胞能否获得稳定的血糖供应所产生的能量；脑神经元和神经胶质细胞的成熟和代谢有赖于必需氨基酸，其中谷氨酸可纠正脑细胞中生化缺陷；酪氨酸直接参与脑细胞的神经环路构成；色氨酸是 5- 羟色胺的前体，能促使注意力集中、改善记忆功能。糖、蛋白质、脂肪、胆固醇等组成各种脑磷脂、髓鞘磷脂、糖脂、糖蛋白、脂蛋白等，有的参加脑细胞的核代谢，有的组成神经髓鞘，有的参与记忆过程中新蛋白分子的合成等。包括各种矿物质和维生素，尤其 B 族维生素，都参与了神经系统的生物氧化和功能维持，均为促进智力发育所必需的神经营养物质。

（五）体育锻炼因素

对处于生长发育期的青少年来说，体育锻炼可以全面加强各器官、系统的功能，改善大脑的控制能力和指挥能力，促进生长发育。体育锻炼可直接影响青春期正常发育。研究发现，处于青春期生长突增的少年，生长激素水平比青春期前约高出近 3 倍。10~12 岁运动组男孩血睾酮水平比对照组约高 3 倍，锻炼一年后睾酮水平约为锻炼前的 2 倍，说明耐力训练可显著增加少年运动员的性激素分泌。同样，少年体校女生因为体成分的分布较合理，月经初潮年龄较普通女中学生要晚，锻炼的年限愈长愈明显。

（六）季节因素

季节对生长发育有明显影响。一年内以春季身高增长最快；3~5 月的身高增长值等于 9~11 月增长值的 2~2.5 倍。体重与身高相反，9~11 月增加最快，季节差异比身高更明显。月经初潮同样受季节影响，我国女孩的初潮高峰普遍发生在 2~3 月和 7~8 月。气候对生长发育有影响，但是这种影响是长期的，不是短期的即刻效应。而且，气候不同的地区往往在食物种类、热量摄入、生活习惯和社会经济状况等方面都有很大不同。

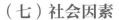

（七）社会因素

社会因素通常指社会经济状况、生活学习环境、文化教育、卫生保健、家庭结构和家庭生活质量、父母职业和受教育程度、亲子感情联结、个人与社会成员的交往等。这些因素相互交织，错综复杂，对生长发育产生多层次、多方面的综合影响，不仅影响儿童少年的体格发育，同时也影响心理、智力、情绪和行为的发展。社会因素的影响效应比较复杂，可以是正向的，也可以是负向的，或正负向作用都存在。一个国家、地区的社会经济状况显著改善，儿童少年的生长发育水平会逐步提高；反之，可出现群体生长发育水平的停滞或下降。在发展中国家，城乡差异是社会经济状况对生长发育影响的集中体现。

社会环境因素对青少年心理发育的影响主要表现在以下方面：

1. **家庭环境**　对青少年心理发展的影响极为重要，主要表现在以下方面：

（1）家庭支持：随着自我意识和独立性的增强，青少年在情绪情感上需要逐渐地独立于父母，表现更强的自主性与责任感。在这期间，他们与父母的冲突增加，各种消极情绪体验也较儿童期显著增多。此时，父母的关爱、理解、赞许和信任会促进积极自我概念的发展，表现高水平的自尊、社会能力强、学业成功、有责任感、易建立同伴友谊。所以，支持性的家庭气氛有助于缓冲消极情绪对个体的影响，促进积极情绪和情绪调节能力的发展，提高自信并学会更多解决冲突的应对策略。而家庭结构的不健全、家庭成员关系不和睦、缺乏温馨的家庭气氛，都易造成亲子感情淡漠，导致紧张、焦虑、冷漠、敌意、社会适应不良甚至反社会行为。

（2）亲子关系：在青少年试图探索一个更为宽广而复杂的社会世界时，他的父母是重要的依恋对象和资源，也是最有力的支持系统。与父母的亲密关系为有效的同伴交往提供了必要的支持，继而又为更为广泛而复杂的其他同伴关系打下了基础。研究证实与非安全依恋型的个体相比，安全依恋型的个体对同伴很少有敌意，不易焦虑，很少有无助感，社会能力更强，已学会用积极、灵活的行为策略应对各种情况，而不是逃避。但那些过分依恋父母的子女则很难建立起成熟的社会关系，也难以建立职业的认同，甚至无法建立独立的、积极的自我认同。过度依恋走向相反的极端就是离开父母。

（3）父母的教养模式：独裁型的父母为子女做所有的决定。这种教养模式既会导致青少年子女的反叛，也可能导致子女的依赖。在这种环境下长大的子女常会对父母产生敌意并往往伴有情绪障碍和情绪问题。父母若用惩罚的手段实施对子女的控制，则子女会不自觉地模仿父母的行为，从而引发更多的家里或家外的暴力。纵容型家庭的子女既得不到父母的指导，也没有具体的限制，会感到不安全、迷茫和困惑。这种家庭的子女若是在溺爱中长大，他们会难以面对挫折，不想承担责任，不会关心他人，自私自利，与不迁就他们的人发生冲突。若他们把父母的管教松懈理解为对他们不感兴趣或拒绝，他们会对父母产生怨恨。权威型家庭的父母常用交谈的方式管教子女，常会鼓励他们自己做决定、逐渐脱离家庭、承担起个人的责任，这种家庭气氛充满了尊重、赞赏、温情和接受，对青春期子女产生的影响是最积极的。若父母对子女的管教方式反复无常，子女因缺乏清晰明确的指导，会感到迷惑和不安全，易出现对父母的反叛、反社会和犯罪行为。顽固型的父母拒绝改变固有观念和行为反应，固执地坚持他们认定正确的方式，与子女永远不会互相理解，对子女吹毛求疵，满腹怨言，其结果是破坏了青少年的自尊，造成子女难以承受的压力和紧张，在这种家庭长大的子女也易出现情绪问题。

2. **伙伴关系**　青春期建立积极的伙伴关系会促进青少年的心理健康和社会能力的发展。随着自我意识的迅速增长、性意识的日趋成熟，青少年逐渐由父母转向同伴去获取新的情感满足。这是出于自主的需要、情感交流的需要、摆脱父母的需要。因为同伴之间是平等的，他们能够提供一种特殊的亲近感和情绪支持，同伴友谊以及积极的同伴关注作用，给予个体所需社会性支持和情绪支持，并间接为个体提供了一种形成高度自尊感的可能。同时，同伴之间的交往、自我表白、相互帮助也促进了青少年社会能力的发展。

同时，青春期同伴关系也可能产生消极的影响。青春期是相对脆弱的时期，由同伴关系而产生的压力对青少年的影响很大。被同伴欺负会导致不良自我概念的发展，甚至出现情绪和行为障碍。被同伴忽视或遭到拒绝可能使青少年产生孤独感和敌意，也会导致情绪和行为问题。为赢得友谊或赞许，青少年会屈从于同伴或同伴群体的压力而产生不良行为，如吸烟、酗酒、逃学、偷窃等。青春期同伴文化氛围所产生的不良影响也可能导致父母失去对孩子价值观的引导和控制。

3. 学校环境 学校是促进青少年身心健康最有潜力的场所。因为学校是与青少年关系最紧密的社会环境之一。教师的信仰和行为直接影响学生期望的建立与对社会文化标准的理解。师生关系和校园环境也极大地影响着青少年的身心健康。营造融洽的师生关系和友善平等的同学关系、有效抵制不良风气和不良行为的氛围及严格的监控管理措施、能激发学生求知欲望又相对轻松的教学模式、经常组织活跃健康的校园活动等，无疑是有利于青少年健康心理的培植。反之，因学习、考试负担过重，或受到不公平待遇（如体罚、讥笑），易使青少年产生自卑感，丧失信心，对学习失去兴趣，易拒绝上学或逃学，甚至产生校园暴力，而影响青少年心理健康。

4. 社会环境 社会经济、文化和社区环境对青少年心理健康的影响不容忽视。低经济地位或经济困难对青少年的自尊会产生负面的影响。传统文化和现代文化也潜移默化地影响着青少年的心理发展。还有，传媒带来的某些负面影响必须引起社会的关注！此外，生活在低经济地位阶层集中、流动性高的社区，青少年的犯罪率增高。

二、 青春期的异常发育

（一）青春期常见的生理发育异常

1. 矮身材（short stature） 是身高低于同龄同性别健康儿童身高平均值2个标准差或正常值第3百分位者，每年生长速度低于5cm者。以下情况提示儿童生长缓慢：①儿童的生长速度3岁前小于7cm/年；②3岁到青春期小于5cm/年；③青春期小于6cm/年。导致矮身材的原因很多，分生理性因素和病理性因素。如家族性矮身材、体质性生长延迟等生长发育的正常变异；一些内分泌疾病（如侏儒症）、遗传代谢病、染色体疾病、骨骼发育不良、先天性畸形综合征、宫内发育障碍、全身系统性疾病、营养性发育障碍会导致矮身材。

2. 高身材（tall stature） 为身高超过同龄、同性别正常儿童身高平均值加2个标准差或正常值第90百分位者。可见于家族性高身材、垂体性巨人症、马方综合征等。

3. 性早熟（sexual precocity） 是指女孩在8岁、男孩在9岁以前呈现性发育征象。通常根据性早熟的发病机制和病因，可分为中枢性性早熟和外周性性早熟，两者具有明显的本质差异。中枢性性早熟：亦称完全性或真性性早熟，是指由于下丘脑-垂体-性腺轴功能提前激活，导致性腺发育及功能成熟，与正常青春发育成熟机制完全一致，并可具有一定的生育能力。外周性性早熟：亦称假性性早熟，是非受控于下丘脑-垂体-性腺轴功能所致的性发育，有性激素水平的升高，并促使性征提前发育，但无生育能力。

4. 性发育迟缓（sexual retardation） 性成熟时间很难有一绝对的界限，但是如果女孩超过

14 岁、男孩超过 15 岁或者比当地同龄发育均值落后 2 个标准差（或 2 年）以上，仍无性发育征象，就称为性发育迟缓，又称青春期延迟。引起性发育迟缓的原因常见的有：营养不良；慢性消耗性疾病；丘脑、垂体、性腺疾病；体质性青春期发育延迟等。此外，还可因性染色体畸变导致性腺功能不完全而引起。

5. **青春期肥胖**（pubertal obesity） 肥胖儿童青春期启动提前，并可导致男性乳房发育。肥胖儿童在青春前期生长速度加快，性激素水平增高促进骨骺软骨成熟和融合加速，而使生长减速，导致肥胖儿童的青春期生长和成熟之间的平衡受损，从而对青春期生长及成人终身身高产生负面影响。

（二）青春期常见的心理发育异常

1. **青春期情绪障碍**（adolescent emotional disorder） 过度的精神压力和强烈的应激，会导致某些青春期个体的情绪障碍。

（1）青春期焦虑症：表现精神紧张、忧虑、烦恼、记忆力下降、易激动等心理症状，以及心慌、发抖、多汗、口干、尿频等自主神经失调的症状和运动性不安、坐立不住等。治疗上要取得患者的充分信任，自始至终地给他们以支持并设法避免和消除各种刺激因素。可采用放松疗法治疗，必要时可使用抗焦虑药物。

（2）青春期抑郁症：表现以情感低落、思维迟缓以及言语动作减少、迟缓为典型症状的一组情绪障碍综合征。严重时有自杀意向和行为。可进行抗抑郁药治疗、物理治疗和心理治疗。

（3）青春期恐惧症：表现对某种特定的事物或环境的恐惧感，一旦接触，就会出现无以名状的紧张、害怕，伴随发抖、心动过速、出汗等自主神经反应。这可能是因曾经历创伤性事件所导致。可用心理分析和抗抑郁药物治疗。

2. **青春期品行障碍**（adolescent conduct disorder） 青少年最初可能因为模仿成人、寻求同伴的赞许、好奇、有意反叛或追求自主等原因，去尝试吸烟、酗酒、吸毒甚至犯罪。这些行为持续下去，其原因可能是为了消除紧张焦虑、追求兴奋的体验或逃避等。青少年犯罪行为多发生于自我认同消极、自我控制水平低下、学业成绩差、受同伴影响深、经济地位低、父母监管无效并且支持少、生活在高犯罪率社区的青春早期男孩。

3. **青少年网络成瘾**（internet addiction disorder in adolescents） 是青少年对互联网过度依赖而导致明显的心理异常症状以及伴随的生理性受损的现象。主要原因是面对现实中的各种挫折，缺乏父母、教师、同伴的情绪支持，内心孤寂、自卑，为逃避现实中的各种挑战，而转向网络寻求刺激、赞赏，消除焦虑和紧张。

4. **对立违抗障碍**（oppositional defiant disorder，ODD） 属于破坏性行为障碍，是以对抗、消极抵抗、易激怒和敌对等行为为特征的一类障碍。表现为经常发脾气、经常与大人发生争辩、经常蔑视或拒绝大人的要求或规定，经常有意惹恼他人，经常因自己的错误或错误行为而指责他人，常被他人激怒或容易烦恼，常生气或发怒，常怀有敌意或报复心，以上行为出现 4 项以上，并且持续 6 个月以上。这些紊乱的行为常使社会功能严重受损。可通过心理治疗、教育父母行为管理的方法、家庭问题的解决、患者教育和自我控制等方式来治疗。

（三）青春期生理及心理发育指导

1. **合理营养** 青春期因生长发育迅速，所需要的营养应该从日常食物中获得，绝不能天天依赖各种各样的"营养补品"。食物中所具有的营养相当丰富，其中主要有蛋白质、碳水化合物、脂肪、维生素、矿物质、微量元素和水，这就是人体所需要的七大营养素。

如果营养的质和量不能满足需要，便会影响正常的生长和发育，在劳动量增大的情况下更应注意热量的补充。这一时期的营养问题不仅直接受家庭经济条件和社会发展水平的影响，在青少年中还受饮食习惯、思想情绪或心理、社会因素等的影响。因此，在饮食营养问题上，不仅要普及营养知识，注意营养成分的搭配，还应培养饮食的好习惯，吃饭定时定量，不暴饮暴食、不偏食、不挑食。

青少年需要较多的蛋白质、脂肪和碳水化合物，以供给组织生长的需要，可以从各种肉类、动物内脏、禽蛋类、鱼类食物中取得；豆制品有较丰富的蛋白质，因此动、植物蛋白互相搭配，不应只偏于肉类。水、多种维生素和矿物质、微量元素都是不可缺少的，因此膳食的调配原则应该多样化，粗细、荤素、稀干、干鲜俱全，品种要多，数量要足。这样就能给旺盛的机体提供足够的营养素。

2. **注重体育锻炼** "生命在于运动"，提示了体育锻炼的重要性。锻炼不仅可促进机体的新陈代谢以及消化、吸收功能，增强呼吸、循环系统的功能发育，在适当的营养保证下，还可提高体格发育的水平。体育锻炼有利于骨骼及全身的钙磷代谢，加速矿物盐在骨内的沉积，长期锻炼可使骨骼直径增粗，骨髓腔增大；肌纤维变粗，线粒体氧化酶活性增加，从而使青少年身体素质明显提高。同时，锻炼又能对紧张的学习生活进行调节，它有助于消除疲劳，改善注意力和记忆力，大大提高学习效率。

3. **生理卫生知识教育** 青春期处于生理发展迅速，而心理发展相对滞后的时期。随着第二性征和性功能发育所带来的变化，青少年逐渐萌发了对异性的兴趣和好奇以及与性关联的情绪体验。但因种种限制不能公开表现这种欲望和情绪，又不能从适当途径获取相关性知识，因而易产生压抑情绪和冲动行为，或借助黄色书籍、网络来满足需求。因此，父母和老师应向青少年传授性生理卫生知识，引导他们充分认识到青春期异性相互倾慕属自然生理现象，要抑制冲动和幼稚行为，应注重自身修养，不断完善自我，培养自尊和社会责任感，才能有效避免早恋、性行为等，促进青少年的身心健康和发展。

4. **促进心理健康和心理发展**

（1）促进青少年自尊和情绪健康有以下五种方法：①父母应克制自身的不良情绪，让子女充分感受父母的关爱和温情，形成亲密依恋的亲子关系；②父母要理解并接受子女的一切，要把他们看成是已具备了人类品质的成年人，不可按自己的意愿去塑造他们，不能追求完美无缺，要做出持久的努力表现出对子女的赞许，此外，青少年个体所敬重的成人的支持对其自尊也有着重要的影响；③父母和老师要鼓励青少年努力去解决所遇到的问题，而不是逃避，要设法让他们去完成一些具有挑战性的任务，并让他们从中体验到成就感；④要鼓励和支持青少年建立积极健康的同伴友谊；⑤要鼓励和支持青少年参加一些健康有益的社会活动。以上这些都能促进青少年自尊的提升、积极情绪和情绪控制能力的发展。

（2）善于沟通，减少青春期逆反心理：随着青少年的成长，强烈的成人感和独立意识逐渐成为他们重要的心理倾向，他们希望获得尊重和行为自主，对父母和老师之言再不"惟命是从"，对居高临下的、指令性的、批评指责的家长式态度非常反感，容易产生逆反心理。因此，父母和老师需要采取朋友式的、平等的、赞赏的、建议式的沟通方式，要注意倾听他们的想法，接受他们的有关意见，或者试图去理解他们的某些感受和观点，以宽容平等的心态来消除逆反心理，与青少年进行有效交流。

（3）恰当的扶助和引导，促进青少年独立：青少年希望自己被看成是一个自主的成年人，希望能够获得自己做选择的权力，并试图发挥自己的独立性，但由于知识经验不足，面对困难时会感到困惑和迷惘，此时，若父母给他们完全的行动自由和自主权，他们很可能理解为是一种拒绝。所以，父母应充分了解子女的能力，善于在他们能够做出合理决定的领域适时放弃对他们的控制，并且继续在子女还不太清楚的那些领域对他们进行必要的指导，引导青少年逐渐获得自己做出成熟的决定的能力，从而使他们逐步摆脱对父母的依赖而完全独立。父母和老师还应注意避免青少年接受某些传媒的不良影响。

（4）开展心理咨询和心理治疗：青少年的心理健康关系到家庭的幸福、社会的安定及国家的未来，所以，应引起全社会的高度重视。应面向青少年及其家庭开展广泛的心理咨询和心理治疗服务，可采取个别治疗、网络咨询、家庭辅导、集体治疗活动等多种形式，尽可能地提高青少年的心理素质。

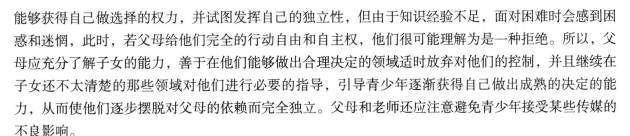

第三节 青春期发育评定

一、 评定的内容及方法

1. **青春期的启动标志** 女孩乳房开始发育，男孩睾丸增大。"一般情况下，女孩青春期要早男孩2年左右。从乳房发育开始到月经初潮，需要 2~3 年，继而腋毛、阴毛长出，骨盆变大，全身皮下脂肪增多，形成女性丰满的体态。男孩随着睾丸增大，同时伴有胡须长出，喉结突出，变声，肌肉骨骼发育坚实，形成男性魁伟的体格"（可参见表 9-3~ 表 9-5）。

2. **心理行为学的变化** 常采用自评量表进行评定。可分为适应行为评定量表、行为评定量表、人格评定量表等。

3. **生长发育主要指标** 身高（cm）、体重（kg）、身高最大增长年龄（maximum increment of age，MIA），肌力、耐力跑等运动素质指标。

二、 常用评定量表

1. **Achenbach 儿童行为量表（CBCL）** 是在众多的儿童行为量表中用得较多，内容较全面的一种。1970 年首先在美国使用，1983 年出版了使用手册（主要针对家长用表），1986 年及 1987 年又分别出版了针对教师用表及儿童自填用表。我国在 1980 年初引进适用于 4~16 岁的家长用表，在上海及其他城市作了较广泛的应用，并总结出了我国常模的初步数据。这一量表主要用于筛查儿童的社交能力和行为问题。具体评定内容参见第八章。

2. **症状自评量表（SCL-90）** 又称 90 项症状清单（symptom checklist 90，SCL-90），是当前使用最为广泛的精神障碍和心理疾病门诊检查量表，对有心理症状（即有可能处于心理障碍或心理障碍边缘）的儿童青少年有良好的区分能力。该量表包括 90 个条目，共 9 个分量表，即躯体化、强迫症状、人际关系敏感、抑郁、焦虑、敌对、恐怖、偏执和精神病性，采用 5 级评分，初筛阳性者，需做进一步检查。适用于测查不同人群中的心理卫生问题。

3. **青少年生活事件量表（adolescent self-rating life events check list，ASLEC）** 于 1987

年编制，适用于青少年尤其是中学生和大学生生活事件发生频度和应激强度的评定。通过对过去12个月内青少年及其家庭发生过的事件进行问卷调查，属自评量表。由填写者根据自身的实际感受去判断那些经历过的事件对本人的影响及程度，影响程度分为5级，从无影响到影响极重分别记0、1、2、3、4分，分别代表事件给青少年造成的苦恼程度为"无、轻度、中度、重度、极重"。总分越高反映个体承受的精神压力越大，尤其是负性生活事件的分值越高对身心健康的影响越大。

（金翊思）

第十章
成人期生理与心理特征

成人期（adulthood）包括青年期、成年期和老年期。由于成人期跨越的年度较长，又受到多种因素制约，所以不同时代，不同国家，不同民族划分各期的年龄标准也不尽相同。在这一时期人的发展方向是多维度、多方向，是获得（成长）和丧失（衰退）共同作用的结果。

第一节　青　年　期

青年期（adolescence）年龄大致是18~25岁左右，标志着生理功能发育已处于完全成熟的阶段，认知功能也已获得较大提高，人格特性渐形成。在此阶段，将面临着就业、恋爱等一系列问题，导致各种心理纠葛和矛盾，若能妥善地解决这些矛盾，就能适应这一时期的社会生活，顺利地进入成年期。否则会带来许多心理问题，引发精神心理疾病。

一、生理与心理特征

（一）生理特点

青年期生理特点：①面部皮肤滋润，头发乌黑浓密，牙齿洁净整齐，体魄健壮，骨骼坚固且柔韧，肌肉丰满且有弹性，脂肪所占体重比例适中；②内部各种功能良好，心脏血液输出量和肺活量均达到最大值，血压正常，有时略有偏高；个体消化功能也很强，因此，食欲较好；③自身的抵抗力强，而且能自觉地使用各种方法增强体质，预防疾病，疾病的发生率相对较低，即使患上某些疾病，也能在较短时间内治愈恢复；④体力和精力均处于"鼎盛"期，能承担较繁重的脑力劳动和体力劳动，能为社会做出较大贡献，如运动员获得冠军，固然以运动技能技巧为主，但与其体力发展和生理特点也有直接关系；⑤男性和女性都有良好的生殖能力。

（二）心理特征

1. **认知的发育**　是人走向成熟与稳定的基础。青年期认知发育核心是思维的发育。具体表现为逻辑性强，具备思维的独立性、批判性和创造性，对事物有独特见解，喜欢怀疑与争论。青年期喜欢探讨人生的理想、价值、意义等方面的问题，对人生观、价值观、世界观等问题感兴趣。此外记忆、分析能力等有了较大发展，但同时此期易产生苦恼和迷惑。

2. **自我意识的确立**　主要表现以下三个方面。

（1）理想与信念初步形成：较多谈论理想、信念、人生观、价值观、道德观和社会观等问题，开始把注意力集中在自己的内心世界上，表现出明显的封闭性。

人生观是每个人对人生的根本看法，且伴随相应的态度。人生观的成熟或稳定，主要表现在价值观、道德观和社会观。此期的价值观具有以下三个方面特点：①价值观趋于稳定；②对人生的看法比较乐观；③关注面扩大。

道德观方面，大学生心目中排前十位的道德观：诚实、正直、自信、爱国、自尊、自强、民主、上进心、宽容和坚强。最无价值的道德目标：虚伪、阴险、狡诈、毒辣、横蛮、轻浮、怯懦、势利、放荡、无耻。大学生心目中最有价值的道德动机：人格高尚、言行一致、聪明颖慧、自我克制、宽以待人、洁身自好、乐于助人、见义勇为、大公无私。在"最无价值"的道德手段中，其排列顺序依次为：吹牛拍马、阴谋诡计、不择手段、以势压人、自我炫耀、谦恭顺从、默默无闻。

社会观包括人际观、自我观、审美观、宗教观和幸福观。青年人的社会观已相当稳定。

（2）第二次心理诞生：这是青年步入成年所必需的心理变化，主要过程是"分离"和"个别化"。分离是指个体与家庭或亲密朋友渐渐地或突然地脱离，去寻求个别化，即寻求更高程度的适应社会的独立性。

（3）同一感形成：所谓同一感是一种关于自己是谁，具有什么样的社会地位和将来努力成为什么样人等一系列感觉。

3. 情绪敏感而不稳定　青年人的社会接触增多，随之产生了大量的内心体验，使得他们的情绪、情感不断分化，并表现出敏感而不稳定的特点，对事物的反应带有明显的双向性，时而热情奔放，时而郁闷消沉。

4. 人格逐渐形成　青年人在与外界接触的过程中，在知识学习与经验积累的同时，在接触社会的历程中，不断调整自己的行为方式，形成对客观事物稳定的态度，完成了社会化过程，同时形成了自己的人格特点。另一方面，由于自我意识迅猛发展，对自己的心理活动、心理品质和个性特点有了较清晰的认识和体验，并通过不断的自我调控、自我修养，使自己的人格日益完善。

5. 性心理不断成熟　由于性器官发育成熟，个体对异性产生好奇、好感，青年人渴望对性知识了解，在了解过程中，逐渐形成了男性、女性的概念，产生性别认同，强化了自己的性别角色。此外，在个体人格特征的参与下，在家庭、学校教育、社会传播媒介和周围环境的影响下，逐步形成了自己的性观念，包括对性行为、性道德、性伦理等的认识和态度，还包括恋爱观、婚姻观等。随着年龄增长，个体在与异性的接触过程中，不断修正完善自己的性观念，到了青年期，对性问题有了比较系统稳定的认识和态度，性观念基本完善，性心理发育成熟。

6. 职业适应问题　人为了生存和发展，在社会中总要寻求一个适合于自己的职业，这就是职业适应，也称择业。青年期处于择业的关键时期，他们在择业过程中常表现出一些共同的心理特点，其主要表现如下。

（1）理想与现实的矛盾：青年人往往理想崇高、远大，志存高远。而现实生活中存在与理想相背离的情况，阻碍理想实现，因此出现明显自我矛盾，常常使青年在择业理想和现实需要面前感到痛苦。

（2）情感矛盾：高中毕业生和大学毕业生开始寻求职业，一方面是即将走上工作岗位的激动与兴奋；另一方面是机遇与挑战并存，希望与困难同在，常产生难以掩饰的焦虑情绪。

（3）意志的摆动：青年择业时，摆动性很大。顺境中，则积极进取，攻坚克难，自我推销。逆境中，则意志衰退、决心动摇、不思进取，甚至出现"顺其自然"、"自暴自弃"的想法。

二、 生理与心理的影响因素

（一）营养因素

营养是生长发育的最主要的物质基础。如营养素供给不足，或膳食结构不合理，会导致急、慢性营养不良和各种营养素缺乏症。

（二）体能锻炼因素

锻炼不仅可以促进机体的新陈代谢，促进呼吸、循环系统的功能发育，提高机体免疫力，在适当的营养保证下，还可提高体格（尤其是骨骼和肌肉）发育的水平。

（三）疾病因素

随着计划免疫工作的深入开展，许多传染病得到控制，但仍有一些重要器官及全身性疾病可影响青年期的生长发育，常见的有：慢性消化道疾患、寄生虫病、地方病（如甲状腺肿）、先天性疾病、内分泌疾病、遗传性疾病及哮喘、结核病等。

（四）不良生活习惯

随着社会的不断发展，人们的生活也发生了很大的改变。从日行千里博览群书到足不出户知天下。这样的生活改变给人们的健康生活方式提出了新的挑战。如大学生的生活状态就存在多种不健康生活方式，无节制玩游戏、网吧上网不计日夜、经常熬夜、不注重体能锻炼等。这些都会对青年的生理及心理产生影响。

（五）环境污染

包括物理性环境污染、化学性环境污染、环境内分泌干扰物（environmental endocrine disrupters，EEDs）等因素。环境污染不仅影响青年健康，引发各种疾病，而且明显阻碍其正常发育进程。如环境 EEDs 暴露是儿童性早熟的直接病因或促进因素，严重影响成人期性健康。

（六）家庭因素

家庭的社会经济状况、父母素质、非智力因素的培养、正确的教育方式及家庭结构的完整性都会对青年期发育产生影响。如父母经常吵架或再婚家庭的青年，最可能出现心理调适方面的问题，发生离家出走、结伙打架、斗殴、过早性行为等比例明显增高。

（七）社会因素

社会经济状况的差异、城乡差异、战争、工业化等社会因素都会对青年期发育产生深远的影响。

三、生理与心理问题及指导

（一）心理问题

1. 社会适应问题 青年期的自我意识迅猛增长，成人感和独立感、自尊心与自信心越来越强烈，期望个人的见解能得到社会与他人的尊重。然而，他们的社会成熟则显得相对迟缓，社会生活中常常会遇到各种挫折与人际关系的矛盾。为此而感到苦闷、自卑，以致影响了身心健康。

2. 情绪情感问题 青年人富有理想，向往真理，积极向上。但往往由于认识上的局限性和尚处于走向成熟阶段，易产生某些误区。如不能满足需要则引起强烈的不满情绪，以致消极颓废甚至委靡不振，强烈的自尊也会转化为自卑、自弃。青年人虽然懂得一些处事道理，但却不善于处理情感与理智之间的关系，以致不能坚持正确的认识和理智的控制，而成为情感的俘虏，事后又往往追悔莫及，苦恼不已。

3. 性的困惑问题 青年时期是发生性及相关心理卫生问题的高峰期。这与青年时期性生理成熟提前与性心理成熟相对延缓的矛盾有关，青年期性心理卫生问题较多，主要表现：①对性的好奇与敏感；②性欲冲动的困扰；③异性交往的问题。

（二）心理问题指导

1. 顺利度过心理上的"断乳"期 从青春期到青年期，心理发育发生了很大变化，一些矛盾突显，所以必须解决好下列矛盾：①独立性与依赖性的矛盾；②孤独感与强烈交往需要的矛盾；③求知欲强烈与识别力低下的矛盾；④情绪与理智的矛盾；⑤幻想与现实的矛盾；⑥强烈的性意识与社会规范的矛盾。

2. 处理好人际关系 人际关系是指在人际交往过程中，交往主体对交往客体及其属性与满足交往主体需要的程度、重要性做出评价的观念系统，包括对人际交往的动机、目标、手段等的基本态度和看法。只有充分认识人际交往的意义与作用，才能学会克制自我，尊重他人，对他人应彬彬有礼；才能增强个人魅力，增强交往与沟通能力。

3. 正确对待职业适应

（1）培养职业兴趣：对职业有浓厚的兴趣，才能积极主动，充分发挥自身潜能，并能创造性地开展工作。同时，从事有兴趣的职业，可使青年获得良好的情感体验，是青年维护良好的心理健康水平，维护心理卫生的重要方面。

（2）端正职业意识：有的人在择业时对一些职业有偏见，较多考虑地位、收入，而较少考虑其社会价值，这易使青年产生心理困扰，因此要纠正职业意识偏差，注意职业的社会价值，处理好远大理想与现实需要的关系。

（3）坚定职业信心：许多青年人在择业时犹豫不决，职业行为缺乏目的性，职业情绪低落，缺乏应有的工作热情，常常因此产生焦虑情绪，影响心身健康。因此，青年人应注意培养自身的意志品质，勇于面对择业中的困难，坚定信心，敢于实践，不怕失败，以赢得事业的成功。

（4）注重职业方向：青年在寻求职业、走向事业成功的道路上，首先要认识自我，学会分析自己的人格，对自己的职业兴趣、职业气质、职业性格和职业能力有所了解，并能扬长避短。只有这样才能把握职业方向，工作才能轻松愉快，事业有成。

第二节 成 年 期

成年期（adulthood）是从 25~60 岁人生跨度最长的时期，成年期又可分为成年早期（25~35 岁）、成年中期（35~50 岁）及成年后期（50~60 岁）。世界卫生组织（WHO）1991 年提出关于划分年龄分期的标准，中年期一般指 45~60 岁的人群。

一、生理与心理特征

（一）生理特点

进入中年期，机体的各组织、器官、系统的生理功能开始走向衰退。一般认为，30 岁以后的个体，其生理功能的衰退平均每年以 1% 左右的速度递增。由于组织器官的功能开始衰退，各类疾病发生的危险性亦增高。

1. 呼吸系统功能的衰退表现为肺组织的弹性开始下降，肺活量变小，肺泡和毛细支气管的直径开始增粗，尤其是肺支气管的抵抗能力下降，容易遭受各种感染，如果治疗不及时则可迁延不愈，形成慢性支气管炎等慢性呼吸道疾病。

2. 消化系统对营养物质的需求相对减少，胃酸、胃蛋白酶的分泌以及其他消化腺的分泌逐渐减少，胃的消化功能逐渐下降。其原因在于生长发育停止和机体新陈代谢功能趋于缓慢。

3. 心脑血管系统功能的衰退呈逐渐加快趋势，因为动脉硬化、血管壁的弹性下降、心排血量的降低、血压的自我调节能力减弱等。中年期心室舒张功能的变化表现在两个方面：一是二尖瓣舒张早期的血流峰值速度和血流积分值降低，舒张晚期的血流峰值速度和血流积分值升高，以及两项比值的减小；二是肺静脉血流峰值速度、流速积分收缩与舒张期逆转均说明心室舒张功能减退的前期表现。同时中年期脂质代谢功能降低，胆固醇的浓度有所增高。这些因素都可促使中年人发生心脑血管系统的动脉粥样硬化，致使心脏、脑或其他重要器官的供血不足，导致心绞痛、心肌梗死、脑血栓形成、脑出血和猝死等疾病发生。

4. 内分泌系统各种内分泌激素的分泌功能开始减退，如性激素分泌的减少可导致性欲减退，胰岛素分泌异常可以导致糖尿病，中年后期可出现内分泌紊乱而导致更年期综合征。

5. 免疫系统功能整体水平下降。体液免疫方面，各种免疫球蛋白的产生随年龄的增长而逐渐减少，而针对正常组织的自身抗体的形成则可能会增加，因此自身免疫性疾病的发病率可以升高。细胞免疫方面，各种免疫细胞如 T 淋巴细胞、吞噬细胞功能开始下降，对各种感染的抵抗作用明显不如青年人，这也是中年人易发生慢性疾病的主要原因之一。细胞免疫功能下降的另一个重要的表现是免疫监视功能下降，对变异细胞的免疫监视作用减弱而易患癌症等各种恶性疾病。这些变化的高峰大约在 50 岁左右，因此在此期间的中年人常易患各种疾病。

6. 其他 毛发逐渐稀少、变白；皮肤日益粗糙，出现褶皱，体重有增加趋势，尤其是腹部脂肪明显增加；身高也有所降低。机体组织中钙质降低，感觉功能衰退，尤其是视听能力变化明显。视力衰退容易产生病变；听觉方面按声音频率高低顺序，听觉逐渐减弱。生活条件、工作状况、身体素质、心理特点等都对生理变化产生一定影响，从而造成个体差异。

（二）心理特征

不管人的寿命如何延长，中年期作为其漫长人生旅途的"中点"，是确定无疑的，也是众多发展心理学家的共识。中年期是个体心理能力最成熟的时期，但是心理能力的状况也因人而异，主要与个体的个性心理，如理想、信念、世界观、人生观和性格等因素有关。只有锐意进取、开拓创新、与时俱进、正确认识社会与自我，才能保持心理上的青春活力。中年期心理特征表现在以下六个方面。

1. 感知觉变化　在人的心理发展过程中，感知觉出现最早，也最先开始衰退。中年前期人的感觉比较灵敏和稳定，中年后期各种感觉能力都开始减退。人过40岁以后视敏度和视觉感受性逐渐下降，听觉阈限也随年龄增长而逐步提高。

2. 智力存在明显的上升或下降　智力变化随着年龄的增长，中年期的智力不可避免地会逐渐发生变化。对此，不同智力发展理论的观点也不一致。霍恩和卡特尔将智力的不同方面归纳为两类，即"液态智力"和"晶态智力"。液态智力主要与人的神经系统的生理结构和功能有关，是指获得新观念，洞察复杂关系的能力，如知觉整合能力、近事记忆力、思维敏捷度及与注意力和反应速度等有关的能力。成年后，液态智力随年龄增长而减退较早。晶态智力与后天的知识、文化及经验的积累有关，如词汇、理解力和常识等。健康成年人晶态智力并不随增龄而减退，反而随年龄增长而继续上升。中年期的经验日益丰富和知识不断提高是晶体智力继续呈上升趋势的基础。

智力活动的最高形式是创造力，中年期是创造的黄金年代，是成就最多的年龄阶段。创造是一种行为表现，此行为表现的结果富有成效与价值，故创造性人物有能力在其一生中，创造出他人望尘莫及的成果。在青年期获得一定成就以后，中年期则进一步投入创造，使其成就达到登峰造极的地步，这样中年期顺理成章就成为创造的年龄阶段。许多研究者的研究表明，中年人撰写的论文和著作，发明的科研成果和创造性成果最多。

3. 情绪稳定、心理平衡　人到中年，应该是一个金秋收获的季节，自然会有许多喜悦和令人振奋的事情，但同时也会遇到许多麻烦和棘手的问题，产生许多紧张的压力，体验到烦恼和焦虑等情绪与情感。中年人的紧张，既来自生理上的变化，又来自社会的因素。职业、工作给中年人提出了更高的要求，如果青年人关心的是如何在工作中立足，那么中年人更关心的则是事业的发展、声望和成功。此外，家庭负担，特别是子女教养也给中年人提出了新的要求。随着子女年龄的增长。尤其是现代的独生子女，父母更加操心劳力，然而他们的权威地位反而日益降低。于是工作的沉重负担，家庭的繁重负担，加上自己的体力、精力正逐渐减弱，必然使中年人心理压力也随之加重。但与青年人相比，性格与情绪的稳定较为突出，更善于调控自己的情绪，决定自己的言行，有所为和有所不为，较少冲动性。此外，丰富的阅历、广博的知识、学习的潜力使他们保持较强的自信，尽管中年人的生活中会有各种矛盾、问题的出现，但由于他们具备了良好的心理素质和较强的调适能力，因此，心态常处于动态平衡之中。

4. 意志坚定、自我意识明确　中年人的自我意识明确，对自己的才能、学识、地位等均有较客观的认识和评价，并能根据自己和社会的要求支配调节自己的言行。因此，在实现人生目标的道路上，一方面具有勇往直前的精神，百折不挠、坚忍不拔的坚强意志；另一方面，又能理智地调整目标和选择实现目标的方式。

5. 个性成熟、特点鲜明　中年阶段是自我与社会相互作用，自我不断成熟的过程。在几十年的阅历中，个体经历了自我意识的确立、改造、再完善的漫长社会化过程，个性逐步成熟起来，且呈现出独特性，这种成熟而独特的个性有助于个体排除干扰、坚定信念。以自己特有的行为方式和态度体系建立人际关系、适应社会环境、完成工作任务及追求自己的人生目标。

6. **压力增大、心理冲突增多** 中年人是社会的中坚力量，扮演多种社会角色。中年期是一生中价值体验的高峰期，是人生中社会责任和家庭责任最重要时期。他们在工作上大多成为了业务骨干，在家庭中又承担着扶养老人、教育子女的责任。因此，他们承担了工作、家庭、社会等多方面压力。这诸多的社会角色，反映在中年人心理活动中，很容易引起各种心理冲突，形成有碍其心身健康的各种心理问题。

二、 生理与心理的影响因素

（一）生理因素

进入中年期以后，人体的各个组织、器官、系统的生理功能从完全成熟走向衰退。到中年后期，就会因内分泌功能紊乱而出现更年期综合征，表现为情绪的变化，如焦虑、抑郁、烦躁等以及阵发性潮湿、出汗、心烦等为主的自主神经功能紊乱的症状。

（二）心理压力超负荷

在人的一生中，可以说中年期负担最重。在社会上中年人备受青睐，成为中坚，充当各行各业骨干；在家庭里，上敬老、下扶小，充当一家之主，肩负社会与家庭的重任。但由于主客观因素的影响，事业上经常会遇到一些困难挫折与失败，长期承受着高强度的精神紧张和心理压力，因此严重威胁中年人的身心健康。

（三）社会事件

中年人出现频度较高的生活事件，主要是父母死亡、晋升、工作量增加及人际关系较为紧张，人际关系包括上下级关系的处理，朋友关系的亲疏，长辈的关心照顾等，这似乎反映了中年人较为普遍的情况，常常使他们心力交瘁、情绪烦躁，导致身心疾病。

（四）婚姻问题

婚姻的变化会成为影响中年人心理健康的重要因素。婚变常常带来感情上的创伤，经济上的纠葛，子女的亲疏等一系列问题，特定历史条件下的高离婚率也确实给中年人带来许多心理健康问题。丧偶给家庭成员带来的精神创伤也会极大地损害心身健康。

（五）亲子关系的处理

在我国，望子成龙是一种普遍存在的现象，父母希望后代超过自己，希望未酬之志由子女来实现。然而愿望并非现实，一方面是子女意向是否与父母的期待相符；另一方面，事物的发展也非愿望所决定，过分苛求，将造成亲子关系的紧张与不快。

（六）其他

家庭情况差，经常过量饮酒，缺少业余爱好，患慢性病，睡眠不足，工作时间延长，接触毒物或噪声也是影响中年人心理健康的危险因素。

三、 生理与心理问题及指导

（一）生理与心理问题

1. 更年期综合征（climacterium syndrome） 女性更年期指妇女绝经前后的一段时期。即指性腺功能开始衰退直至完全消失的时期，其持续时间的长短因人而异，一般为 8~12 年。多数女性更年期发生在 45~55 岁之间，平均年龄为 47 岁左右，但也有少数女性要到 55 岁左右才开始进入更年期。目前随着人们生活水平的不断提高，体质的增强，绝经年龄已出现了向后推延的趋势。表现为自主神经系统功能紊乱等一系列症状：如面部潮红、出汗、头痛、眩晕、肢体麻木、情绪不稳定、小腹疼痛、心慌、失眠、易怒，甚至多疑等。

男性更年期虽然没有女性那样以绝经为明显标志，但是在 50 岁左右，男性的睾丸逐渐萎缩，性功能也出现由盛到衰的变化过程，主要表现为以性功能减退为其鲜明特征的一系列症状。如：精神情绪的变化、自主神经循环功能障碍、疲劳、性功能降低的症状。

2. 亚健康（sub-health） 又称第三状态，也称灰色状态、病态状态、亚临床期、临床前期、前病期等，包括无临床症状或症状感觉轻微，但已有潜在病理信息。它本身拥有广泛的内涵，是人们在身心情感方面处于健康与疾病之间的健康低质量状态及其体验。亚健康状态是在不断变化发展的，既可向健康状态，也可向疾病状态转化。大体有以躯体症状为主的躯体性亚健康状态，以心理症状为主的心理性亚健康，以人际交往中的不良症状为主的人际交往性亚健康。处于亚健康状态的人群中的一部分人（特别是那些工作狂），若不对健康给予足够的重视并及时进行治疗，进一步恶化就有可能转变成过劳死。

（二）生理与心理问题指导

中年期是人生的又一重大转折期，身心各方面都发生着一系列变化，个体认识事物的能力、适应环境的能力、控制自身的能力等都达到高峰。意志力更强，感情稳定，性格特点鲜明。也就是说，中年人在心理发展上进入了一个积极进取，事业上进入了创造高峰的"年富力强"的时代。但是事物发展到顶点也就意味着衰退，由于年龄的增长，身体老化在外貌和功能上有了明显的表现，各种心理功能的明显下降，说明成年人进入到了一个由盛到衰的转折点。这一年龄特征决定了中年人心理素质教育的内容应包括以下几方面。

1. 角色适应性指导 中年期的角色适应包括：①对自己生理变化的适应；②对家庭角色变化的适应；③对工作和人际关系的再适应。可见中年人所面临的需要适应的问题很多、很艰巨，如果不能做到和谐的适应，就会严重影响中年人潜能的充分发挥和心理健康以及人格完善。所以中年人必须做到：①正视现实：正视自身身心发展的基础、现状和可能性，对生活中的各种问题、困难和矛盾，既要积极进取，奋发图强，尽我所能，又要从实际出发，实事求是，量力而行；②知足常乐：客观评价自己在学习、工作和事业上的成绩，既要继续努力，又要知足常乐，不应该为达不到的某种成绩、职务、名望而耿耿于怀，造成心理负担；③善与人相处：中年人所面临的人际关系很复杂，因此，与人相处要豁达、尊重和信任；④情绪稳定：遇事冷静，不断调整自己的情绪。

2. 科学的生活行为方式指导 现代医疗模式认为，治疗的根本目的及其关键所在不是患者身体病症的解决，而是其生活方式和生活风格的改善，是其心理素质和生活质量的提高，现代社会中 70% 的人致死的原因在于其心理和行为，是"行为杀手"所致。因此，进行科学的生活行为方式教育，就成为提高中年人心理素质、保障身心健康的有力措施。

3. 婚姻调适与家庭稳定　对于中年人来说，注意婚姻的调适显得十分重要，一般来说，婚后夫妻之间的矛盾多可逆转。因此，采取妥善措施对缓解夫妻矛盾非常重要。常用的方法：①理解：结婚乃是恋爱的继续和升华，应对配偶及自身再认识，并做出相应调整，做到心心相印；②互补：夫妻间能否互补，如何互补，关键取决于彼此进一步了解和找到相互联系部分的尝试和广度，只有通过相互进一步了解，才能取长补短，和谐相处；③主动：家庭生活中存在矛盾既是正常的，又是不可避免的，只有彼此主动沟通与交流，主动探讨不足，主动加倍体贴，主动防止矛盾发生，主动解决矛盾，才是婚后生活稳定的基础；④避免激化矛盾：如一方发火时，另一方最好保持沉默或暂停"交流"，或转移话题，或幽默对答；⑤激发情趣，生活需要激情，爱情也是如此。

4. 自我"减负"指导　中年人肩负着承上启下、继往开来的历史使命。就自身的业务来讲，多数中年人仍然处于努力拼搏、奋力"爬坡"、攀登高峰的时期；就家庭生活而言，他们上要赡养老人，下要教育孩子、家务繁重。总之，人生的使命、时代的重任、社会多重角色，练就了中年人生活目标明确、坚强果敢、自制力强、不畏劳苦等多种良好的意志品质，使他们生活充实，有意义、有价值、自我实现的需要得到较充分的满足。也正因为如此，使得中年期成为人生最繁忙、最劳苦、负担最沉重的阶段，被称为"负荷沉重之年"。面对诸多客观事实的压力，有意识地作出调整，主动减轻压力才能保证身心健康。

5. 休闲指导　人到中年，由自己支配的一项重要内容就是学会运用休闲时间，发展积极的休闲活动，使自己在变化的生活中得到满足。同时，由于中年期生理上的变化，年轻时的一些活动已不再合适，因此，发展新的、适合中年人特点的休闲活动就十分必要。中年人还应该注意不断发展、开拓新的感兴趣的休闲活动，使自己的兴趣爱好更加广泛。这样，在退休日渐来临之时，就可以很容易地把注意力转移到已经培养起来的兴趣爱好上，不至于产生空虚、失落、苦闷、烦恼等心理不适应。所以，对中年人开展休闲教育，不仅可以丰富生活，减轻中年人的各种压力，而且还可以为生命周期的最后一个阶段做好准备。

6. 退休前的心理准备　在现实生活中，许多人都很注意老年人退休后的适应问题，而很少关注退休前的心理准备。其实，许多老年人退休的适应困难，都来自退休前的心理准备不充分。因此，应积极做好退休前的心理准备工作。

（1）提前安排好退休后的角色转变：提前安排退休前主要社会角色、社会地位和价值向退休后主动设计的社会角色转变，这一角色转变前的提前安排越有序、越合理，退休后的适应就越主动、越平稳。

（2）培养新的兴趣与爱好：用新的兴趣、爱好填充退休后的时空，是老年人退休后愉快生活的重要保证。因此，退休前新的兴趣和爱好的培养是重要的心理准备内容。

（3）重新认识和调整夫妻生活：总体而言，此时期夫妻关系是稳定的，情感是默契的，也可能出现波折，甚至是痛苦。尤其是更年期时双方的情感都很脆弱，也易导致夫妻关系矛盾。重新认识和调整夫妻生活，包括生活起居的调整和培养共同的兴趣、爱好等。只要彼此给予更多的理解和关心，情感的依恋会更为加强，甚至有的夫妻会产生"重新恋爱"的感觉。这可以说是夫妻感情的一次新的升华，有助于退休前的心理准备和退休后的生活适应。

7. 加强体育锻炼　有健康的机体才能产生健康的心理活动，体育锻炼对中枢神经系统和内分泌系统都有良好的刺激。能改善代谢，活跃氧化过程，改善物质循环和呼吸功能，为大脑输送更多的氧气和血液，使大脑提高工作效率和进行积极的休息，体育锻炼能焕发出青春活力，还可以增强自信心，以旺盛的精力和愉快的心境去工作和生活。

8. **心理咨询** 随着社会的发展和人们思想观念的改变，专业的心理咨询已经逐步进入我们的生活，成为提高生活质量的一条重要途径。解决中年人的心理矛盾和冲突，作为一门科学的心理咨询比其他的途径更为有效。

第三节 老 年 期

我国通常将60岁以后时期确定为老年期（aging period），随着人口的老龄化，老年疾病发病率的增高，致残率明显上升，以及老年人对生活质量的要求提高，老年期人口的康复医疗需求越来越多。

一、生理与心理特征

（一）生理特点

机体各器官生理功能正常是赖以生存的基本条件。各器官衰退是人类不可抗拒的自然规律，表现为人须发由黑变白或脱落，颜面部皱纹增多，皮肤松弛及色素沉着，眼睑下垂，耳聋眼花，牙齿脱落，脊柱弯曲，步态缓慢，反应迟钝等，呈现出整体水平的衰老。器官的衰老，则表现为许多重要酶的活力下降，代谢缓慢，储备能力下降，组织萎缩，细胞数量减少以及某种微量元素的缺乏或过高等，导致其生理功能的改变。

1. **呼吸系统的变化** 随着年龄增长，呼吸系统逐渐老化，具体表现如下。

（1）鼻：老年人鼻黏膜变薄、萎缩，嗅神经细胞数量减少，嗅觉功能减退；鼻腔血管、海绵体和许多腺体组织均发生衰退，鼻腔变宽，鼻甲变薄，上皮纤毛及黏液腺体萎缩，分泌功能减退；呼吸道比较干燥。血管脆性增加及收缩力差，容易发生血管破裂而出血。

（2）咽、喉：咽喉淋巴结，50~60岁几乎消失。这是因为老年人的咽黏膜和淋巴组织萎缩，所以老年人易患下呼吸道感染。老年人扁桃体隐窝凹陷，可见残存扁桃体；如两侧不对称，应警惕新生物。老年人咽喉黏膜、肌肉退行性变或神经通路障碍时，出现吞咽功能失调。在进食流质食物时易发生呛咳，有些高龄老人甚至将食团误入咽部和气管，造成窒息。

老年人喉黏膜萎缩、变薄，上皮角化，甲状软骨钙化，防御反射变得迟钝，所以老年人患吸入性肺炎比年轻人多。会厌基质萎缩，致使会厌软骨的游离缘弹性减退而内翻。喉老化另一个表现是喉部肌肉和弹性组织萎缩，声带弹性下降，故老年人发音的洪亮度减弱。

（3）气管和支气管：老年人气管和支气管黏膜上皮和黏液腺退行性变，纤毛运动减弱。细支气管黏膜萎缩、黏液分泌增加，可导致管腔狭窄增加食管内阻力，同时细支气管壁弹性减退及其周围肺组织弹性牵引力减弱，在呼吸时阻力增高，使肺残气量增加，也可增加分泌物的排出，而易导致感染。

（4）肺脏：老年人肺萎缩，肺组织重量逐渐减轻，肺泡壁薄弱，肺泡扩大。肺内胶原纤维交联增多，肺的硬度加大，弹性下降。由于长期吸入粉尘，使肺组织呈黑色。老年人肺泡数量逐渐减少，肺泡壁弹力纤维也逐渐减少，肺泡弹性下降，导致肺不能有效扩张，终末细支气管和肺泡塌陷，使肺通气不足。由于弹性纤维和胶原纤维减少，肺弹性回缩能力减弱。再加上气道阻力增加，使得肺顺应

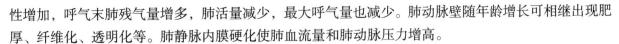

性增加，呼气末肺残气量增多，肺活量减少，最大呼气量也减少。肺动脉壁随年龄增长可相继出现肥厚、纤维化、透明化等。肺静脉内膜硬化使肺血流量和肺动脉压力增高。

（5）胸部：由于骨质疏松、脊柱变形、胸椎后凸，加之胸骨及肋骨钙质减少，肋软骨钙化，脊柱侧凸畸形，胸廓的前后径增大，横径缩小，使得保护肺脏的胸廓发生改变；又由于胸壁肌萎缩，呼吸肌收缩力下降，使得呼吸动度减弱。

（6）肺功能：胸廓改变，肺脏老化，其生理功能也发生改变，肺活量下降，而残气量增加；肺弹性回缩力减弱，气管的阻力增加；肺泡换气不足，氧气吸入减少，动脉氧分压低，呼吸道防御功能降低，对外界气候变化抵抗能力减弱，咳嗽无力，呼吸道内的异物和痰清除困难易患呼吸系统疾病。

2. 消化系统变化　食物中的糖、蛋白质和脂肪产生能量，保证了人体生长发育，食物需经过消化，才能被机体吸收和利用。消化包括咀嚼等机械消化和一些酶变作用引起的化学消化。广义消化系统应包括口腔、食管、胃、肠、肝、胆、脾和胰。老年人消化系统解剖结构及生理功能的衰退对其健康及寿命带来一定影响。

（1）唾液腺：老年人的唾液腺萎缩，唾液分泌减少，每日分泌量仅为青年人的1/3，约350~500ml，特别是在病理状况或使用某些药物时，唾液分泌更加减少，影响了口腔的自洁作用和对淀粉的消化作用，唾液分泌减少，使口腔黏膜萎缩易于角化，常导致口干、吞咽困难和说话不畅。

（2）口腔：老年人牙齿咬面的釉质和牙本质逐渐磨损，牙龈萎缩，使牙根暴露；牙釉质变薄、发黄，使釉质下牙本质神经末梢外露，对冷、热、酸、甜、咸、苦、辣等刺激过敏，易产生酸痛；牙髓的暴露易引起疼痛，并易发生感染。牙髓血管内膜变厚，管腔变窄，牙髓供血不足，使牙齿易于折裂或微裂。牙槽骨萎缩，牙齿部分或全部脱落，一方面牙列变松，食物残渣易残留，使龋齿、牙龈炎的发病率上升；另一方面牙齿松动、脱落，使咀嚼能力大为下降，从而影响营养的吸收，老年人更容易发生营养不良，舌乳头逐渐萎缩，舌表面变得光滑；味蕾明显减少，味觉功能减退，老年人对酸甜苦咸的敏感性下降，特别是对咸味感觉显著迟钝，同时食欲下降，影响老年人对营养物质的摄取。

（3）食管：随着年龄的增长，食管黏膜逐渐萎缩，黏膜固有层的弹力纤维增加，而发生不同程度的咽下困难。食管非蠕动性收缩增强，伴食管下端括约肌松弛，活动减慢，而食管蠕动性收缩减少，使食管排空延迟，食管扩张，输送食物的功能减弱，可引起老年人进食减少，营养吸收困难。同时，因食管下段括约肌压力的下降，胃十二指肠内容物自发性反流，而使老年人反流性食管炎、食管癌的发病率增高。由于食管平滑肌的萎缩，使食管裂孔增宽，从而使老年人食管裂孔疝的发生率也增高。

（4）胃：老年人胃黏膜变薄，平滑肌萎缩，弹性降低，胃腔扩大；因血管硬化，胃黏膜供血不足，血流减少，使黏膜内的腺细胞减少或退化，故老年人常出现消化能力下降，胃排空速度减慢等胃功能明显降低的表现。老年人胃腺体萎缩，胃腺多种细胞分泌功能减弱，如胃酸分泌减少，60岁下降到正常水平的40%~50%，胃蛋白酶原分泌减少，使胃消化作用减退，影响营养物质的吸收。

（5）肠：老年人小肠结构的老化表现为黏膜和黏膜肌层萎缩、肠上皮细胞数减少，肠黏膜皱襞粗大而杂乱，绒毛活动减弱，小肠腺体萎缩，小肠液分泌减少，肠壁血管硬化，血液供给减少，使肠蠕动减弱，排空时间延迟，小肠吸收功能减退，老年人结肠结构老化表现为结肠黏膜萎缩，肠腺形态异常，结肠壁的肌肉或结缔组织变薄，平滑肌层萎缩。

（6）肝、胆：随着年龄的增长，肝脏实质细胞减少、变性，肝脏萎缩，面积和体积均缩小，肝脏重量明显减轻。40岁以上的人尸体解剖结果，肝平均重量1900g。70岁以上显著下降，100岁时减低到1000g，仅占体重的1.6%。老年人的胆囊亦有萎缩，胆囊壁增厚，胆管壁的弹性和胆囊的收缩减弱，胆囊不易排空，胆汁黏稠，胆固醇增多，易使胆汁淤积而发生胆道系统疾病。

（7）胰腺：随着年龄的增长，胰腺重量逐渐减轻，30岁时约60~100g，50岁后逐渐减轻，80岁时减至40g。胰腺位置降低，可达第2腰椎水平。胰淀粉酶和胰蛋白酶与年轻人相同，而脂肪酶减少。胰腺分泌胰岛素的生物活性下降，导致葡萄糖耐量降低，老年性糖尿病的患病率增高。

3. 心血管系统的变化 随着年龄的增长，老年人心脏和血管结构可能会发生不同程度的老化，易患心血管疾病。

（1）心脏：

① 结构变化：表现在心脏的重量随着年龄增长而增加，30岁为240g，之后平均每年增加1.0~1.5g，60岁时可增至300g，左心室壁也随年龄增长而增厚，40岁时动脉内膜厚度为0.25mm，70岁时可增加至0.5mm。随着年龄的增长，心脏内膜及瓣膜增厚、变硬和钙化。心肌细胞间质内出现纤维组织变性或淀粉样变。心肌细胞胞质内脂褐素颗粒增多，其颜色亦有改变，呈深褐色。心肌细胞和传导纤维的数量也减少，钙和镁离子含量减低，酶的活性下降，使心肌收缩力减弱，排出血量降低。营养心脏的冠状动脉发生硬化和管腔狭窄，导致心肌的血液灌注量减少。

② 功能变化：一方面表现为心肌收缩力下降，心输出量减少，70~80岁老年人心输出量仅为20~30岁年轻人的40%。另一方面，由于心脏传导系统发生退行性变，窦房结内的起搏细胞数目减少到78%~80%，老年人休息时的心率减慢，60岁时平均心率为66次/分，70岁时平均为62次/分，80岁时平均为59次/分。

（2）血管：老年人的动脉、静脉和毛细血管均发生老化。如胶原、弹性蛋白及钙沉积使血管变得僵硬、韧性降低、管腔缩小，周围血管阻力增加，使老年人动脉血压波动过大，全身血流缓慢，老年人血管壁弹性纤维减少，胶原纤维增多，动脉血管内膜逐渐发生粥样硬化，血管壁中层常钙化，使血管增厚、变硬，弹性减弱，外周阻力增加，导致血压上升。此种血压上升常常是收缩压升高，同时由于外围血管阻力增大也可使舒张压增高。另外，老年人血管硬化，自主神经对血压调节功能减弱，容易发生体位性低血压。老年人动脉搏动速度增快，其主要原因是由于动脉硬化，血管壁弹性降低和血管腔变窄，使血管阻力增加所致。因此，老年人容易患动脉硬化、冠心病、脑血管意外等疾病。

4. 神经系统的变化 神经系统随着年龄的增长逐渐走向衰退，在解剖、生理上都会发生逐渐明显的改变。脑、脊髓、自主神经与周围神经都可发生萎缩，细胞数量减少及神经纤维数量减少，影响其生理功能，进而使生理协调与平衡遭受破坏。

（1）脑：是身体各部位生理功能活动的调节中枢。成人脑的平均重量约为1500g左右。随着年龄的增长，脑的神经细胞逐渐减少，脑的重量逐渐减轻。60~70岁减轻10%，90岁时减轻20%，脑萎缩见于小脑蒲肯野细胞，颞上回，中央前回、额上回、脑干的蓝斑核等细胞数明显减少，视丘下部较轻，而外展神经核、下橄榄核等处并无改变。由于脑组织的萎缩、体积缩小，颅管内的腔隙增加，硬脊膜增厚，蛛网膜成为纤维结缔组织，脑回萎缩，脑沟变宽，脑室逐渐扩大，脑脊液增多。脑血管可发生硬化，血液循环减慢，脑血液灌注量下降。

随着年龄的增长，丘脑-垂体系统也发生退行性改变，使丘脑对内环境稳定性的控制能力降低，导致应激能力减弱，代谢紊乱，导致动脉硬化及高血压的发生，并使蛋白质和酶的合成能力降低。

（2）老年斑、脂褐质、神经原纤维缠结：

① 老年斑：是退化变性的神经轴突围绕其淀粉样蛋白质的核心所组成，淀粉样物质成分用银染

色呈嗜银性斑块，是神经细胞崩解部分形成的，大小为 15~200μm 的球形斑块。60 岁以后，老年斑就逐渐在大脑中堆积起来，大部分在大脑皮层，也可见于杏仁核等灰质中。这些斑块使神经细胞传递及接受信息的能力下降，老年斑的多少常与智力衰退程度相关。

②脂褐质：是神经细胞中呈褐色的色素，约从 8 岁开始出现，以后随着年龄的增长而增多，它是含有蛋白质和高浓度中性和酸性的类脂多聚物，是酸溶性物质。由于细胞不能将其排出，可影响细胞内的合成代谢，从而影响神经细胞的功能与生存。脂褐质增加到一定程度会导致细胞萎缩和死亡。

③神经原纤维缠结：是由大量致密的神经元丝组成。这些缠结的神经纤维沉积于神经细胞的胞体内，随着年龄的增长逐渐增加，55~60 岁时发生率可达 43%，90 岁时可达 90%，海马区神经细胞内缠结最多。神经原纤维缠结量过多时可引起阿尔茨海默病。

（3）脊髓：30 岁左右重量最大，以后逐渐减轻，脊髓后索根及后索的 Goill 束的变化随年龄增长而见明显。神经细胞除数量减少外，其形态学也发生改变。如尼氏小体减少、老化、色素沉着，突触数量减少。

（4）反射：老年人的反射受抑制，常由于肥胖或腹壁松弛，使腹壁反射迟钝或消失；深反射的减弱，如踝反射、膝反射，肱二头肌反射减弱或消失。老年人还可出现轻度肌张力增高。

（5）其他：随着老年人的自主神经系统本质的退行性变及各脏器细胞数量的减少、萎缩，其功能也相应降低。当某一脏器衰退剧变时，自主神经系统就很难使其相互协调平衡，因而产生疾病。周围神经纤维及感觉器官的细胞数亦减少。

5. 运动系统的变化 运动系统由骨、关节和肌三部分组成。在神经系统的调节和其他系统的配合下，对人体起着支持、保护作用。肌的活动可以促进新陈代谢过程及体内各系统的功能活动。人体 99% 的钙储蓄于骨骼中。

（1）骨骼：随着年龄的增长，骨中的有机物质如骨胶原、骨黏蛋白含量减少或逐渐消失，骨质发生进行性萎缩。而无机盐如碳酸钙与硫酸钙等却增加。青年人骨中含无机盐 50%，中年人含 62%，老年人则达 80%。无机盐含量越高，骨骼的弹性韧性则越差。不论是骨质老化，还是骨质疏松，骨的大小和外形均不发生改变，但骨骼中的矿物质在不断减少，内部构造方面出现明显变化，如骨基质变薄，骨小梁减小并变细，以致骨质密度减少而导致骨质疏松，可出现脊柱弯曲、变短，身高降低。随着总骨量的减少，骨骼力学性能明显减退，甚至不能承受正常的生理负荷，骨骼容易发生变形和骨折。骨质疏松越严重，骨骼性能越差，骨折发生的危险性越高。同时，又因骨细胞与其他组织细胞同时老化，使骨的新陈代谢缓慢，造成老年人骨的修复与再生能力逐渐减退。骨折愈合需要的时间较长，不愈合的比例增加。再加上有些老年人由于偏食、牙齿松动、脱落、咀嚼困难、肠胃功能减退，造成食物中蛋白质、钙、维生素 D 等摄入不足，也会影响骨骼代谢。由于老年人性腺功能衰退，性激素分泌过少，导致骨生成能力下降，同样会造成骨骼的改变。

由于椎间盘水分及有机物质减少，从而椎体变薄，椎体逐渐疏松，脊椎变短并弯曲，使老年人发生驼背、身高下降。男性老人身高平均缩短 2.25%，女性老人身高要缩短 2.5%，容易发生颈椎病及椎间盘突出症。

（2）肌肉：老年人骨骼肌的肌细胞内水分减少，细胞间液体增加，肌失去弹性，因而功能减退。老年人更容易发生脱水。肌组织有脂肪和纤维组织生长，个别生长特别明显，使肌假性肥大、效率降低，且易疲劳；同时肌纤维也变得细小，其弹性、伸展性、兴奋性和传导性都大大减弱。肌力随年龄增长而下降，且肌韧带萎缩，弹性消失、变硬。其次，老年人在机体内的肌量亦可发生变化。30 岁时男性肌可占体重的 42%~44%，而老年人的肌则占体重的 24%~26%。由于肌强度、持久力、敏感度持续下降，加之老年人脊髓和大脑功能的衰退，使老年人活动更加减少，最终老年人动作迟缓、笨拙，举步抬腿不高，行走缓慢不稳。

（3）关节：随着年龄的增长，老年人普遍存在关节的退行性改变，尤以承重较大的膝关节、腰椎和脊柱最明显。

1）关节软骨：关节软骨面变薄，软骨粗糙、破裂，完整性受损，表面软骨为小碎片，脱落于关节腔内，形成游离体，即"关节鼠"，可使老年人在行走时关节疼痛；由于关节软骨的变性，使连接与支持骨和关节的韧带、腱膜、关节囊因纤维化及钙化而僵硬，表现出关节活动受限；有时可因关节软骨全部退化，使老年人活动时关节两端的骨面直接接触而引起疼痛；另外在退化的关节软骨边缘出现骨质增生形成骨刺，导致关节活动障碍更加明显。

2）滑膜：老年人滑膜萎缩变薄，表面的皱襞和绒毛增多，滑膜细胞的细胞质减少，纤维增多，基质减少，滑膜代谢功能减退。滑膜下层的弹力纤维和胶原纤维均随退变而增多，引起滑膜表面和毛细血管的距离扩大，造成循环障碍，滑膜细胞的溶酶体活性下降，也可促使关节软骨变性，导致软骨损害。

3）滑液：由血浆透析物和滑膜细胞所分泌的透明质酸构成。关节软骨退变时，滑液的水分将由80% 减少到75%，亲水性黏多糖也减少到60%。与此相反，胶原则由26% 增加到59%。滑液中透明质酸减少，细胞数明显增多，并发滑膜炎症时，则滑液中有大量炎症细胞。

4）椎间盘：连接于两椎体之间的椎间盘，是由髓核及其周围的纤维组成。颈部和腰部的椎间盘因长期负重，承受各种冲击和挤压力，使纤维环中的纤维变粗，弹性下降。30 岁以后，富于弹性的髓核物质逐渐被纤维组织的软骨细胞所代替，椎间盘液体减少，弹性下降、变硬，使椎间盘逐渐演变成一个软骨实体，加之椎间盘周围韧带松弛，在椎体活动出现错动不稳，韧带松弛而刺激和牵拉椎骨，出现骨质增生、骨赘或骨刺。上述因素刺激和压迫脊髓、神经、神经根及动脉，使一些老年人出现颈、腰椎病的症状和体征。

总之，由于关节软骨、关节囊、椎间盘及韧带的老化和退变，使关节活动范围随年龄增长而缩小，尤其是肩关节后伸、外旋，肘关节的伸展，前臂的旋后，脊柱的整体运动，髋关节的旋转及膝关节伸展等活动明显受限。

6. 内分泌系统的变化 内分泌系统是由内分泌器官如下丘脑、垂体、甲状腺、肾上腺、性腺、胰腺和具有内分泌功能的细胞组成。内分泌器官及其分泌的激素通过血液循环与靶细胞上的相应受体结合，调节机体的新陈代谢，控制机体生长、发育、生殖和衰变的过程，维持机体内环境的稳定。内分泌系统的活动一旦发生失调，将意味着衰老的发生。

（1）下丘脑：随着年龄的增长，下丘脑重量减轻，血液供给减少，结缔组织增加，细胞形态学改变。生理学方面的改变为神经递质含量和抗利尿激素的变化。前者引起中枢调控失常，因此也导致老年人各方面功能衰退，故有人称下丘脑为"老化钟"；后者则引起代谢的变化，由于抗利尿激素减少，有效作用下降，使钠的保存减少，水分也易丢失，故临床上老年人出现呕吐、腹泻、高热或使用利尿剂时，比年轻人更易发生脱水和电解质紊乱，并有心律失常的危险。

（2）垂体：老年人的垂体重量减轻，有些高龄老年人可减轻20%，结缔组织增多。垂体可分泌多种激素，其中，腺垂体分泌的生长激素随年龄增长而降低，成年人比年轻人下降14%，老年人的生长激素进一步下降到较低水平。生长激素减少，可使老年人肌肉萎缩，脂肪增多，蛋白质合成减少和骨质疏松等。神经垂体分泌的抗利尿激素在老年期也减少，以致肾小管的再吸收减少，出现利尿或多尿表现。同时，抗利尿激素减少又可引起细胞内与细胞外水分的再分配，影响排尿。正常人的泌尿量白天高于夜间，老年人的泌尿昼夜规律发生改变，夜间尿量与尿电解质增多。

（3）甲状腺：老年人甲状腺发生纤维化和萎缩，导致重量减轻，体积缩小，有淋巴细胞浸润和结节化。甲状腺素的生成率减少，以三碘甲状腺原氨酸（T_3）最为明显。血中甲状腺素减少，蛋白质合成减少。由于甲状腺功能的改变，使老年人基础代谢下降、体温调节功能受损。甲状腺的老化，给老年人带来了全身性变化，如基础代谢率下降、高脂血症、皮肤干燥、怕冷、便秘、精神障碍及思维和反射减慢等。

（4）肾上腺：随着年龄的增长，肾上腺皮质和髓质的细胞均减少，肾上腺重量逐渐减轻，肾上腺皮质变薄，出现多灶性增生，甚至有多发性小腺瘤形成。血清醛固酮水平下降，在应激状态下儿茶酚胺的分泌迟缓，由于老年人下丘脑 - 垂体 - 肾上腺系统功能减退，激素的清除能力明显下降，使老年人对外界环境的适应能力和对应激的反应能力均明显下降，表现为对过冷、过热、缺氧、创伤等耐受力减退，运动和体力劳动能力下降，从体力劳动中恢复所需的时间延长，使机体功能进一步降低，甚至引起疾病和死亡。

（5）胰岛：老年人的胰岛萎缩，胰岛内有淀粉样沉积。老年人胰高血糖分泌异常增加，使糖尿病特别是非胰岛素依赖型糖尿病的发病率增高。由于胰岛功能减退，使胰岛素分泌减少，血中胰岛素水平降低，细胞膜上胰岛素受体减少，使机体对胰岛素敏感性下降，导致老年人葡萄糖耐量随年龄增高而降低，也是老年人糖尿病发病率增高的原因之一。

7. 其他

（1）泌尿系统的变化：泌尿系统衰老性变化主要表现为肾脏和膀胱的组织形态改变和功能的减退。肾小球滤过功能、肾小管浓缩稀释功能、肾脏的水电解质调节功能、酸碱平衡功能、内分泌功能等，随着年龄增长均逐渐下降；老年人膀胱肌肉萎缩，肌层变薄，纤维组织增生，使膀胱括约肌收缩无力，膀胱缩小，膀胱容量减少。老年人容易出现尿外溢，残余尿增多，尿频，夜尿量增多等。

（2）生殖系统的变化：睾丸与卵巢属于内生殖器官，其生理功能是产生生殖细胞，繁殖后代，分泌性激素。随着年龄增长，睾丸逐渐萎缩、重量变轻、体积变小，睾丸血液供给和容积减少，精子生成障碍，有活力精子减少。睾丸间质细胞分泌的睾酮下降；卵巢体积逐渐缩小，重量逐渐减轻，绝经后期，卵巢分泌功能几乎完全消失，血中雌激素水平日益下降；老年妇女子宫体积缩小，重量减轻，子宫内膜萎缩，腺体分泌减少，子宫韧带松弛，易发生子宫脱垂。

（3）免疫系统的变化：免疫系统在特异性和非特异性免疫功能下实现机体对来自外环境和自身的异物进行识别、清除的过程，从而保持自身的完整和稳定。免疫系统的功能随着年龄的增长而衰退，既可使老年人易患感染性疾病，也可使免疫系统的完整性失调，容易产生自身免疫和发生自身免疫性疾病。

（4）感觉器官的变化：皮肤脂肪减少，弹力纤维变性、缩短，使皮肤松弛、弹性差，出现皮肤皱纹，老年人皮脂腺减少、萎缩，皮脂分泌减少，老年人皮肤表皮层变薄，细胞层数变少，再生缓慢，同时老年人皮肤色素沉着增加；老年人皮肤中感受外界环境的细胞数减少，对冷、热、痛觉、触觉等反应迟钝；老年人皮肤的毛细血管较稀疏，因此面部皮肤变得苍白。组织血管脆性增加，容易发生出血现象，如老年性紫癜。

老年人眼眶内的脂肪组织减少，眼球向内凹陷、松弛、体积变小、上眼睑下垂。角膜边缘出现1~2mm 的灰白色圈，通常称为"老年环"。这是由于动脉硬化和脂肪组织的浸润所致，但不影响视力。角膜的曲度发生变化，出现散光。眼内晶状体的调节功能减弱，俗称"老花眼"，晶状体发生混浊，即为"老年性白内障"，使视力减退或失明。不同颜色光波的频率不同，红、黄色光的频率低于蓝、绿色光的频率。在七旬老人中，发现他们对蓝、绿色高频率的光波感受能力有所降低，而对红、黄色低频率的光波感受能力变化不大。

老年人耳郭弹性减小，软骨日趋钙化，前面凹面变浅，皱褶变平，故辨音的方向差；外耳道皮肤变薄、增宽，细毛变硬密生，神经末梢日渐萎缩，耵聍易栓塞，导致听力下降；鼓膜增厚，变混浊、呈乳白色，周边有白环。

（二）心理特征

1. 情绪变化　老年人由于各方面原因，情绪变化较大，易兴奋、激惹、喜欢唠叨、常与人争论。具体表现：①情绪体验强烈而持久；②易产生消极情绪，如失落感、孤独、抑郁、悲伤等；③"丧失"是老年人消极情绪体验的最重要原因，如：地位、经济、专业、健康、容貌、体力、配偶等的丧失；④与青年人相反，老年人多在清晨情绪最佳；⑤老年人对于生命时间有限性的意识使情绪调节目标变得尤为重要，老年人更加注重情绪或情感的积极体验，在一定程度上更善于调节自己的情绪以促进情感健康。老年人的积极情绪体验仍是主流，多数老年人具有积极的情绪体验。

2. 记忆力减退

（1）初级记忆保持较好，次级记忆减退较多：初级记忆，即老年人对于刚听过或看过的事物记忆较好，是记忆减退较慢的一类记忆。次级记忆是对已听过或看过一段时间的事物，经过编码储存在记忆仓库，以后需要加以提取的记忆。初级记忆随增龄基本上没有变化，或者变化很少，而次级记忆的减退程度大于初级记忆，主要是由于大多数老年人对信息进行加工、编码、储存的能力较差所致。

（2）回忆能力衰退明显，再认能力衰退不明显：当人们看过、听过或学过的事物再次出现在眼前时能辨认出曾经感知过即为再认。如果刺激物不在眼前，而要求将此再现出来即为回忆。由于再认时，原识记材料仍在眼前，是有线索的提取，难度小些，故老年人再认能力的保持远比回忆好。

（3）有意记忆处于主导地位，无意记忆则应用很少：有意记忆，即事先有明确识记目的并经过努力、运用一定的方法进行识记，而无意记忆则相反。老年人无意记忆能力下降，故在记忆时，老年人应集中注意力有意识地进行记忆，以减少遗忘。

（4）机械记忆明显衰退，意义记忆保持较好：老年人对于生疏的需要机械记忆或死记硬背的内容，记忆较差。一般40岁开始减退，60岁以后减退明显。而对于有逻辑联系和有意义的内容记忆较好，尤其是一些与自己工作或生活相关的重要事情记忆保持较好。逻辑记忆衰退出现较迟，一般60岁才开始衰退。此外，老年记忆衰退与记忆材料的性质和难度有关。

（5）老年人的远事记忆较好，近事记忆衰退：数年前或数十年前的记忆称为远事记忆，最近几年或几个月发生的事物为近事记忆。老年人对往事回忆准确而生动，对近期记忆的保持效果较差。故老年人喜欢谈论往事，留恋过去，而对近期的人和事却常常遗忘，表现为丢三落四。

老年记忆衰退出现有早有晚，速度有快有慢，程度有轻有重，个体差异很大。说明其中有很大潜能。故老年人如能注意自我保健，坚持适当的脑力锻炼和记忆训练，并主动利用记忆方法，保持情绪稳定，心情愉快，有信心，就可延缓记忆衰退。

3. 思维衰退　老年期的思维呈衰退趋势，突出表现如下。

（1）老年人思维的自我中心化，主要表现在老年人坚持己见，具有很大的主观性，而不能从他人和客观的观点去全面地分析问题。

（2）老年人在考虑问题时深思熟虑，但又缺乏信心。

（3）老年人思维的灵活性较差，想象力弱，但又没有较大的平衡性。那些依赖于机体状态的思维因素衰退较快，如思维的速度，灵活程度等。而与知识、文化、经济相关的思维因素衰退较迟，如语言理论思维、社会认知等，甚至老年期仍有创造性思维。

另外，老年人思维转换较困难。由于长期依赖积累的知识、经验，这束缚着老年人从新的角度看问题，造成老年人固有的思维定式，使之对事物的认识或在解决问题时常常带有倾向性，易与年轻人之间形成代沟。

4. 智力的改变 智力的构成非常复杂，主要包括注意、记忆、想象、思维、观察、实践操作和环境适应等方面的能力，是一种整体的、综合的能力。老年人智力变化的特点是液态智力衰退较早、较快；而晶态智力衰退较晚、较慢，甚至直到70岁或80岁以后才出现减退，且减退速度较缓慢。总之，智力发展存在不平衡趋势，为老年人智力的开发提供了理论依据。

5. 人格改变 老年期的人格特点主要是完善感与失望感、厌恶感，体现着智慧的实现。这时人生进入到了最后阶段，如果对自己一生获得了最充分的评价，则产生一种完善感，这种完善感包括一种长期锻炼出来的智慧和人生哲学，延伸到自己的生命周期以外，产生与新一代的生命周期融为一体的感觉。一个人达不到这一感觉，就不免恐惧死亡，觉得人生短促，对人生感到厌倦和失望。老年期的人格特征主要表现如下。

（1）稳定、成熟、可塑性小是老年期人格的主要特点：老年期的人格是其毕生人格发展的连续、成熟和终结，基本人格特征、类型是难以改变的，于是表现出稳定性和顽固性的倾向。

（2）自尊心强、衰老感及希望做出贡献传于后世：随着身心衰退的变化，老年人会产生衰老感，常常被孤独和冷寂的感觉所困扰，于是人格趋于内向性。

（3）老年期人格的消极因素：主要是自我中心，猜疑多虑，刻板性强，不容易听取反面意见等。

6. 人际关系 老年期角色的变化，使老年人的人际关系也发生较大的变化。如何协调老年人的人际关系，这直接影响到老年人能否顺利适应老年期的生活及其身心健康、心理气氛和行为表现。所以应注意分析老年期人际关系的各种影响因素，尤其是退休后的人际交往特点，使老年期的人际关系更加和谐。

7. 老年人心理变化的主要特点 老年人由于衰老的影响及外界环境的改变，在思想、情绪、生活习惯和人际关系等方面，往往不能迅速适应而产生不同程度的种种心理变化。但不同年龄段，其心理变化有着不同的规律特点。老年期心理变化的主要特点表现如下。

（1）身心变化不同步：生理和心理既相互联系，又有区别。生理变化主要由生物学自然法则所决定，而心理变化却复杂得多，并主要受社会文化影响。随着老年期的到来，生理机制逐渐衰退，但并非必然导致心理状态也走向紊乱和衰退。事实上，许多人高龄后仍有建树，取得"第二个黄金时代"的辉煌成绩。

（2）心理发展仍具潜能和可塑性：老年期所面临的人生大事很多，如离退休、工作与地位的失落、丧偶、亲朋好友去世等问题，这就必然存在着适应的过程。这种适应需要心理潜能，更要求较大可塑性。社会地位的更迭、生活方式的改变、疾病的困扰、经济状况的改变，人生的回顾与安排等，对这些问题的良好适应本身就意味着心理发展。

（3）心理变化体现出获得和丧失的统一：获得与丧失在人生的任何时期均可产生。如健康老人随增龄晶态智力呈现稳定或增长趋势，而液态智力则出现减退，便体现了这种统一。老年期的心理发展会因增龄受到许多制约，但健康老人一般都能有选择性地发展替代和优化能力，来补偿下降能力，适应新的生活。

（4）心理变化存在较大个体差异：由于受遗传、周围环境和个体遭遇的影响，老年人的心理变化必然会存在较大差异。

二、生理与心理的影响因素

1. 社会角色的改变，地位的更迭 老年人离退休以后，生活、学习由紧张有序状态转向自由松散状态，子女离家、亲友来往减少、门庭冷落、信息不灵，均易使老年人出现与世隔绝的感觉，感到孤独无助。尤其是原来曾担任领导职务的老年人，由于地位变了，原有的权力没有了，心理上产生失落感，感到"人走茶凉"。有的放不下架子，不愿与一般群众交往，自我封闭，导致情绪障碍。由于多年习惯忙碌的工作环境，一旦闲下来很容易感到自己在别人眼中的重要性逐渐降低，才华无法施展，产生"无用感"。同时随着子女们长大成人，老人从原来精神上支撑家庭，经济上维持生活，要求小辈言听计从的"家长"角色逐渐降低为被照顾的对象，在家庭中的"主导"和"影响"缩小，常使老人精神空虚、情绪消沉。

2. 经济供给与社会保障 缺乏经济收入，尤其是依靠老伴的经济收入维持生活的老年人，一旦丧偶，即使能依靠子女赡养，终不如老伴在世时的经济状况。这些现实问题会形成沉重的心理压力，使老年人变得沉默寡言，谨小慎微，抑郁不乐。加之原社会地位丧失，部分老年人甚至会产生"一死了之"的念头。

3. 老年夫妻关系问题及再婚 老年夫妻虽经历了人生的磨难，相濡以沫，经历了生与死的考验，但总有许多因素影响老年夫妻关系。生理上更年期因素和性生活不和谐等，心理上诸如兴趣、爱好及性格的变化等；也有生活中的各种分歧。老年人再婚问题，既受自身心理、观念上的，又受社会舆论方面的和来自子女的阻力等。

4. 生活应激事件 老年人有着强烈的安度晚年的愿望和较强的长寿愿望，但同时由于生理衰老和心理脆弱，实际生活中意外刺激难以避免。常见的生活应激事件为以下几个方面。

（1）机体的衰老性改变与疾病：老年人的体态与生理功能随着年龄会出现明显的衰退，如：精力不足，记忆力下降，视听功能减退，性功能减退，运动能力低下等。这些改变，加上疾病的影响，容易使老年人产生一种"垂暮感"。表现为缺乏信心，不积极与医务人员配合治疗；同时又向往着健康长寿，对衰老、死亡有忧虑和恐惧感。疾病对老年人引起的心理挫折比心理障碍更严重，他们的老朽感、价值感会因此油然而生。

（2）丧偶：对老年人的生活影响最大，所带来的心理问题也最严重。"少年夫妻老来伴"，多年的夫妻生活，所形成的互相关爱、互相支持的平衡状态突然被打破，常会使老年人感到生活无望、乏味，甚至积郁成疾。

（3）家庭不和睦：由于代际关系的影响，长晚辈之间缺乏沟通和理解，导致各种家庭矛盾，为老年人的晚年生活投下了阴影，危害老年人的身心健康。

（4）死亡临近的影响：年龄的增大，机体的衰老性变化，同年人的相继去世，再加上自身又患各种疾病，使老年人从心理上感到自己正与死亡临近。当其接近死亡年限时，常常回忆自己的一生，产生自豪感、满足感、悔恨感与罪恶感等各种各样复杂的心理。这对老年人的心理健康极为不利。

5. 文化程度 文化程度的不同，对社会生活的需求亦有不同。文化程度低的老年人对社会的需求多偏重于物质方面；文化程度较高的老年人除了物质方面外，更注重精神方面的需求。

三、 生理与心理问题及指导

（一）生理与心理问题

1. 老年期常见慢性疾病（chronic diseases in the elderly） 由于老年人身体各项功能的减退，疾病的发生率明显提高，常见的慢性病有：高血压、高血脂、高血糖、糖尿病、冠心病、脑出血、脑梗死、慢性肾衰竭、贫血、慢性心力衰竭、消化性溃疡、类风湿性关节炎、肝硬化、老年慢性支气管炎（简称老慢支）、睡眠障碍等。

2. 阿尔茨海默病（Alzheimer's disease） 即通常所说的老年痴呆症。是一组病因不明的原发性、进行性发展的致死性神经退行性疾病，临床表现为认知和记忆功能不断恶化，日常生活能力进行性减退，并有各种神经精神症状和行为障碍。据中国阿尔茨海默病协会 2011 年的公布调查结果显示，全球有约 3650 万人患有痴呆症，每 7 秒就有一人患上此病，平均生存期只有 5.9 年，是威胁老人健康的"四大杀手"之一。阿尔茨海默病的痴呆症状是缓慢发展、逐渐加重的，患者家属必须做好长期护理患者的心理准备。对早期患者，指导家属反复训练患者生活自理能力，减缓其智能全面衰退的速度；对晚期患者，指导家属协助患者维持正常的生活，实施最基本的生活护理，保持良好的生活状态。

3. 老年抑郁症（senilemelancholia） 进入老年期后，由于心身两方面的状况大不如前，生活质量下降，社会作用或地位丧失，或可依赖的人或亲人失去等，使老人发作抑郁症的比例远高于年轻人。西方国家约 3%~4% 的老人患有轻度抑郁症，约 2%~3% 的老人患有严重的抑郁症，我国发病率为 2.10%~5.20%。在患抑郁症的老人中，以 65 岁左右者为最多，但在一般的社区群体普查和内科病房中，老人的抑郁症状很难被调查者和内科医师发现。老年期抑郁症主要有三个方面的临床表现，包括主观体验、行为抑制和躯体不适。病人自觉情绪低落、伤感、悲伤，整日无精打采，早醒，对任何以前感兴趣的事情均缺乏应有的兴趣，动作与言语减少，动作退缩、迟缓，思维迟缓，讲话速度变慢，对外界环境的变化无动于衷；头痛、背痛或腰酸腿痛、胸闷、口渴、焦虑、食欲缺乏、容易疲劳、便秘、性欲下降或丧失。病人可伴有顽固的疑病，情绪激惹，甚至可伴有明显的记忆缺陷和注意力涣散，有的则可有内容为指责的听幻觉，约有 10% 的病人可出现程度不同的意识障碍。老年期抑郁症自杀的危险要明显大于其他年龄段，且自杀的成功率高。老年期抑郁症自杀是西方国家老人自杀的主要原因。病人除精神症状外，往往伴有躯体疾病或营养失调等。

（二）生理与心理问题指导

老年人应积极参与一些力所能及的生活公益活动，承担一些公益事务（如当治安员，青少年思想教育辅导员等），在参与中广泛交友。除了不忘老朋友外，还应结识一些青少年朋友，"忘年交"可以使老年人感受年轻人的朝气蓬勃，令自己心态年轻；与老朋友经常"聚一聚"，将个人心底深处的不痛快"底朝天般"倾倒出来，获得挚友的启发，开导与帮助，有忧愁会被分解，有喜悦会共同分享，自然走出忧郁的"沼泽"与"围城"。坚持健身运动，可使大脑分泌出更多的脑啡肽，以支配人的生理和行为，放松精神压力。参与一些文化娱乐活动，听听音乐、戏曲、养花种草、读书与笔耕，有利于人性情陶冶。

1. 争取老年新生 老年人的心理维护没有灵丹妙药，但是努力认识和实践老年新生观，对于增进老年人的心理卫生是有益的。赫尔提出了这个观点，他认为老年人为使以后的岁月过得满意，就必须有一个崭新的心理阶段的开始，把自己从"青年情结"中释放出来，以协调的统一人格在现实生活中计划未来。至于某些随年龄出现的生理、心理功能的衰退，而愈来愈感到和周围世界隔绝，如耳聋、眼花、白发、驼背等的老人，应尽可能利用人造工具的帮助，以补偿日益增长的感觉缺陷，为实现老年新生铺平道路。

2. 更新思想观念 思想决定行动，老年人的思想观念和心理维护关系密切。老年人一旦有了积极向上、乐观进取的精神，他的心情将是愉快舒畅的，胸怀将是豁达宽广的，对生活充满了信心和力量，这是心理健康的思想保证。然而，不可能每个老人都能做到积极进取这一点，更多的人则是现实地生活着。鉴于此，面对现实的人生，接受有益的观念是必要的。首先，正确对待死亡，把它看成是人生的一个过渡，生命过程的一个部分；第二，慷慨赠予，照亮自身。老年人在把自己的光明慷慨地赋予世界之后，太阳收起光线，以照亮自身；第三，重视晚年生活的意义。晚年一定有着自己的意义，必须从中挖掘生活的意义，拓展人生的价值才能找到生命的归宿。上述这些观念，对维持老人保持正常的心理状态是有益的，同时也有利于他们面对现实的人生。

3. 保持乐观情绪 乐观情绪可使神经系统、内分泌系统和呼吸系统调节到最佳状态，促进身体健康，同时乐观情绪也有利于促进人的感知、记忆、想象、意志等心理活动，延缓心理衰老。保持乐观情绪，善于调控自己的情绪，防止不良情绪对自己的伤害，这是许多长寿老人养生的秘诀。

老年人要有知心朋友，学会调控情绪，保持年轻心态。通过交友，促膝谈心，交流思想，化解烦恼，可以减轻压力，调控情绪。要善于修饰自己，不畏老、不服老，始终充满青春活力，保持心理年龄年轻。

4. 改善家庭关系 家庭人际关系是一种特殊的社会关系，具有自然和社会双重属性。改善老人的婚姻，老年人的夫妻关系与代际关系等，有利于老年人的情绪稳定，消除孤独，使老年人晚年更丰富与和谐。

老年夫妻同时应注重相互尊重与理解，相互照顾与关心，相互协商与公开，遇到矛盾学会"冷处理"。同时要处理好再婚、子女、婆媳关系等问题。

5. 培养学习兴趣 老年的生活内容、形式发生了很大变化，空巢家庭越来越多，要填补空虚的好办法就是学习。这种学习可以通过"老年大学"的方式实现。在老年大学里，他们在思维方式、知识结构等方面相似，也就有了共同语言。但也必须指出，老年人的学习受不同的兴趣制约，有的依靠自学，有的依靠讨论，从而表现出不同的学习活动。老年人的学习兴趣多种多样，照顾和满足老年人的兴趣，使他们找到新的精神寄托，是保持良好的心理状态，适应新环境变化的有力保证。

6. 参加身体锻炼 老年的身体状况是个敏感的问题，同样的病发生在其他年龄段可能不以为然，而在老年人则可能带来很大的心理负担。因此，老年人对自己的身体健康状况尤为关心。老年人勤于锻炼，原因颇多，但其中主要的还是对健康的重视，这无疑丰富了老人的生活，增强了体质，对他们的心理健康，也产生积极的促进作用。

7. 合理饮食 老年患者的饮食原则应易消化，保证足够的优质蛋白、低脂肪、低糖、低盐、高维生素和适量含钙、铁的食物，饮食宜少量多餐，避免暴饮暴食或过饥、过饱。根据患者的不同病情，制订不同的饮食方案，如高血压患者，指导其改善不良的生活习惯，如嗜烟、饮酒、高盐等，增加膳食纤维、限制脂肪及高胆固醇食物、坚持每天钠盐摄入量应小于6g；对糖尿病患者，既要科学地控制能量、碳水化合物、蛋白质、脂肪的摄入，又要注意各种营养的平衡，教会患者及家属能量计算，为患者制订出三餐的合理分配，同时应注意防止低血糖的发生；对脑出血及脑血栓形成患者的饮食应适当增加鸡蛋、牛奶、鱼、新鲜水果、蔬菜的补充，均衡饮食等。

8. 安全用药指导 老年人的用药特点是种类多、数量多、发生副作用多，给药必须慎重。不规律用药、擅自停药可造成疾病反跳，导致严重并发症的发生。要向患者介绍疾病的特点，教会正确用药，并遵医嘱坚持长期用药。纠正患者有症状吃药、无症状停药等错误用药方法。老年人的记忆力普遍衰退，口服药物易漏服或误服，医护人员或家人必须亲自看患者服下口服药，方可离开，避免药量不足或中毒。

我们相信通过全社会的关心与老年人自身的努力，能够使老年人老有所养、老有所乐、老有所学、老有所为、安度晚年、健康长寿。

（金翅思）

实训指导

第一章　胎儿期发育

【目的】

1. 掌握胎儿期发育，胎动、胎教、胎心率、胎位的概念和检测方法。
2. 熟悉胎儿期发育的各种评定方法。
3. 了解胎儿期发育的影响因素。

【对象】

康复治疗学专业大二学生。

【时间】

4 学时。

【场所】

孕妇学校或产科门诊。

【方法】

随老师问诊和协助检查。

【工具】

教材及相关仪器和器械等。

【内容】

1. **推算预产期**　预产期计算，以孕妇末次月经的第一天算起，月份减 3 或加 9，日数加 7（农历加 14），正常孕期为 38~40 周（266~280 天）。

2. **胎动计数**　国内多采用胎动自测法，孕妇每日早、中、晚三次卧床计数胎动，每次计数 1 小时，相加乘以 4 即为 12 小时胎动；若胎动计数≥30 次 /12 小时为正常；<10 次 /12 小时，提示胎儿缺氧。

3. **胎心率检查**　胎心率正常范围在 110~160bpm，方法有胎心听诊和胎儿电子监护仪测定。胎儿心电图一般于妊娠 12 周以后即能显示出，于妊娠 20 周后的成功率更高。

4. **胎位检查**　胎方位（简称胎位）：指胎先露部的指示点与母体骨盆的关系。胎先露的指示点，枕先露为枕骨、面先露为颏骨、臀先露为骶骨、肩先露为肩胛骨，根据指示点与母体骨盆左、右、前、后、横的关系而有不同的胎位。异常胎位包括臀位、横位等，是造成难产的主要原因，临床上一般通过四步触诊法了解胎位。

5. **科学胎教**　胎教指父母通过调控身心健康，采用科学的方法对胎儿进行的学习记忆训练。常用胎教有音乐胎教、语言胎教、光照胎教、运动胎教等。

（1）音乐胎教：于胎儿 4 个月时进行，选择柔和、优美、悦耳的音乐，早、晚各 1 次，每次 20 分钟，循序渐进，不要急于求成。

（2）言语胎教：父母呼唤宝宝的名字、有目的地与胎儿聊天、讲故事等。

（3）光照胎教：可于胎儿 6 个月时开始，用手电筒贴紧孕妇的腹壁在胎头部位进行照射，每次持续 4~5 分钟左右，可以反复开启、关闭手电筒。光照胎教一般在有胎动时进行，不能在胎儿睡眠时进行，否则会影响胎儿正常生理周期。

（4）运动胎教：孕妇每晚睡觉前先排空膀胱，平卧床上，放松腹部，用双手由上至下，从右向左，轻轻拍打或抚摸胎儿背部和肢体，与之玩耍和锻炼，每次持续 5~10 分钟。

6. **孕期检查**　项目包括询问病史、全身检查、胎位检查和骨盆测量、胎儿发育的检测（超声检查、胎儿心电图以及血清学筛查等）。

【步骤】

1. 分组操作，5~10 人 / 组，仔细询问、认真测量、做好实训记录。
2. 汇总分析。
3. 提交报告。
4. 教师全面总结。

【注意事项】

1. 注意穿戴白大衣、口罩、鞋套。
2. 注意卫生，检查前洗手。
3. 男同学须在女老师带领下才能进行检查。
4. 以人为本，善待生命，做好健康教育。

【思考与体会】

通过实训养成严谨求实的科学作风，提高了人际沟通能力、动手操作能力以及团队协作精神，学会尊重生命，知道生命的意义，进一步增强使命感与责任感，从而提升职业素养，为早期接触临床奠定了良好的基础。

（马太芳）

第二章 婴幼儿粗大运动发育

【目的】

1. 掌握①原始反射、矫正反应、平衡反应的类型，评定方法及其临床意义；②不同体位姿势与运动发育特点。

2. 熟悉姿势运动发育的顺序及评定方法。

3. 了解①姿势运动发育的影响因素及异常发育；②各类评定量表及应用。

【对象】

康复治疗学专业大二学生。

【时间】

4学时。

【场所】

1. 脑瘫及儿保科门诊（正常发育与异常发育儿童）。
2. 教学实验室。

【方法】

观察法、实验法。

【工具】

1. 物理治疗床若干。
2. 玩具娃娃若干（具有一定柔韧度，大小规格适于学生模拟检测操作）。
3. 常用的评定量表以及评定工具。

【内容】

1. 各类原始反射检查方法及临床意义。
2. 各类矫正反应检查方法及临床意义。
3. 各类平衡反应检查方法及临床意义。
4. 仰卧位、俯卧位、坐位、立位、步行姿势运动发育特点。
5. 异常发育特点。

【步骤】

1. 以小组为单位，观察临床对正常与异常儿童的检测。
2. 分组进行各类反射检测操作练习，进行演示，教师点评。

3. 分组对婴幼儿仰卧位、俯卧位、坐位、立位、步行姿势运动发育特点进行练习和演示，教师点评。

4. 了解各类评定量表以及工具。

5. 根据异常发育的影像学病例，以小组为单位讨论其异常特点以及应采用的评定方法，教师点评。

【注意事项】

1. 时间分配为反射评定占 50%，姿势运动发育以及各类评定量表与工具占 50%。

2. 可根据需求采用玩具娃娃或利用 PT 床进行练习，学生也可自行模拟，体验姿势运动发育特点。

3. 做好实训记录。

【思考】

根据提供的影像学实例分析并撰写报告，重点分析：①该患儿的原始反射、矫正反应、平衡反应表现如何，有哪些特点，为什么；②该患儿姿势运动发育特点及规律是否正常，有何异常之处，为什么；③除上述检查评定外，还需做哪些检查和评定。

（高　晶）

第三章　婴幼儿精细运动发育

【目的】

1. 掌握手功能发育、视觉功能发育、手眼协调能力发育特点和顺序，评定方法及其临床意义。

2. 了解①精细运动发育的影响因素及异常因素；②各类评定量表及应用。

【对象】

康复治疗学专业大二学生。

【时间】

4 学时。

【场所】

1. 儿童康复门诊及儿保科门诊（正常发育与异常发育儿童）。

2. 教学实验室。

【方法】

观察法、实验法。

【工具】

1. 物理治疗床若干。

2. 玩具娃娃若干（具有一定柔韧度，大小规格适于学生模拟检查操作）。

3. 常用的评定量表以及评定工具。

【内容】

1. 手功能发育检查方法及临床意义。

2. 视觉功能发育检查方法及临床意义。

3. 手眼协调能力发育检查方法及临床意义。

4. 精细运动异常发育特点。

【步骤】

1. 以小组为单位，观察临床对正常与异常儿童的检查。

2. 分组进行精细运动能力检查操作练习，进行演示，教师点评。

3. 分组对婴幼儿手功能发育、视觉功能发育、手眼协调能力发育特点进行练习，进行演示，教师点评。

4. 了解各类评定量表以及工具。

5. 根据异常发育的影像学病例，以小组为单位讨论其异常特点以及应采用何种评定方法，分组汇报讨论结果，教师点评。

6. 教师进行全面总结。

【注意事项】

1. 病例分析前需要详细了解病史等情况。

2. 选择一个临床常用量表，让学生课前预习。

3. 做好实训记录。

【思考与体会】

根据影像学实例，分析并撰写报告，重点分析：①该患儿的手功能发育、视觉功能发育、手眼协调能力发育表现如何，有哪些特点；②该患儿姿势运动发育特点及规律是否正常，有何异常之处；③除上述检查评定外，还需做哪些检查和评定。

（孙　颖）

第四章　婴幼儿言语语言发育

【目的】

1. 掌握婴儿语音发育的顺序、词汇发育的特点。

2. 熟悉言语语言发育的调查方法。

3. 了解言语语言发育的影响因素和各评定量表。

【对象】

康复治疗学专业大二学生。

【时间】

4 学时。

【场所】

托幼机构集体儿童、社区内散居儿童、门诊就诊儿童。

【方法】

根据情况选择：观察法、谈话法、问卷调查法。

【工具】

1. 录音设备、压舌板、消毒纱布、吸管等。

2. 常用的评定量表以及评定工具。

【内容】

1. 普通话声母、韵母、声调的发育。

2. 汉语词汇的发育（名词、动词、形容词、代词等实词）。

3. 汉语语句的发育。

4. 常见的构音障碍。

【步骤】

1. 以小组为单位，观察不同年龄儿童言语语言的发育顺序。

2. 对汉语声母按不同发音部位、发音方法进行测评、记录、总结。

3. 通过最先发育的 50 词和其他词汇对汉语词汇发育测评分析。

4. 询问儿童语句发育。

5. 分组进行汇报、点评。

6. 了解各类评定量表以及工具。

7. 教师进行全面总结。

【注意事项】

1. 问卷调查应以与儿童生活在半年以上的家庭成员为对象，最佳为父母。

2. 不同地区可有地方语言习俗的影响。

3. 做好实训记录。

【思考与体会】

分析并撰写报告，重点分析：汉语拼音声母的发音有哪些特点和异常情况。

【参考资料】

1. **汉语儿童语言发育迟缓评价法**　中国康复研究中心按照汉语的语言特点和文化习惯，引进日本音声言语医学会语言发育迟缓小委员会以语言障碍儿童为对象开始研制试用的命名为 S-S 法，制定了汉语版 S-S 法。该检查是依照认知研究的理论（将语言行为分为语法、语义、语用三方面），检查儿童对"符号形式与指示内容关系"、"促进学习有关的基础性过程"和"交流态度"三个方面进行评定，并对其语言障碍进行诊断、评定、分类和针对性的治疗。适用于语言发育水平处于婴幼儿阶段的儿童。

2. **普通话语音测验量表**　由两部分组成：第一部分的 44 张图片，主要测试儿童的普通话单词发音状况，包含普通话的首辅音、尾辅音、元音以及声调。所选定的单词，较好地考虑了 2 岁以上儿童认识理解词语概念的范围，同时注意了控制词语频率和图片呈现的问题，力求被试者看图片便能说出单词，以便充分反映被试者的普通话发音水平。第二部分的 10 张图片主要测试儿童普通话句子的发音状况。通过由 10 张图片构成的叙事性故事，在儿童复述时系统评估被试句子水平等普通话语音情况，也能发现儿童个别语音在单词水平和句子水平上相互影响的发音问题。

3. **汉语沟通发育量表（普通话版）**　是一本采用由父母报告的形式，测量 8~30 个月龄说普通话的儿童早期语言发展的评估量表。分为两个量表，一个用于 8~16 个月婴儿，一个用于 16~30 个月的幼儿。

婴儿量表称为"婴儿沟通发育量表 - 词汇和手势"。此量表分两部分，第一部分由早期对语言的反应、听短句、开始说话的方式以及词汇量表 4 部分组成。词汇表中有 411 个词汇，按照词性和用途又将其分为 20 类。父母或抚养者根据孩子的语言发育情况对表中的词汇进行逐一判断，看婴儿"听懂"或"会说"婴儿表中哪些词汇。第二部分为"动作及手势"。此部分对评定那些已在测定范围，但还不理解和不会表达语言，即处在语言准备阶段的儿童尤为适合。幼儿量表称为"幼儿沟通发育量表 - 词汇和句子"。此量表也分为两部分。第一部分为词汇量表，含有 799 个词，分 24 类。家长根据孩子近期的语言情况，对表中的词汇逐一判断，看孩子对表中的词汇是否"会说"。第二部分为句子和语法。要求家长例举出儿童最近说过的最长的 3 个句子，计算句子的长度。另外要求家长根据量表中提供的不同难易程度的句子类型，选择儿童使用的句型，此部分共含有 27 个句子，81 个句型。通过分析儿童表达词汇的数量和句子结构的复杂性以及句子的长度，来判断儿童语言发育的水平。

4. **儿童最先发育的 50 个词**　妈妈、爸爸、爷爷、奶奶、阿婆、呜呜、姐姐、鸡、鱼、宝宝、汪汪、吃、猫、拿、蛋、鸭、狗、球、咦、手、脚、灯、阿公、哥哥、弟弟、糖、妹妹、饭、鞋子、鸟、喵喵、不要、眼睛、耳朵、月亮、肉、饼干、嘎嘎、电视、菜、阿姨、大、娃娃、我、门、要、谢谢、衣服、裤子、叔叔。

（曹建国）

第五章　婴幼儿认知功能发育

【目的】

1. 掌握婴幼儿认知功能发育顺序及特点。
2. 熟悉婴幼儿认知发育的影响因素及异常发育。
3. 了解婴幼儿认知发育的常用的评定量表及其应用。

【对象】

康复治疗学专业大二学生。

【时间】

4 学时。

【场所】

托幼机构集体儿童。

【方法】

根据情况选择：观察法、谈话法等。

【工具】

常用的评定量表和评定工具（可视具体情况选择其中一种）。

【内容】

1. 婴幼儿认知功能正常发育的顺序及特点。
2. 婴幼儿认知功能异常发育的顺序及特点。
3. 婴幼儿认知功能的发育评定。

【步骤】

1. 自由分组，以小组为单位，分工观察、询问，及时进行填表、核对。
2. 观察儿童视觉、听觉功能发育情况。
3. 观察儿童空间知觉（如物体大小、形状辨认、深度知觉和方位知觉的判定等）和时间知觉的发育。
4. 观察儿童注意力和记忆力的发育。
5. 按照指导手册进行计算，整理资料，汇总分析。
6. 教师进行全面总结，学生提交实训报告。

【注意事项】

1. 回答问卷的家长或抚养者需了解受试儿童的情况。

2. 可个别、也可团体根据量表的指导语进行，指导语清晰，不可使用暗示性语言，保证评定的客观性。

3. 正确选择评定方法，评定之前要熟悉评定量表的组成和内容。

4. 为减少干扰因素的影响并保证评定的一致性和准确性，应保证评定条件尽量一致，并由同一评定者进行。

【思考与体会】

1. 简述婴幼儿认知功能发育的顺序和特点。

2. 影响婴幼儿认知功能发育的因素有哪些？

【附件】发育量表介绍

1. 格塞尔发育诊断量表　适用于 4 周~3 岁婴幼儿，是以正常行为模式作为标准来鉴定观察到的行为模式，用来判断小儿神经系统的完善和功能的成熟。以年龄来表示，与实际年龄相比，算出发育商数 DQ。格塞尔规定出生后 4 周、16 周、28 周、40 周、52 周、18 个月、24 个月、36 个月为婴幼儿发育的 8 个关键年龄，这些时期出现的新行为反映出婴幼儿在生长发育过程中达到的成熟度，因此可作为该量表的测查项目和诊断标准。每次测验约需 1 小时。

格塞尔量表主要从以下方面对婴幼儿行为进行测查：

（1）动作：分为粗大动作和精细动作。前者指身体的姿势、头的平衡，以及坐、立、爬、走、跑、跳的能力，后者指使用手的能力。

（2）反应：对外界刺激物分析综合以顺应新情境的能力，如对物体和环境的精细感觉，解决实际问题时协调运动器官的能力等。

（3）言语：语言理解和语言表达能力。

（4）社会应答：与周围人们的交往能力和生活自理能力。

发育商数（DQ）= 测得的成熟年龄 / 实际年龄 × 100。DQ 在 85 以下，表明可能有某些器质性损伤，DQ 在 75 以下，表明有发育的落后。以上 4 个方面的 DQ 都能对婴幼儿神经系统的发育状况以及智力发育是否正常作出有效的评价。

格塞尔发育诊断量表专业性强，检查内容多，虽然使用时并不十分方便与简练，但它是大家公认的测量工具，其后出现的不少量表都借鉴了它的优点与长处。

2. 丹佛发育筛查测验　适用于 0~6 岁儿童。主要用于智力筛查，而非诊断，即筛选出智力落后的大致范围，再对筛选出的可疑者作进一步的诊断性检查。测验包括 105 项。它测验的四大领域全部采用了格塞尔所判定的四个行为方面，国内修订的丹佛发育筛查测验项目共 104 项，分布于 4 个能区，即个人与社会、精细动作与适应性、语言、大运动。

3. 贝利婴儿发育量表　适用于 2~30 个月的儿童，目前广泛用于临床发育检测。包括三个分量表：智能量表，运动量表和婴儿行为记录表。智能量表内容有知觉、记忆、学习、问题解决、发育、初步的语言交流、初步的抽象思维活动等；运动量表主要测量坐、站、走、爬楼等粗动作能力，以及双手和手指的操作技能；婴儿行为记录表是一种等级评定量表，用来评定儿童个性发育的各个方面，如情绪、社会行为、注意广度以及目标定向等。贝利对所测得的结果也以量来表示。评定智能发育水平的是智能发育指数；评定运动发育水平的是心理运动发育指数。

（陈　翔）

第六章　婴幼儿情绪情感的发育

【目的】

1. 掌握婴幼儿情绪情感发育特点和顺序，评定方法及其临床意义。
2. 熟悉婴幼儿情绪情感发育的影响因素及异常发育。
3. 了解婴幼儿社会功能的评定原则与方法。

【对象】

康复治疗学专业大二学生。

【时间】

4 学时。

【场所】

1. 儿科、发育行为儿科或儿保科门诊（正常发育与异常发育儿童）。
2. 教学实验室。

【方法】

根据情况选择：观察法、谈话法、实验法、问卷调查法。

【工具】

1. 物理治疗床若干。
2. 新奇玩具若干。
3. 常用的评定量表以及评定工具。

【内容】

1. 观察婴幼儿情绪情感正常发育的顺序和特点。
2. 观察婴幼儿情绪情感异常发育。
3. 婴幼儿情绪情感和社会功能发育评定方法。

【步骤】

1. 以小组为单位，观察临床对正常与异常儿童情绪情感的检查方法。
2. 分组进行婴幼儿情绪情感发育状况评价方法的操作练习，进行演示，教师点评。
3. 分组对婴幼儿情绪情感发育顺序及特点进行讨论，教师点评。

4. 了解各类评定量表以及工具的测评方法。

5. 根据异常发育的影像学病例，以小组为单位讨论其异常特点以及应采用的评定方法，教师点评。

6. 教师全面总结。

【注意事项】

1. 观察正常婴幼儿基本情绪及情感发育状况的评定方法，充分了解正常儿童情绪情感的发育顺序和发育特点；对比观察和评定异常儿童的情绪、情感发育状况。

2. 向了解儿童情况的父母或照顾者进行问卷调查，评价婴幼儿的社会功能的发育状况。

3. 做好实训记录。

【思考与体会】

根据提供的影像学实例分析并撰写报告，重点分析：①该患儿的基本情绪表现如何，有哪些特点，为什么？②该患儿情绪情感发育是否正常，有何异常之处，为什么？③除上述检查评定外，还需做哪些检查和评定。

【附件】量表介绍

1. Carey 儿童气质系列量表　　该系列量表共包括小婴儿气质问卷（1~4 个月），婴儿气质问卷 - 修订版（4~11 个月），幼儿气质评估表（1~3 岁），3~7 岁儿童气质问卷（3~7 岁），8~12 岁儿童气质问卷（8~12 岁）共五套儿童气质问卷，前四套问卷分为 9 个维度，分别为：活动水平、节律性、趋避性、适应性、反应强度、情绪本质（又称心境）、坚持性（又称持久性）、注意分散度（又称分心度）、反应阈。8~12 岁的儿童气质问卷中，节律性被可预见性 / 组织性所替代。

根据 9 个维度的得分情况，可将儿童气质分为 5 个类型：易养型（E 型）、难养型（D 型）、启动缓慢型（S 型）、中间偏易型（I-E 型）和中间偏难型（I-D 型）。

本测验采用问卷法进行。由了解情况的家长或抚养人填写，可个别、也可团体根据量表的指导语进行。按照"从不"、"偶尔"、"很少"、"有时"、"经常"、"总是" 6 等级记分，然后由专业人员根据 9 个维度的得分情况进行统计、记分，最后由评定者划分出气质类型，分为难养型、偏难养型、易养型、偏易养型、启动缓慢型五种类型。

2. Achenbach 儿童行为量表（2~3 岁版）　　是应用较多、内容较全面的一种行为量表。由美国心理学家 Achenbach 编制。2~3 岁 CBCL 问卷于 20 世纪 90 年代由西安交通大学引进并主持修订，制订了国内常模。用于筛查婴幼儿的情绪和行为问题，可为衡量婴幼儿行为标准提供参考工具。

该量表内容分为两个部分。第一部分为一般资料，第二部分包括 100 条行为问题，是该量表的重点部分。归纳为六个行为症状因子，即社交退缩、抑郁、睡眠问题、躯体诉述、攻击行为和破坏行为。每个条目分三个等级计分。每个行为问题的各条目得分之和为这个行为因子的总粗分。100 个条目的得分加起来构成行为问题总粗分。社交退缩因子与抑郁因子之和构成内向性。任何一个行为因子分超过 98 百分位或任何一项 T 分超过 70，即提示异常，应进一步进行评定和检查。

3. 婴儿~初中生社会生活能力量表　　主要用于筛查此年龄阶段儿童的社会生活能力，协助临床智力低下的诊断，适用年龄范围为 6 个月婴儿至 14~15 岁初中学生。全量表共 132 个题目，涵盖了六个基本行为领域：

（1）独立生活能力（self-help，SH）：包括进食、衣服脱换、穿着、料理大小便及个人与集体卫生等方面。

（2）运动能力（locomotion，L）：包括走路、上阶梯、过马路、串门、外出玩耍、遵守交通规则等方面。

（3）作业（occupation，O）：包括抓握东西、乱画、家务及使用工具等技能方面。

（4）交往（communication，C）：包括叫名字转头、说话、听从指令、说出姓名和所见所闻、交谈、看并理解简单文字书等方面。

（5）参加集体活动（socialization，S）：包括做游戏、同小朋友一起玩、参加班内值日、校内外文体活动、组织旅游等方面。

（6）自我管理（self-direction，SD）：包括总想自己独自干、理解以后能忍耐、自控能力、关心他人等方面。

全量表共有 7 个检查起始年龄段（6 个月至 1 岁 11 个月、2 岁至 3 岁 5 个月、3 岁 6 个月至 4 岁 11 个月、5 岁至 6 岁 5 个月、6 岁 6 个月至 8 岁 5 个月、8 岁 6 个月至 10 岁 5 个月、10 岁 6 个月以上），可以根据受试儿童年龄选择相应的起始年龄段项目进行评定。如连续 10 项通过，则认为这以前的项目均已通过，可继续向后面检查，直至连续 10 项不能通过时终止评定。评定后将通过项目数累加得该量表的粗分，再转换成标准分（标准化九级分制），根据受评定儿童的标准分判断其社会生活能力水平（从非常优秀到极重度低下共 9 个等级）。

（孙彩虹）

推荐阅读

1. 曹泽毅，乔杰.妇产科学.2版.北京：人民卫生出版社，2014.

2. 李和，李继承.组织学与胚胎学.3版.北京：人民卫生出版社，2015.

3. 徐智策.胎儿发育生理学.北京：高等教育出版社，2008.

4. 桂永浩，薛辛东.儿科学.3版.北京：人民卫生出版社，2015.

5. 励建安.特殊儿童物理治疗.南京：南京师范大学出版社，2015.

6. 李晓捷.特殊儿童作业治疗.南京：南京师范大学出版社，2015.

7. 靳洪刚.语言获得理论研究.北京：中国社会科学出版社，2015.

8. 张明红.0-3岁儿童语言发展与教育.上海：华东师范大学出版社，2013.

9. 袁萍，祝泽舟.0~3岁婴幼儿语言发展与教育.上海：复旦大学出版社，2011.

10. 王惠萍，孙宏伟.儿童发展心理学.北京：科学出版社，2010.

11. 桑标.儿童发展心理学.北京：高等教育出版社，2009.

12. 陶芳标.儿童少年卫生学.8版.北京：人民卫生出版社，2017.

13. 美国精神医学学会，著.张道龙，译.精神障碍诊断与统计手册.5版.北京：北京大学出版社，2015.

14. 金星明，静进.发育与行为儿科学.北京：人民卫生出版社，2014.

15. 邹小兵，静进.发育行为儿科学.北京：人民卫生出版社，2005.

16. 李荐中.青春期心理障碍.北京：人民卫生出版社，2009.

17. 董奇，林崇德.当代中国儿童青少年心理发育特征.北京：科学出版社，2011.

18. 左天香，徐冬晨.人体发育学.武汉：华中科技大学出版社，2010.

19. 沈晓明，王卫平.儿科学.7版.北京：人民卫生出版社，2011.

20. 李晓捷.人体发育学.2版.北京：人民卫生出版社，2014.

中英文名词对照索引